国家卫生健康委员会"十三五"规划教材

全国高等职业教育教材

供放射治疗技术、医学影像技术专业用

放射治疗技术

第4版

主　编　张　涛

副主编　黄　伟

编　者（以姓氏笔画为序）

王军英（江苏卫生健康职业学院）

刘　芳（山东医学高等专科学校）

许　青（复旦大学附属肿瘤医院）

迟　锋（中山大学肿瘤防治中心）

张　涛（华中科技大学同济医学院附属协和医院）

侯立霞（山东第一医科大学）

秦颂兵（苏州大学附属第一医院）

袁峥玺（上海交通大学医学院附属第九人民医院）

黄　伟（山东第一医科大学附属肿瘤医院）

符贵山（中国医学科学院肿瘤医院）

彭振军（华中科技大学同济医学院附属协和医院）

人民卫生出版社

图书在版编目（CIP）数据

放射治疗技术/张涛主编. —4 版. —北京：人

民卫生出版社,2020

　　ISBN 978-7-117-29269-6

　　Ⅰ.①放…　　Ⅱ.①张…　　Ⅲ.①放射治疗学-高等职业

教育-教材　　Ⅳ.①R815

　　中国版本图书馆 CIP 数据核字（2019）第 251530 号

| 人卫智网 | www.ipmph.com | 医学教育、学术、考试、健康，购书智慧智能综合服务平台 |
| 人卫官网 | www.pmph.com | 人卫官方资讯发布平台 |

放射治疗技术

第 4 版

主　　编：张　涛

出版发行：人民卫生出版社（中继线 010-59780011）

地　　址：北京市朝阳区潘家园南里 19 号

邮　　编：100021

E - mail：pmph @ pmph. com

购书热线：010-59787592　010-59787584　010-65264830

印　　刷：人卫印务（北京）有限公司

经　　销：新华书店

开　　本：850×1168　1/16　　印张：14

字　　数：443 千字

版　　次：2002 年 9 月第 1 版　　2020 年 8 月第 4 版

　　　　　2024 年 10 月第 4 版第 10 次印刷（总第 28 次印刷）

标准书号：ISBN 978-7-117-29269-6

定　　价：55. 00 元

打击盗版举报电话：010-59787491　E-mail：WQ @ pmph. com

质量问题联系电话：010-59787234　E-mail：zhiliang @ pmph. com

修订说明

为深入贯彻党的二十大精神及全国教育大会精神,落实《国家职业教育改革实施方案》对高等卫生职业教育改革发展的新要求,服务新时期经济社会发展和"健康中国"战略的实施,人民卫生出版社经过充分的调研论证,组织成立了全国高等职业教育医学影像技术、放射治疗技术专业教育教材建设评审委员会,启动了医学影像技术、放射治疗技术专业规划教材第四轮修订。

全国高等职业教育医学影像技术专业规划教材第一轮共 8 种于 2002 年出版,第二轮共 10 种于 2010 年出版,第三轮共 11 种于 2014 年出版。本次修订结合《普通高等学校高等职业教育(专科)专业目录(2015 年)》新增放射治疗技术专业人才培养的迫切需要,在全国卫生行指委及相关专指委、分委会的全程指导和全面参与下,以最新版专业教学标准为依据,经过全国高等职业教育医学影像技术、放射治疗技术专业教育教材建设评审委员会广泛、深入、全面地分析与论证,确定了本轮修订的基本原则。

1. **统筹两个专业** 根据医学影像技术、放射治疗技术专业人才培养需要,构建各自相对独立的教材体系。由于两个专业的关联性较强,部分教材设置为专业优选或共选教材,在教材适用专业中注明。

2. **对接岗位需要** 对接两个专业岗位特点,全面贴近工作过程。本轮修订对课程体系作了较大调整,将《医学影像成像原理》《医学影像检查技术》调整为《X 线摄影检查技术》《CT 检查技术》《MRI 检查技术》,将《超声诊断学》《核医学》调整为《超声检查技术》《核医学检查技术》,并根据医学影像技术、放射治疗技术专业特点编写了相应的《临床医学概要》。

3. **融合数字内容** 本轮修订充分对接两个专业工作过程与就业岗位需要,工作原理、设备结构、操作流程、图像采集处理及识读等岗位核心知识与技能,通过精心组织与设计的图片、动画、视频、微课等给予直观形象的展示,以随文二维码的形式融入教材,拓展了知识与技能培养的手段和方法。

本套教材共 18 种,为国家卫生健康委员会"十三五"规划教材,供全国高等职业教育医学影像技术、放射治疗技术专业选用。

教材目录

序号	教材名称	版次	主编		适用专业	配套教材
1	影像电子学基础	第4版	鲁 雯	郭树怀	医学影像技术、放射治疗技术	√
2	临床医学概要		周建军	王改芹	医学影像技术、放射治疗技术	
3	医学影像解剖学	第2版	辛 春	陈地龙	医学影像技术、放射治疗技术	√
4	医学影像设备学	第4版	黄祥国	李 燕	医学影像技术、放射治疗技术	√
5	X线摄影检查技术		李 萌	张晓康	医学影像技术	√
6	CT检查技术		张卫萍	樊先茂	医学影像技术	√
7	MRI检查技术		周学军	孙建忠	医学影像技术	√
8	超声检查技术		周进祝	吕国荣	医学影像技术	√
9	核医学检查技术		王 辉		医学影像技术	
10	介入放射学基础	第3版	卢 川	潘小平	医学影像技术	√
11	医学影像诊断学	第4版	夏瑞明	刘林祥	医学影像技术、放射治疗技术	√
12	放射物理与防护	第4版	王鹏程	李迅茹	医学影像技术、放射治疗技术	
13	放射生物学		姚 原		放射治疗技术	
14	放射治疗设备学		石继飞		放射治疗技术	√
15	医学影像技术		雷子乔	郑艳芬	放射治疗技术	√
16	临床肿瘤学		李宝生		放射治疗技术	
17	放射治疗技术	第4版	张 涛		放射治疗技术、医学影像技术	√
18	放射治疗计划学		何 侠	尹 勇	放射治疗技术	√

第二届全国高等职业教育医学影像技术、放射治疗技术专业教育教材建设评审委员会名单

主 任 委 员

舒德峰　周进祝

副主任委员

付海鸿　李宝生　王鹏程　余建明　吕国荣

秘 书 长

李　萌　窦天舒

委　　员（以姓氏笔画为序）

韦中国　邓小武　田　野　刘媛媛　齐春华　李迅茹
李真林　辛　春　张卫萍　张晓康　张景云　陈　凝
陈　懿　罗天蔚　孟　祥　翁绳和　唐陶富　崔军胜
傅小龙　廖伟雄　樊先茂　濮宏积

秘　　书

裴中惠

主　编　张　涛

副主编　林振宇　张彦新　许森奎　陆　维

编　者（以姓氏笔画为序）

　　　　　刘金锋（山东第一医科大学）

　　　　　许森奎（中山大学肿瘤防治中心）

　　　　　李　需（山东第一医科大学附属肿瘤医院）

　　　　　吴　强（济宁医学院附属医院）

　　　　　张　涛（华中科技大学同济医学院附属协和医院）

　　　　　张彦新（中国医学科学院肿瘤医院）

　　　　　张德均（华中科技大学同济医学院附属协和医院）

　　　　　陆　维（复旦大学附属肿瘤医院）

　　　　　林振宇（华中科技大学同济医学院附属协和医院）

　　　　　岳　堃（上海交通大学医学院附属第九人民医院）

　　　　　赵　建（江苏省肿瘤医院）

　　　　　徐文涛（苏州大学附属第一医院）

　　　　　薛少博（华中科技大学同济医学院附属协和医院）

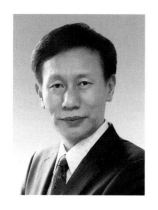

　　张涛,教授,主任医师,博士生导师;华中科技大学同济医学院附属协和医院肿瘤中心主任、学科带头人;主要学会任职:中国医师协会肿瘤医师分会常务委员,中国临床肿瘤学会(CSCO)理事,CSCO胰腺癌专家委员会副主任委员,CSCO胃癌专家委员会常务委员,CSCO结直肠癌专家委员会委员,湖北省抗癌协会肿瘤分子靶向治疗专委会主任委员;主要从事消化道肿瘤放化疗及靶向治疗的临床及科研工作;承担国家重点研发计划重点专项子课题1项,国家自然科学基金3项,其他省部级课题4项;发表论文60余篇,其中SCI收录论文50余篇,论文收录于 *Blood*、*Cancer Research*、*Journal of Immunotherapy*、*International Journal of Cancer*、*Oncogene* 及 *ACS Appl Mater Inter* 等国际权威杂志;参与编写多部学术专著,包括《消化道肿瘤多学科协作诊疗病例》副主编、《循环肿瘤细胞形态学特点及鉴定》编者等。

寄语:

　　放射治疗技术是将放射治疗应用于肿瘤临床治疗的桥梁,是一门实践性非常强的课程。希望同学们在学习过程中多动脑、多动手、多参与,以便掌握放射治疗技术的精髓,更好地服务进行放射治疗的患者。

前　言

　　高等职业教育放射治疗技术专业的目标是培养掌握放射治疗的基本理论、基本知识和基本技能的实用性技术人才,使其能够在医疗卫生机构放射治疗科室,使用各类放射治疗设备、执行放射治疗计划、进行放射治疗技术等工作。本教材在编写过程中紧紧围绕这一培养目标,坚持职业教育与行业、岗位对接;与职业标准对接;与临床过程对接;与执业标准、执业准入对接;与终身教育对接。本教材结合临床放射治疗的目的与需求,以及近年来放射治疗设备和技术的不断发展,编写力争充分体现思想性、科学性、先进性、启发性和适用性。

　　本教材贯彻落实党的二十大精神,基于三个指导原则编写:①知识内容深入浅出、图文并茂,适用于高职学生理解和掌握;②以"早期接触临床、早期接触岗位、早期接触社会"和"早临床、多临床、反复临床"为引导,力争实现教材内容与职业岗位能力要求对接;③知识点全面对接专业技术资格考试的内容,便于高职学生和放射治疗技师作为岗位参考书来进一步学习提高。

　　本教材在编写内容上结合近年来在有关本专业教与学的过程中存在的一些问题和发展趋势,相对上一版内容进行了一些修订。对部分章节的框架和内容进行了较大的调整,鉴于放射物理、放射生物、放射治疗设备、放射治疗计划等内容在本套教材已分别设置专门教材讲解,故本教材不再赘述。同时本教材专注于放射治疗技术的具体内容和临床应用讲解,增加临床案例讨论,以便学生更生动、更系统地学习与掌握放射治疗技术。本教材分为八章,涵盖了三大部分内容。第一章总论,阐述放射治疗技术研究的范畴、放射治疗在肿瘤治疗中的地位和放射治疗技术发展的趋势;第二章至第七章,系统地讲述放射治疗体位固定技术、肿瘤放射治疗模拟定位技术、二维放射治疗技术、三维放射治疗技术、放射治疗计划设计与实施和放射治疗的质量控制与保证;第八章讲述常见肿瘤的模拟定位与放射治疗技术,重点在放射治疗技术临床应用,便于学生对临床放射治疗实践的掌握。目前我国临床治疗的实际情况是,各地的放射治疗设备和放射治疗技术发展参差不齐,尤其是基层医疗卫生单位的发展相对滞后。考虑到这些因素,本教材对目前先进的与相对成熟的放射治疗技术内容都有所涉及和反映。

　　本教材在编写过程中,参考了近年来国内外出版的相关权威著作,在此对这些书籍的编著者以及本教材所有编者的付出表示崇高的敬意和诚恳的感谢。由于编者的经验和水平有限,加之编写时间紧迫,不足之处,敬请广大师生予以批评指正。

教学大纲
（参考）

张涛

2023 年 10 月

目　录

| 第一章 | 总论 |

学习目标

1. 掌握:放射治疗技术在肿瘤临床治疗中的地位和价值。
2. 熟悉:与放射治疗技术相关专业的形成和发展的基本情况。
3. 了解:放射治疗技术的发展趋势及本学科的相关知识。
4. 具有:放射治疗技师必备的基本理论知识及职业素养。

第一节　放射治疗技术研究的范畴

放射肿瘤学(radiation oncology)是一门研究肿瘤病因、预防、治疗,特别是放射治疗的临床医学学科。作为物理学和生物学的一门交叉学科,放射肿瘤学研究独立使用放射线或联合手术、药物、氧和热等对肿瘤进行治疗的方法。放射治疗技术(radiation technology)作为放射肿瘤学的重要组成部分,是以放射物理学和放射生物学知识为基础,借助于放射线的电离辐射作用进行研究和探讨对恶性肿瘤(偶尔用于良性疾病)进行治疗的一门学科,是肿瘤学与放射学交叉结合而产生的一门临床学科。其关注的重点在于临床的实践和操作技巧。其根本目的就是最大限度地消灭肿瘤,同时最大限度地保护正常组织和器官的结构与功能,努力提高患者的长期生存率和改善其生存质量。随着放射物理学和放射生物学研究的不断深入和发展,放射治疗技术也日臻完善。

知识拓展

放射肿瘤学

放射肿瘤学的定义动词辐射 radiate 源于拉丁语 radiatus。radiate 与 ray、radius、radial 单词使用同一个词根,都有相近的意思,为不及物动词,即(从……)放出、射出。及物动词 irradiate 意思是"使射线照射到某物体上"。在拉丁语中,前缀 in-的意思为 in、within、on 或 against 等。用在 r 开头的单词时,字母 r 代替 in-中的 n 作为动词的第一个音节发音。onco-源于古希腊 onkos 的单词,意思是大量的、大块的或肿瘤的,-logy 意思为研究(study of),连起来就是肿瘤学(oncology)。

一、放射物理学的形成与发展

1895 年 11 月 8 日伦琴发现了 X 射线。

1896 年贝克勒尔发现了 Becquerel 射线;同时居里夫妇证实了 Becquerel 射线能够用电离技术进行测量,而且射线的强度与物质中铀的数量成正比。

笔记

1898 年居里夫妇又发现了天然放射性元素镭,并首次提出了"放射性"的概念,从而开创了放射物理学新领域。随后 Coohdge 规范了放射线剂量的测量方法,并制订出了照射剂量的单位,即伦琴。

1920 年科学家研制出庞大的 200 千伏级(kV 级)X 射线治疗机,开始了"深部 X 射线治疗"的时代。

1924 年 Failla 首次使用含有氡气的金属粒子永久性地植入肿瘤组织内,开始了正式的近距离放射治疗。

1930 年英国 Paterson 和 Parker 建立了曼彻斯特系统,描述了组织间插植的剂量分布规律,推动了近距离放射治疗的进一步发展。

1934 年 Joliot Curie 发明了人工放射性核素,其后开始使用重水型核反应堆获得了大量的人工放射性 ^{60}Co(钴)源,促成了远距离 ^{60}Co 治疗机的大批问世。

1951 年世界上第一台医用电子感应加速器投入使用。

1953 年英国 Hammersmith 医院最早安装了 8MV 的直馈型医用行波加速器。

20 世纪 60 年代有了医用电子直线加速器。20 世纪 70 年代末,瑞典率先推出了医用电子回旋加速器,并在欧美的肿瘤治疗中心安装使用,成为医用高能加速器的发展方向。

自 20 世纪 60 年代以来,随着计算机技术的发展,放射治疗计划从开始的手工计算发展到单片机计算,同时程控的治疗计划系统也相继问世。1973 年,Sterling 等将三维剂量计算和显示方法引入治疗计划系统。1978 年,Brown 大学的研究小组研发出了可进行临床应用的三维放射治疗计划系统,标志着放射治疗剂量的计算进入了三维计划的新时代,极大地提高了常规放射治疗剂量计算的精确性。

20 世纪 50 年代初期,日本的 Takahashi 提出了适形(conformal)放射治疗的概念,并在 1965 年提出用多叶准直器的方法实现适形放射治疗,即当时所谓的"原体照射"。1959 年美国的 Wright 提出了用同步挡块法进行适形放射治疗;同年英国的 Green 又首次提出了采用循迹扫描法实施适形放射治疗的方法。20 世纪 70 年代末,Proimos 等报道了采用重力挡块进行适形放射治疗的方法。随着计算机技术的飞速发展和影像技术的介入,三维适形放射治疗技术(3-dimensional conformal radiation therapy, 3DCRT),逐渐完善,极大地改变了当时常规放射治疗的现状。

20 世纪 80 年代初生产出了现代近距离放射治疗机,提高了剂量精确性,并对医护人员提供了完善的保护,形成了后装放射治疗新技术。

至 20 世纪 80 年代末,由于计算机断层成像(computed tomography, CT)、模拟定位机、放射治疗计划系统(treatment planning system, TPS)等放射治疗设施的相继投入使用和不断更新,便形成了近代放射治疗的完整体系。20 世纪 90 年代末到目前,在 CT 模拟定位的三维图像和计算机计算能力极大提高的基础上,在临床上实现调强适形放射治疗(intensity modulated radiation therapy, IMRT)技术和影像引导放射治疗(image guided radiation therapy, IGRT)技术。

其他放射线的研究与应用,包括 1932 年由 Chadwick 等发现中子(neutron),随后开始研究各种重粒子。研究后发现,中子射线具有明显的放射生物学特性,而质子和氦离子的剂量分布则具有布拉格峰(Bragg peak)的明显的放射物理学的特点,重离子和负 π 介子的生物学剂量分布则优于光子和电子,为重粒子射线投入临床治疗奠定了基础。1938 年 Stone 及其同事使用 Crocke 放射实验室的早期回旋加速器产生的快中子治疗了第一例患者。

1946 年美国物理学家 Robert R. Wilson 提出可以用质子射线治疗肿瘤的设想和建议。1954 年美国 Lawrence Berkeley 实验室进行了世界上第一例临床患者的治疗。1990 年美国加利福尼亚州 Loma Linda 大学医学中心(LLUMC)安装了同步加速器 Conibrma 3000,这是世界上第一台安装在医院内的专为治疗患者用的质子放射治疗系统。

1994 年,世界范围的放射肿瘤专家对快中子射线的物理技术、放射生物、临床应用进行了全面系统的总结,认为适宜快中子治疗的患者应为全部适用放射治疗患者的 10%。同时,许多国家(包括中国)相继加入了质子治疗肿瘤的行列,成立了质子放射治疗肿瘤研究小组(proton radiation oncology group,PROG)。它的任务是在美国和世界上组织质子放射治疗肿瘤的临床研究,收集质子放射治疗的临床资料,交流研究的结果。

总之,放射物理学是随着放射线和天然放射性元素的发现和应用而产生的,而以治疗人类疾病为目的的临床放射物理学则是放射物理学的一个重要分支。临床放射物理学随着放射治疗设备、影像

图片:放射性粒子植入

图片:放射治疗计划系统

图片:重力挡块——铅块

设备和计算机技术的发展而发展，并不断地根据临床工作中遇到的问题和临床的需求为学科发展的目标，使放射治疗已逐步进入到了精确放射治疗的新时代。

二、放射生物学的形成与发展

临床放射生物学与临床放射物理学的发展并驾齐驱。1906 年 Tribndeau 基于照射大鼠睾丸的效应实验，提出了一条基本的放射生物学法则，即有丝分裂活动越旺盛及形态上分化级别越低的组织细胞对放射线照射就越敏感，而且敏感性存在正比关系。

20 世纪 40 年代后期，科学家们系统地开展了放射生物学的研究。1953 年英国著名的 Gray 研究所发现了放射中氧效应的问题，阐明了乏氧环境的存在具有增加细胞放射抗拒能力的作用。不久，英国的另一位著名的放射生物学家 Adams 便提出了著名的"亲电子"理论，这一理论极大地促进了放射增敏剂和放射防护剂研究领域内工作的开展。1955 年 Thomlison 和 Gray 报告了对肺癌组织学的研究，更加微观地阐明了组织的供血和供氧条件对肿瘤的生物学行为的影响。他们认为在实体瘤内部可能含有一定数量的乏氧细胞，推断这可能是放射治疗失败的原因所在。

1956 年 Puck 和 Marcus 利用单个哺乳类细胞增殖为集落的能力，发展了与检测细菌存活率相似的接种技术，绘制出了历史上第一条离体细胞存活率曲线，即增加照射剂量就会使细胞损伤的百分比增加，存活概率下降。离体细胞培养技术的建立，使放射生物学的研究进入了量化阶段，并在此基础上发现了细胞杀灭比例与放射线剂量之间的函数关系——细胞生存曲线，这一数学模型与放射生物学效应相结合的研究方法已成为现代放射生物学研究的标准模式，并对该门学科的发展产生了深远的影响。

1964 年 Tubiana 提出肿瘤细胞在细胞动力学周期中可处于静止状态或增殖状态，简单的方法就是将 3H 标记的胸腺嘧啶与瘤细胞放在一起培养，观测 3H-胸腺嘧啶结合到细胞周期中的数量，即"标记指数"来确认。1965 年 Ellis 提出名义标准剂量（nominal standard dose，NSD）的概念。1973 年 Orton 提出简便可行的时间剂量因子（time dose factor，TDF）体系，把"部分耐受剂量"的概念引入到 NSD 的体系中，使之更加具体和切实可行。

20 世纪 70 年代以英国学者 Steel 为代表的一批放射生物学家，利用放射性核素标记特别是肿瘤细胞动力学技术，开展了一系列细胞动力学的放射生物学研究，使人们在细胞水平对放射生物效应的动态过程有了开拓性的认识。最终 Withers 系统地提出了放射治疗中需要考虑的生物学因素，建立了放射生物学的"4R"理论，即放射损伤的再修复（repair）、肿瘤细胞的再增殖（repopulation）、乏氧细胞的再氧化（reoxygenation）和细胞周期的再分布（redistribution）。"4R"理论至今仍是指导临床放射生物学研究的基础。同时，以英国 Gray 研究所 Fowler 等为代表的放射生物学家们开展了放射治疗中时间、剂量、分割方式相互关系的研究，提出了著名的 L-Q 模式，这一理论直接推动了非常规分割放射治疗技术的开展。

1974 年 Adams 等先后报告了甲硝唑（metronidazole）和米索硝唑（misonidazole，MISO）可以作为放射增敏剂，能够提高临床放射治疗的疗效。至 1977 年底，放射治疗协会（Radiation Therapy Oncology Group，RTOG）已将 MISO 用于数以千计的临床病例的治疗。

20 世纪 80 年代，放射生物学家致力于研究细胞内在放射敏感性的差别问题，Steel 据此提出第 5 个"R"，即放射敏感性（radiosensitivity）。由于认识到了细胞内在的放射敏感性现象，研究者们又开展了放射敏感性预测的课题并取得了一系列成果，为放射治疗的个体化打下了基础。

20 世纪 80 年代末以来，科学家们的兴趣主要集中在放射生物效应的基因控制以及基因表达与放射敏感性的关系等问题上，显然这与近年来分子生物学的发展是密切相关的。1982 年分离出第一个癌基因 *Ras*，1986 年美国三个实验室分别独立克隆了 *Rb* 基因，自此肿瘤生物学的研究便进入了分子生物学时代。

近 20 多年来，分子生物学的发展为肿瘤放射治疗提供了分子水平的理论依据，而放射治疗技术也正日益渗入到基因靶向治疗中去。因此，如何有机地将基因靶向治疗与放射治疗结合起来，优势互补以克服各自面临的难点或薄弱环节，已成为放射治疗和肿瘤基因靶向治疗新的研究方向之一。肿瘤基因治疗与放射治疗相结合有着广泛的基础，并已显示出良好的应用前景，据此 Weichselbaum 等提出了"基因放射疗法"(gene-radiotherapy)这一新的概念。

综上所述,放射生物学发展的历史表明:它一方面随着放射治疗新技术的出现不断开拓出其新的研究领域和研究层次;另一方面更加贴近临床并企图解释或解决临床肿瘤放射治疗中所面临的一系列问题,并为改善肿瘤放射治疗的疗效提供了有力武器。

三、临床肿瘤放射治疗学的形成与发展

自从伦琴发现 X 射线和居里夫妇发现放射性核素镭以后不久,科学家们就认识到放射线可以治疗某些疾病和肿瘤。伴随着放射物理学和放射生物学的进步,放射治疗的临床疗效不断提高,并发症、后遗症逐步减少,患者的生存质量发生了根本性的改观,使之成为肿瘤患者三大有效治疗手段之一。

1896 年 1 月 29 日在伦琴发现 X 射线仅 1 个月后,芝加哥的 Emll Grubbe 就报告已开始为一位乳腺癌患者进行了每日一次,共 18 次的治疗。

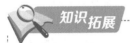 **知识拓展**

最早的放射治疗

芝加哥哈内曼医学院的 Emil Grubbe 是一名电子产品发烧友,他安装了世界上最早的 X 射线装置。X 射线烧伤了 Grubbe 的手,他的一名同事建议说这种 X 射线是否可以应用在不健康的组织上。于是 Grubbe 将其用于照射一位名为 Rose Lee 的乳腺癌女性,这便是史上有记载的最早的肿瘤放射治疗。

1899 年,第一例单纯采用放射治疗治愈的肿瘤患者是一位 49 岁的患鼻根部基底细胞癌的妇女,这次成功的治疗是由斯德哥尔摩 Torsten Beck 医生进行,共照射了 99 次,治疗 30 年后也无复发。

1922 年在巴黎召开的首届国际放射治疗会议上,Coutard 和 Hautant 报告了放射线治愈晚期喉癌的病例,且无严重并发症,肯定了放射治疗恶性肿瘤的疗效。

1924 年 Failla 首次倡导使用含有氡气的金属粒子永久性地植入深部肿瘤组织内,开始了正式的近距离放射治疗。

1932 年由 Coutard 奠定的每日照射 1 次、每周照射 5 日的分割照射的方法学基础,至今仍被认为是外照射剂量分割的经典模式。

1951 年加拿大生产了世界上第一台远距离 ^{60}Co 治疗机,开始了深部肿瘤的远距离放射治疗,从而奠定了现代放射肿瘤学的基础和地位。

1951 年瑞典神经外科医生 Leksell 提出了立体定向放射手术(stereotactic radiosurgery,SRS)的概念,1968 年他和他的助手 Larsson 等研制成功了世界首台颅脑 γ 刀;1985 年 Colombo 等将改进的医用直线加速器引入到立体定向放射外科领域内,发明了颅脑 X 刀;1996 年瑞典的 Karolinska 医院研制成功了世界首台体部 X 刀。从此放射治疗学引入了立体定向技术,创立了立体定向放射治疗(stereotactic radiation therapy,SRT)的新技术体系。

20 世纪 70 年代,瑞典学者 Brahme 进一步提出了 IMRT 的概念,20 世纪 90 年代起 3DCRT 和 IMRT 技术在临床上得到大幅度的推广和应用。21 世纪初 IGRT 技术、体部立体定向放射治疗(stereotactic body radiation therapy,SBRT)技术和旋转调强放射治疗(intensity modulated arc therapy,IMAT)技术开始在临床逐步开展起来,使得放射治疗有了质的飞跃。

总之,临床肿瘤的放射治疗随着临床放射物理学和临床放射生物学的快速发展在治疗设备和治疗理念上有了日新月异的发展。我们也可看到在过去 100 多年,肿瘤放射治疗从二维进入到三维,从粗糙的常规照射进入到精准放射治疗,放射治疗的疗效有了显著地提高,而相应的一些副反应则明显减少。但是,临床肿瘤放射治疗的研究对象是肿瘤患者,而肿瘤患者有不同的国家、不同的种族、不同的生活环境、不同的生活条件、不同的年龄和不同的性别等,想用同一种先进的设备或治疗手段来治愈上述的肿瘤患者是不可能的。我们每一个医务工作者需要按照循证医学的证据,结合本国和本地区临床治疗研究的结果,为每一个肿瘤患者制订一个合理的个体化治疗方案,以取得最好的治疗疗效。

第二节 放射治疗在肿瘤治疗中的地位

肿瘤放射治疗已经具有100多年的发展历史,是一门涉及使用复杂放射治疗设备进行肿瘤疾病治疗的学科,其基础涉及放射物理学、放射生物学、医学影像学、临床肿瘤学和医学伦理学等基本知识,是临床治疗恶性肿瘤的三大主要手段之一。45%的恶性肿瘤可以治愈,其中手术治愈约22%,放射肿瘤治愈约15%,化疗治愈约5%。我国有50%~70%的肿瘤患者在病程中需要接受包括根治性放射治疗、辅助治疗或姑息治疗在内的放射治疗。所以放射治疗已经成为抑制恶性肿瘤的主要有效治疗措施之一。

图片:放射治疗的流程

一、肿瘤放射治疗局部控制的重要性

放射治疗是肿瘤治疗中应用广泛、疗效确切的治疗方法,也是其主要的局部治疗手段。放射治疗有三个方面的作用:第一种是根治性治疗,是指肿瘤通过单纯放射治疗就可以治愈;第二种是辅助性或联合治疗,常需要与别的治疗方法相结合,如与外科治疗或化疗相结合可提高肿瘤治疗的疗效;最后一种是姑息性治疗,对治愈希望不大,但患者有许多由肿瘤引起的症状,通过放射治疗可以有效地缓解这些症状,改善其生存质量。研究发现,提高对肿瘤的照射剂量,不仅可以有效地提高肿瘤的局部控制率,而且还可以降低其远处转移的发生率,提高肿瘤患者的存活率。近年来随着分子生物学和电子计算机技术的不断进步,肿瘤放射治疗的局部控制率已有显著提高。

二、常见肿瘤放射治疗的效果

常见肿瘤放射治疗的效果见表1-1。

表1-1 国内外恶性肿瘤放射治疗的5年生存率

病种	生存率/%	病种	生存率/%
食管癌	8~16	精原细胞瘤	90~95
宫颈癌	55~65	霍奇金淋巴瘤	70~75
鼻咽癌	40~50	前列腺癌	55~60
上颌窦癌	22~25	膀胱癌	25~35
扁桃体癌	40~50	视网膜细胞瘤	50~95

图片:鼻咽癌的放射治疗

三、放射治疗在肿瘤综合治疗中的应用

（一）放射治疗与手术治疗的联合应用

1. 术前放射治疗　可以有效地杀灭肿瘤周围亚临床病灶内的肿瘤细胞,缩小肿瘤体积,提高手术切除率,降低肿瘤的分期,减少手术中肿瘤细胞播散的可能性。在局部晚期食管癌、肺癌、直肠癌等临床治疗研究中,术前放射治疗的意义已经得到证实。术前放射治疗的缺点是常常影响其组织病理学诊断,部分已经有远处转移的患者,不能从术前放射治疗中得到受益。

2. 术后放射治疗　应根据手术后病理学检查(如手术残端、淋巴结转移情况等)的结果有选择性地进行。在多种肿瘤的临床研究中证实,术后放射治疗可以降低其局部复发率,如直肠癌、软组织肉瘤、乳腺癌等。术后放射治疗的缺点是并不减少术中肿瘤的种植,而且手术打乱了正常组织的血液供应,导致照射区域内肿瘤组织的放射敏感性降低。

3. 术中放射治疗　指手术切除肿瘤后,对瘤床或残留病灶直接进行的电子线的一次性照射。目前在胃癌、胰腺癌等肿瘤的治疗中均有应用的报道,国内也已开展,但是术中照射是单次大剂量,放射生物学效应对晚反应组织不利,常需要与术后外照射配合应用。

（二）放射治疗与化学治疗（放化疗）的联合应用

1. 诱导化疗　目的是使肿瘤缩小,从而使照射野缩小,更好地保护正常组织,提高局部的照射剂

笔记

量。在恶性淋巴瘤、肾母细胞瘤等肿瘤治疗中,放化疗联合应用的疗效提高已得到公认。

2. 同步放化疗 临床研究表明同步放化疗可以提高疗效,如局部晚期不能手术切除的非小细胞肺癌。目前正在研究同步放化疗治疗局部进展期的头颈部肿瘤,但是同步放化疗治疗的副作用较大,应严格掌握其适应证。

3. 序贯放化疗 即先放射治疗后化疗;或者先化疗后放射治疗,而后再进行化疗。患者的耐受性较好,但总的治疗时间可能延长。

（三）放射治疗与热疗的联合应用

1. 热疗与放射治疗联合应用 肿瘤细胞对温热的敏感性较正常组织的细胞高,热对低氧细胞的杀灭与足氧细胞相同,即加热能减少放射线的氧增强比(oxygen enhancement ratio,OER)。加热能选择性地作用于细胞周期中对放射线抗拒的S期细胞,并使S期细胞变得对放射线敏感。加热可抑制放射性损伤的修复。放射线照射以后亚致死性损伤(sublethal damage,SLD)就开始修复,加热能延迟亚致死性损伤的修复10~20h。当温度高于41.5℃时,还表现为对潜在致死性损伤(potential lethal damage,PLD)修复的抑制。

2. 热疗与放射治疗的顺序和时间间隔 关于热疗与放射治疗使用的先后顺序问题:一般认为先热疗的作用主要是加热杀灭了肿瘤组织中的低氧细胞和S期细胞;而放射治疗后热疗除了热效应能杀灭肿瘤组织中的低氧细胞及S期细胞外,还能阻止放射性损伤的修复并能固定其SLD和PLD,使其成为致死性损伤。但临床实践证明,热疗与放射治疗的顺序对治疗效果的影响似乎不大,而热疗与放射治疗之间的间隔时间则十分重要,当热疗与放射治疗同步进行时,可获得最大的热增强比。实验结果表明,热疗与放射治疗之间的间隔时间以不超过4h为宜。

（四）其他联合治疗手段

近年来,随着对肿瘤发病机制的深入了解,包括靶向治疗、免疫治疗等新的治疗手段层出不穷。靶向治疗旨在抑制维持肿瘤生长的重要分子通路;而免疫治疗则是通过刺激宿主的免疫应答,以达到长期的肿瘤抑制。这些新的治疗手段使肿瘤治疗真正进入了精准医学时代,并且大幅度提高了患者生存。相应的,许多研究也开始探讨通过放射治疗联合靶向治疗或者免疫治疗来提高疗效,但具体联合方案设计、副作用评价、机制等方面仍有待进一步探索。

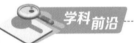

远 隔 效 应

肿瘤患者接受放射治疗后,在治疗野外会出现其他部位的肿瘤退缩,这种现象被称为远隔效应。在早期,虽然这些现象很有趣,但并未引起关注,直到肿瘤免疫治疗取得突破性进展。2010年开始的一项关于细胞毒性T淋巴细胞相关抗原-4单克隆抗体,伊匹单抗(ipilimumab)治疗转移性黑色素瘤的临床研究首次显示出了生存获益。《科学》(Science)更是将免疫治疗列为2013年度科学突破。在此期间,研究者报告了一例使用ipilimumab进展的患者,发现放射治疗后远处转移灶也显示出了治疗反应,推测这可能与免疫系统反应有关。这些结果让科学家们对包括与放射治疗联合在内的免疫治疗产生了浓厚的兴趣。同时也提示我们在免疫治疗时代,恶性肿瘤的放射治疗不但是一种局部治疗手段,而且成为全身治疗的一个重要组成部分。

第三节 放射治疗技术发展的趋势

一、放射治疗技术精确化

近年来,随着现代影像科技和计算机技术的高速发展,放射治疗已步入精确放射治疗时代,无手术创伤、不受内科疾病年龄、解剖限制等优势特征,使得更多的肿瘤患者从中获益。精确放射治疗技术主要包括三维适形放射治疗技术、调强适形放射治疗技术、立体定向放射治疗技术及影像引导放射治疗技术四个方面。

（一）三维适形放射治疗（3DCRT）技术

由于直线加速器的多叶准直器和高电压影像设备的快速发展,适形放射治疗得以在许多较大的放射治疗中心迅速发展。近年来,电子计算机芯片设计程序被开发出来,突破了芯片对多叶准直器不能同步控制适形变化的难题,使 3DCRT 治疗技术步入了实用阶段。3DCRT 可以通过常规分割、超分割、加速超分割,以及低速分割等治疗方式来完成目前一般的常规放射治疗机所不能完成的任务。

（二）调强适形放射治疗（IMRT）技术

图片：调强加速器

调强适形放射治疗技术是指通过调强加速器,或者在普通的直线加速器上安装一个特殊的准直器,即可产生能量强度按要求分布的射线束,但这是一项非常复杂的数字化技术。该技术主要通过逆向算法设计,有冠状、矢状、横断面的图像及剂量分布,模拟选择,治疗方案确定后,将各项条件输入模拟定位机后进行模拟治疗,最后验证该方案是否合理并组织实施。治疗过程中,它不仅能使照射野的形状与病变靶区的投影形状始终保持一致,而且多叶准直器还能对照射野内诸点的输出剂量率按照要求进行动态式的调整。

（三）立体定向放射治疗（SRT）技术

立体定向放射治疗技术是指从不同方向通过聚焦等中心照射,于单次短时间或多次较长时间内给予肿瘤超常规的致死剂量的照射,达到毁损瘤区细胞的目的。该技术主要用于 5cm 以下肿瘤的根治性治疗和转移瘤的局部治疗,具有三维、小野、大分割照射的特点,在提高肿瘤局部剂量,降低周围正常组织损伤上具有不可替代的优势。但立体定向照射技术应用（γ 刀,X 刀,射波刀等）中还存在有许多问题,如放射生物学中的远期并发症、肿瘤的局部控制率、远处转移等问题仍未得到完全解决。

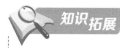知识拓展

射 波 刀

射波刀由美国斯坦福大学 John Alder 教授研发,并于 2001 年获得美国食品药品监督管理局（FDA）批准成为可治疗全身病灶的放射外科医疗设备。该设备使用 6MV X 射线,整合机器人和影像导引自动摆位及治疗,能以影像监控靶区位移,自动修正照射方向。射波刀突出特点:同步呼吸追踪肿瘤、灵活的机器人手臂、多个肿瘤同时治疗。

图片：射波刀

（四）影像引导放射治疗（IGRT）技术

IGRT 技术的出现是以影像引导设备的发展为前提的,目前包括电子射野影像系统、千伏级 X 射线摄片和透视、千伏级 CT、锥形束 CT、集成图像系统、实时影像跟踪技术;另外还有新出现的磁共振 IGRT 及剂量引导放射治疗。IGRT 技术可提高放射治疗的精准度,确保放射治疗的安全性,缺点是准备及治疗的时间较长。

图片：影像引导设备

广大放射物理学家、工程师经过共同努力,已逐步攻克了放射治疗设备的精确运转、患者体位的精确固定、体内吸收剂量的精确计算等难关,放射治疗技术进入精确放射治疗时代,形成了 3DCRT、IMRT、SRT（γ 刀,X 刀,射波刀等）等技术,临床疗效得到了很大提高。为进一步提高精确性,解决肿瘤靶区的生理运动、靶区解剖结构的变形以及分次摆位的随机误差,放射物理学家与临床医生已进入 IGRT、IMAT、4D 照射技术和自适应放射治疗等领域研究,去发展更快、更准、更好的精确放射治疗技术。

二、放射治疗技术靶向化

（一）高 LET 射线 Bragg 峰的应用

放射粒子在每个单位距离上释放的能量率定义为传能线密度（linear energy transfer,LET）,用 keV/μm 表示。重粒子或重离子射线一般大于 $100keV/μm$,称为高 LET 射线。临床使用的重粒子主要包括中子、质子、氦离子、重离子（碳、氖、硅、氩等）和负 π 介子。这些粒子在临床应用中各具特点。中子射线具有明显的放射生物学特性。质子和氦离子的剂量分布具有 Bragg 峰放射物理学的特点。重离子

笔记

和负π介子的生物学剂量分布则优于光子和电子。尤其是高 LET 射线 Bragg 峰的物理特点及生物作用，对放射治疗技术的发展起到了巨大的推动作用，目前仍在不断地发展和研究中。质子加速器开重粒子治疗恶性肿瘤之先河，目前已有质子加速器应用于临床。但高 LET 射线的放射防护，远期放射性生物效应，后遗症等也应引起重视。

（二）放射性核素靶向放射治疗的应用

靶向放射治疗是指由放射性核素与肿瘤探针分子（靶向药物）相结合后，选择性地照射肿瘤细胞的方法，与传统放射治疗的区别是细胞靶向放射治疗为低剂量率照射、依赖于生物分布和放射性结合物的药代动力学，并与粒子效应及肿瘤的异质性有关。靶向放射治疗的有效性，在很大程度上依赖于肿瘤增殖形成的克隆病灶所得到的有效治疗剂量。硼中子捕获治疗就是一种特异性很强的靶向放射治疗方法，其中无放射性的硼原子可以选择性地进入肿瘤细胞内，当一束"慢"中子照射时，硼在肿瘤组织局部放射出 Q 射线，并引发等离子照射和 DNA 损伤。

（三）肿瘤靶区确定的优化

肿瘤靶区确定的优化是指在原来的解剖结构影像基础上，加上能够识别肿瘤局部代谢的成像，从而显示肿瘤的活性，使精确的放射剂量不但与肿瘤解剖结构位置相匹配，而且与肿瘤代谢最活跃的区域相一致，实现生物意义上的剂量调强，更好地保护正常组织。

三、放射治疗技术个体化

不同病理类型的肿瘤具有不同的放射敏感性，这一理论对放射治疗的指导作用巨大。它大体上规范了放射治疗适宜于哪些肿瘤，不适宜于哪些肿瘤。但不久人们发现，这种分类过于粗略。如在临床上即使相同类型的肿瘤，甚至其临床分期也类似的情况下，其放射治疗的敏感性仍有很大差异。

近年来，随着对基因组学和蛋白组学研究的不断深入，人们对肿瘤的认识逐渐加深，肿瘤的分子分型成为指导肿瘤治疗的研究热点，即根据每个肿瘤患者的基因分子分型分期，来判断是否需要手术治疗或放射治疗和化疗。有些肿瘤的临床分期属于早期，但是容易转移，所以需要先化疗和放射治疗；有些肿瘤的临床分期属于晚期，但是分子分型上判断不会发生远处转移，还是可以联合放化疗后，局部手术根治。如目前临床上乳腺癌的分子分型发展得比较成熟，可以从分子分型上解释过去临床上无法理解的现象：有些早期乳腺癌会很快出现转移导致死亡，而有些晚期乳腺癌的预后良好。对于许多以分子为基础的肿瘤学分型，有一个趋势就是将个体肿瘤的遗传基因作为临床治疗结果的预测因子，从而作为治疗方案选择的一项指南。除此以外，可以利用基因组学和蛋白组学去排查可能癌变的高危患者，虽然目前的技术还没有成熟，但是在某些肿瘤的筛查上已经体现出一定的价值。

遗传学和基因组学的发展将改变临床医生用药和放射治疗模式，通过个体化的基因检测，可以知道肿瘤对哪些药物敏感，对放射线是否敏感。预测肿瘤控制及正常组织并发症的实验是当前放射治疗研究的热点，包括促进或抑制凋亡的基因活性与肿瘤对放射线的反应之间可能存在的联系、缺氧肿瘤标志物的存在或缺乏与放射治疗对肿瘤局部控制率之间的联系等。

四、联合治疗模式临床化

手术、放射治疗和化疗作为单一手段治疗肿瘤的单打独斗时代已经一去不复返了，肿瘤的多学科联合治疗成为临床治疗的一个常态。肿瘤放射治疗学科与其他学科的紧密合作，是提高放射治疗疗效的唯一有效途径。在临床上，术前新辅助放化疗及术后辅助放化疗的临床研究数据表明：联合治疗是提高大多数肿瘤患者生存率的有效手段。

随着技术的发展和人们对肿瘤患者生存质量要求的提高，肿瘤微创手术的使用率不断提高，对放射治疗技术的要求也在不断地提高。如早期乳腺癌保乳手术加放射治疗已经取得了和常规乳腺癌根治手术相同的疗效，术后患者的生存质量有明显地提高。

目前，同步放化疗、放射治疗和热疗、放射治疗和免疫治疗的联合应用，放射治疗和细胞集落刺激

图片：PET/CT 功能成像

因子、靶向药物、放射治疗保护剂、增敏剂的联合应用是提高放射治疗疗效的临床研究热点。

本章小结

　　放射治疗技术是以放射物理学和放射生物学知识为基础,借助放射线的电离辐射作用对良恶性疾病进行治疗的一门学科,是肿瘤学与放射学交叉结合而产生的一门临床学科。其根本目的是最大限度地消灭肿瘤,同时最大限度地保护正常组织和器官的结构与功能,努力提高患者的长期生存率和改善其生存质量。放射治疗有三个方面的作用:第一是根治性治疗,即通过单纯放射治疗就可以治愈肿瘤;第二种是辅助性治疗,常需要与别的治疗方法相结合;第三种是姑息性治疗,即通过放射治疗可以有效地缓解症状。肿瘤放射治疗已进入精准放射治疗时代,用现代放射治疗技术联合其他治疗的综合方式已成为研究热点和发展趋势。

（彭振军　张涛）

扫一扫,测一测

思考题

1. 放射治疗在肿瘤治疗中的地位是什么?
2. 放射治疗技术人员应具备哪些基本知识?
3. 放射治疗技术发展的趋势是什么?

第二章 放射治疗体位固定技术

学习目标

1. 掌握：放射治疗体位的确定和体位辅助固定的选取原则；热塑膜和真空负压垫的应用和实施。
2. 熟悉：发泡胶、热软化塑形垫、水活化塑形垫及各种体位固定架的应用和实施。
3. 了解：各种体位固定装置和辅助设备在不同部位、不同病种的工作机制。
4. 具有：良好的医患沟通能力；为患者选择合适体位并灵活运用固定技术的意识。

第一节 概 述

体位固定技术是放射治疗计划设计与执行过程中极其重要的一个环节。治疗中一旦出现摆位错误或者位置不准确，不仅肿瘤靶体积会因为受不到射线的照射而得不到有效治疗，正常组织甚至重要器官也会由于过量照射而受到损伤。为了保证放射治疗过程中治疗计划得到准确地执行，必须保证患者体位固定方式的选择和实施、治疗计划的设计和验证、每日摆位的重复性和治疗计划执行的准确性。这对三维适形治疗、调强放射治疗和影像引导放射治疗等精确治疗尤为重要。

一、治疗体位的确定

有多种因素可以影响定位、摆位时体位的重复性。如皮下脂肪层的厚度会影响皮肤的位置和皮肤的移动，皮肤和皮下脂肪层的张力会受到肌肉张力和重力的影响而改变其位置等。因此治疗体位一旦确定，放射治疗技师要严格遵守该体位要求的摆位步骤，努力减少从定位到治疗过程中因皮肤、脂肪、肌肉等因素对其位置的影响。

治疗体位的确定是整个放射治疗实施过程中的第一步。合适的体位既要考虑到布野要求，又要考虑到患者的一般健康条件和每次摆位时体位的可重复性。

近年来，随着放射治疗设备和计算机技术的高速发展，放射治疗技术已由二维技术发展到三维适形、调强适形及立体定向放射治疗。对于越来越精准的照射，在体位选择和固定方面也有了更高的要求。在二维放射治疗时代，由于放射治疗技术和设备的限制，无法实现等中心照射技术，只能通过让患者采用仰卧位、俯卧位或侧卧位的方式，以及通过转动机架和准直器的角度，尽可能实现肿瘤区剂量均匀分布和保护正常组织的目的。随着等中心摆位技术的开展，俯卧位在临床上的应用越来越少。通常让患者采用更为舒适、稳定的仰卧位，通过转动治疗机的机架、准直器、治疗床的角度，使射线从不同角度入射患者需要照射的身体部位，从而达到治疗的目的。在采用后野照射时，需注意治疗床面的材质，若有影响或阻碍射线吸收的部分，应拆卸、避让，或者选择其他体位和方式。

放射治疗体位的选择遵循充分暴露所需照射部位，易重复，稳定性好，安全性高的原则。在确定患者治疗体位时,根据治疗技术的要求,借助治疗体位辅助固定器让患者得到一个较为合适的治疗体位。

二、体位辅助固定的选择

放射治疗中除了选择合适的体位外,选择正确、有效的辅助固定方式同样是精准放射治疗的保证之一。根据放射治疗对体位的要求,一方面需借助体位辅助装置,使患者得到正确的治疗体位;另一方面还应采用适当的固定技术,在放射治疗过程中保持患者体位稳定,或者在每次治疗摆位时都能使患者的体位有更好的重复性。如在体位辅助固定设备上综合应用真空负压垫、发泡胶和热塑膜等可防止患者因下意识地位移而使其治疗体位发生变化。

体位固定辅助装置选取要遵循六大原则。①射线穿透性好:辅助固定装置的材料选择要有较好的穿透性,对射线的衰减较少。②固定效果佳:要选择能够有效减少位移的辅助固定装置,提高治疗部位的固定效果。③稳定性好:选用的辅助固定装置能有效地使患者在整个治疗流程中保证固定效果的稳定性,尽量减少分次间的误差。④舒适性佳:在保证放射治疗过程中每次体位的重复性和稳定性的前提下,尽可能地考虑患者体位的舒适性,避免因强迫体位而导致的误差。⑤操作简单:制作和使用简单易学,有利于临床应用和推广。⑥安全、经济:选材耐用、环保,价格合理。

放射治疗使用的体位固定辅助装置通常包括头部固定架、头颈肩板、体板、乳腺专用固定架、盆腔专用固定架及一些特殊体位固定架等,可以分别满足不同人群、不同部位和体位的固定需求。

三、体位辅助固定的重要性

放射治疗除了需要医生对所需治疗靶区精确的判断、勾画,物理师对治疗计划精准设计外,还需要通过放射治疗技师每日严格实施治疗计划来完成治疗。计划是否能被精准实施,其中患者每日体位的重复性和稳定性最为关键。重复性越高,说明每一次射线照射在靶区的准确率越高;稳定性越好,说明在整个照射过程中患者体位的位移越少。患者体位固定的好坏是影响放射治疗疗效的重要因素之一。在体位辅助固定的临床应用中,应遵循流程标准化、操作规范化的原则。对于特殊病种和特殊患者,在体位选择和固定方式方面应该根据实际情况因人而异,灵活应用,合理组合,尽可能地做到重复性高、稳定性好和适形性佳,满足临床需要。

（王军英）

第二节 体位固定装置和辅助设备

体位的选择和固定是放射治疗实施过程中的第一步,并贯穿于整个过程。要确保每一次治疗的精确性,选择并制作合适、有效的固定方式和辅助设备。减少患者放射治疗过程中的不自主位移,是患者每次治疗体位重复性和稳定性的保障。各种辅助固定设备由于生产厂家、设计、型号各异,同一类固定方式的产品多种多样,但最终目的和所具备辅助固定的功能及效果是一致的。目前临床上常用的体位固定装置和辅助设备有热塑膜、真空负压垫、发泡胶、热软化塑形垫、水活化塑形垫和各种体位固定架。

一、热塑膜

热塑膜是一种具有记忆功能的高分子聚合物,被广泛应用于放射治疗中患者体位的辅助固定,可以减少患者体位因不自主位移而导致放射线对正常组织的不必要损伤,从而影响靶区局部的剂量。

（一）材料

材料为可生物降解的高分子记忆材料聚己内酯(polycaprolactone,PCL)。

（二）应用

根据临床上的需要,热塑膜可裁剪制作成各种规格、形状的膜片,配合相应的底板用于人体各部位的固定。

（三）工作机制

聚己内酯在68~72℃,可变得非常柔软并具有极大的伸展性,冷却后又能收缩变硬,常温下不易变形。利用这一特性,可将其生产加工成不同厚度、尺寸、形状的热塑膜片,配合专用底板对需要接受放射治疗的患者身体各个部位进行塑形固定。

（四）分类

按人体的固定部位可分为面膜、颈肩膜、头颈肩膜、胸膜、胸腹膜、腹膜、体膜等。按锁扣的固定方式可分为插拔式、插入式、旋钮式、卡条式等。按膜的形状可以分为 S 形、U 形、三角形等。按固定的稳定性可分为:普通型和加固型。按规格可分为不同厚度和不同网孔密度的膜片。

（五）特点

1. 可塑性强　放入 68~72℃热水中或电烤箱中加热,即可完全透明软化,软化后可以适度拉伸、随意塑形。

2. 具有记忆功能　其塑形后,在给予足够长的时间冷却后,常温状态下不易变形。

3. 操作简便、快捷、可重复操作　步骤简单易学,稍微做培训即可掌握。在塑形不满意时,可以将其再次软化,基本恢复至原来大小、形状,并可再次重复塑形使用。

4. 透气性好　热塑膜上设有的众多网孔,除可增加通气外,还能有效减少患者的压抑感和窒息感;另外有利于皮肤的散热、排汗等,有效减少患者产生皮肤不良反应的概率。

5. 质量轻、厚度薄、韧性高　热塑膜的厚度一般为 2.8~3.2mm,有很强的韧性,不易破损或折断,使用安全可靠。

6. 射线穿透性好　不会因为减弱或阻碍射线的穿透性,进而影响图像质量及组织对射线的吸收。

7. 有助于提高患者的生活质量　避免因治疗标记线直接画在患者的脸部、颈部及其他体表的皮肤上,导致其产生不敢出现在公共场合的自卑感。另外,也不会影响患者的日常清洁卫生,极大提高了患者的生活质量。

8. 材料环保　废弃后埋入土中,6~12 个月后可自行生物降解。

9. 有助于减少误差　放射治疗标记线直接勾画在热塑膜上,可以减少反复画线的误差,同时也可减少医生的工作量。

二、真空负压垫

真空负压垫是具有一定厚度且可随意揉捏的柔软密封袋,经负压抽真空后即可变硬、塑形,用于患者放射治疗中身体各个部位的辅助固定。

（一）材料和组成

真空负压垫由真空袋、泡沫塑料粒子、气阀门共同构成(图 2-1)。真空负压垫采用含涂层的尼龙布,按需要裁剪成不同的尺寸和形状,经高频热合后制成密封的袋。袋内以泡沫塑料粒子为填充物。气阀门用于连接气泵抽取真空。

（二）应用

真空负压垫用于放射治疗中患者的体位固定,可单独用于胸部、腹部、盆腔部及四肢的辅助固定,

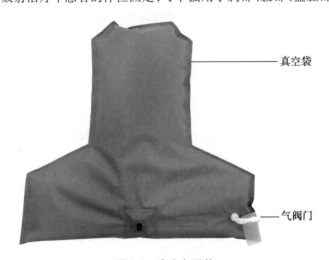

图 2-1　真空负压垫

也可结合其他体架、底板和热塑膜一起使用。临床上真空负压垫也用于骨科、急诊室、手术室等固定整体或局部体位的需要。

（三）工作机制

密封袋内的低密度泡沫塑料粒子在真空挤压下能集结变硬,利用这一特性起到塑形和固定的作用。首先根据所需固定人体部位的轮廓形状,将密封袋内的泡沫塑料粒子进行预塑形,然后将气阀门接上抽气泵,待患者躺上后再次推挤泡沫塑料粒子,使其充分填充人体的缝隙,最后对密封袋抽取真空产生负压,袋内粒子集结变硬,保持与人体的外部轮廓适形,完成塑形固定。塑形后的负压垫具有一定的强度,能够对照射部位起到固定和支撑作用,且理论上真空度越高则强度越大,临床上通常采用的抽取负压值为$-85 \sim -70 kPa$。

（四）特点

1. 使用范围广　根据所需固定人体部位的不同,随意裁剪并制作成不同的尺寸、厚度及形状以满足临床的需要。

2. 操作简单,塑形快速　操作和使用的步骤容易掌握,提高工作效率。

3. 个体化制作,适形性好　专人专用,舒适度高,可减少患者之间的交叉感染,能够满足临床各种情况下的塑形需要。

4. 可逆性强　塑形不理想时可随意恢复至原形后重新再塑形。

5. 材料防水环保　受污染后易清洁,对环境的损害少。

6. 缺点　受重压后易变形,保存过程中应独立存放,避免重物挤压;易被尖锐物品划破引起漏气,在存放、使用过程中应轻拿轻放,远离锐器。另外还需注意,临床使用中患者肢体的不恰当借力支撑,也会导致负压垫受压变形,影响治疗的准确性。

三、发泡胶

发泡胶是由两种主要成分为异氰酸聚亚甲基聚亚苯基酯(MDI 聚合物)和聚醚多元醇的化学物质,经过混合反应发泡后固化形成聚氨酯(polyurethane,PU)泡沫。发泡胶具有一次性成型,主动发泡膨胀填充身体空隙,实现体位个体化固定的特点。临床利用这一特性,用于放射治疗中体位的辅助固定(图 2-2)。

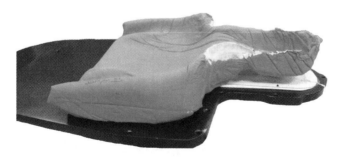

图 2-2　发泡胶模具

（一）材料

防水布袋、生成聚氨酯泡沫的两种化学物质(厂家不同,化学成分略有区别)。

（二）应用

发泡胶可独立用于胸、腹、盆及四肢等部位的固定;也可通过适配条联合头颈肩板和热塑膜,体板和体部热塑膜等配合使用。

（三）工作机制

MDI 聚合物和聚醚多元醇两种化学物质混合反应会发泡膨胀并最终固化,利用这一特性起到塑形和固定的作用。

目前有两种做法:一种是将 MDI 聚合物和聚醚多元醇两种化学物质分别装在 A、B 瓶内,使用时将两瓶溶液充分混合后倒入防水布袋内。另一种是将 MDI 聚合物和聚醚多元醇两种化学物质分别装在

A、B 两个袋内,然后将 A、B 两袋预置在密闭的防水布袋内。A、B 两袋之间有过料管,过料管内设有受压破裂的隔离片。在 A 或 B 袋上还设有一个出料口,外袋的背面留有多排排气孔,可以让发泡反应过程中产生的气体均匀排出。

使用时,通过挤压外面的防水布袋使预置的 B 袋变形,通过推挤 B 袋内的化学物质,冲破过料管内的隔离片,隔离片破裂后,B 袋内的化学物质进入 A 袋混合,将防水布袋内的 A 袋位置不断推挤、晃动,使 A、B 两袋内液体充分混合,稍用力挤压 A 袋,使混合液通过出料口进入最外层的密闭防水袋,用手推挤还在进行反应的混合液,使之布满整个防水布袋。

在发泡开始后,让患者将需要固定的身体部位压在防水布袋上,在患者身体重力的压迫和产生聚氨酯时发泡膨胀的共同作用下,袋内的聚氨酯泡沫被挤压或填充到人体所需固定部位的间隙处。当发泡反应结束后泡沫即会变硬固化,从而得到与患者人体适形的固定模具。

第一种方式的混合液是在瓶内混合反应后再倒入防水布袋内,相对混合的时间长、反应充分,所需化学物质的量可以根据所制模具大小不同进行选择,因此可以用于一些较大面积的体部固定,如胸部、腹部、盆腔等。第二种是预置式,由于制模过程中可供晃动搅拌的空间有限,因此不能预设过量的化学物质,相对固定面积有限,通常配合热塑膜用于头颈部及头颈肩部的固定。

（四）特点

1. 适形度高 塑形方式为向外膨胀型,可以充分填充身体各部位的间隙,按照人体外形的轮廓主动进行塑形。

2. 结构形状稳定 塑形后化学性质稳定,结构牢固,不易变形,抗压强度高,无因存放或使用不当而引起的漏气、变形之忧。

3. 可切 割塑形后可根据临床需要进行局部修整、切割。

4. 舒适度好 主动塑形的方式能减少因外力作用而造成人体局部塑形过紧或过松及局部的扭曲、旋转,对人体各部位的支撑度、贴合度更能恰到好处。塑形完成后的模具表面光滑,减少摆位中因皮肤牵拉引起的误差。

5. 轻便、易清洁 质量轻,使用方便,持久耐用,有污染时可适当清洗消毒。

6. 不可逆性 一次性塑形,一旦塑形不理想,不可复原后重新再次塑形。

7. 产热 发泡生成聚氨酯泡沫过程中会产生一定热量,患者会感到略微不适,制作前应做好宣教。

四、热软化塑形垫

热软化塑形垫由低温热塑板制成的封闭壳体及壳体空腔内的填充物构成,经加热软化后,可进行不同形状的塑形,待足够时间冷却后即可定型,通常配合面膜、头颈肩膜及体膜等使用(图 2-3)。

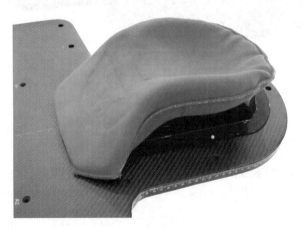

图 2-3 热软化塑形垫

（一）材料和组成

热软化塑形垫主要由壳体和填充物组成。壳体材质为低温热塑板,经热合机软化后,锁边机锁边制成一密闭空腔,空腔内、外层均覆有弹性布料。空腔内填充物为可发性聚苯乙烯(expandable polystyrene,EPS)发泡粒子。

（二）应用

利用适配条配合不同型号的底板、体架,与面膜、头颈肩膜、体膜等联合使用,用于人体各部位进行放射治疗时的体位辅助固定。

（三）工作机制

充分利用低温热塑板在70~80℃下即可被软化、适当拉伸,而塑形冷却后在常温下又不易变形的特性,根据患者身体部位、体型的不同,将其塑造成适形性的个体化固定垫。

（四）特点

1. 可塑性强 塑形垫放入电烤箱内加热10~15min即可软化,软化后可适当拉伸、随意塑形。

2. 具有记忆功能 塑形后的模具,在等待足够长的时间冷却后,常温状态下不易变形。

3. 操作简便、可重复操作 步骤简单易学,对整体部位塑形不满意时,可将塑形垫再次加热软化后重新塑形。如果需要对已塑形好的热软化垫进行小范围调整,则可以用热风枪进行局部加热软化调整。

4. 存储方便、易清洁 受压后不易变形,可在中性的肥皂凉水中清洗,也可用乙醇适当擦拭。

5. 缺点 塑形制作时冷却等待的时间较长,塑形后的模型如遇热源易变形。

五、水活化塑形垫

水活化塑形垫是一种在常态下柔软、可随意被揉捏变形,一旦遇水则被激活后变硬的塑形垫。

（一）材料和组成

塑形垫由外套及里面的填充物构成。外套为柔软、可渗水的纺织布料。填充物为由湿敏树脂包裹的聚苯乙烯颗粒。

（二）应用

塑形垫可配合各种底板、头枕及热塑膜对人体进行塑形固定,多用于人体的头、颈、肩部的塑形。

（三）工作机制

将装有常温水的压力喷水壶出水口紧贴柔软的塑形垫,均匀喷射,揉捻塑形垫使喷入的水分子与湿敏树脂包裹的聚苯乙烯颗粒充分接触;然后放置在硬质平面上,摊平并延展,直至布料没有任何褶皱;将塑形垫置于患者身体所需固定的部位下方并进行塑形,整个过程大约5min;期间需要不断将塑形垫推挤、承托并向上包裹在患者头颈部两侧,推挤的同时需要确保患者的头颈部居中,尽可能紧贴体表,不干扰热塑膜的固定;随着时间的推移,塑形垫内被水激活的颗粒变硬定型;塑形垫完成后,即可进行接下来的热塑膜制作。

（四）特点

1. 适形度高,操作简单,材料环保。

2. 制作过程中不产生热量 减少人体的不适感,适合各年龄段的患者使用。

3. 塑形后结构稳定 不易受环境温度及重压而变形。

4. 不可逆性 塑形完成后,不可重新复原再次塑形。

5. 一次性使用,防止交叉感染。

6. 可清洁 如使用过程中沾染污物,可适当做清洗。

六、体位固定架

体位固定架的种类繁多,按放射治疗时的体位可分为仰卧位、俯卧位和侧卧位;按功能及人体固定部位的不同可分为头部固定架、头颈肩板、手臂固定架、体板、乳腺专用固定架、盆腔专用固定架及全身固定系统等。

（一）材料和组成

大部分体位固定架的材料由对射线吸收少的碳纤维制成,也可由亚克力材质制成。具有磁共振功能的放射治疗设备,其使用的体位固定架材质为凯夫拉纤维或玻璃纤维。

（二）应用

不同型号的底板、体架均可联合相应的热塑膜、真空负压垫、发泡胶、热软化塑形垫、水活化塑形垫等一起对患者的体位进行固定。有些则可单独使用，如乳腺专用固定架、手臂固定架、盆腔专用固定架等。

（三）工作机制

1. 头部固定架　用于单纯的头部固定，可结合通用型头枕或个体化头枕，配合面部热塑膜对患者头部进行固定。头部固定架按功能可分为平板式底板和可调式底板，其中可调式底板可以根据治疗需要选择性调节患者头部的抬高角度；按体位可分为仰卧式、俯卧式、侧卧式底板，俯卧式有船型架和网膜式，承受重力面的网膜厚度达 4.8~5mm；按材质可分为碳纤维、亚克力、凯夫拉纤维和玻璃纤维固定架。

2. 头颈肩板　用于患者头部、颈部、肩部至胸部上的一体化固定，可适配通用型头枕、真空负压垫、发泡胶、热软化塑形垫及水活化塑形垫，联合头颈肩热塑膜使用。头颈肩板多为仰卧平板式固定架，也可增配头部调节架，用于俯卧位时对头部进行适当角度的调整。

3. 手臂固定架　用于胸腹部放射治疗患者手臂上举时的辅助支撑和固定，有翼形板和单纯的手臂支撑架。翼形板通常需联合真空负压垫或发泡胶一起使用。单纯的手臂支撑架可根据患者手臂功能情况适当调节上举高度。

4. 乳腺专用固定架　是为乳腺癌患者放射治疗专门设计的固定架，由底板和可调节支撑架构成，底板抬高后用支撑架给予支撑，使底板与床面形成一个楔形角度。乳腺专用固定架按体位分为仰卧位和俯卧位两种固定方式。

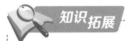

乳腺癌的放射治疗体位

乳腺癌改良根治术的患者，因患侧乳腺、胸小肌、胸大肌筋膜及周围脂肪组织切除，腋下淋巴结清扫后，导致患侧手臂上举受限，不能向后翻转弯曲，而乳腺癌的放射治疗体位需手臂尽量上举，充分暴露胸壁。乳腺专用固定架能够给予患者上臂足够的支撑，保证患者在治疗过程中体位的重复性和稳定性。

仰卧位乳腺专用固定架的舒适度相对较高，临床上应用较普遍。底板上半部分可以单独抬高，与床面形成不同的楔形角度，来纠正患者胸壁的斜度，替代在二维和三维的放射治疗中切线野照射需转动光栏角度的目的，同时也有利于锁骨上野、乳内野等相邻射野的衔接。仰卧位乳腺专用固定架在手臂固定部分设有多环节支撑固定，包括臂部、腕部及手部，能很好的根据患者术后手臂上举功能恢复情况进行多角度的调节。固定架的两侧分别设有标尺，下半部分设有臀垫或膝垫，可防止患者身体在治疗过程中的下滑，保证患者每次躺在固定架上的位置一致，从而保证患者每次治疗体位的重复性和稳定性。

俯卧位乳腺专用固定架相较于仰卧位舒适度、重复性较差，适用于乳腺较大且较松弛的患者，能更好地减少肺的受照体积。实际临床应用中也会用于其他一些特殊体位的患者。部分固定架可联合真空负压垫、发泡胶及面膜、胸膜使用。

5. 盆腔专用固定架　通常用于直肠癌、妇科肿瘤及其他需行盆腔区域放射治疗的患者体位固定，分为一体式和分体式两种。无论哪种固定架，其共同点是对盆腔相应部位的体架进行镂空设计。患者俯卧于固定架上，下腹部置于镂空处，在重力和腹压的共同作用下使小肠自然向前下坠，从而减少小肠的受照体积，提高靶区的剂量。可联合相应型号的体膜使用，增加体位固定中的稳定性和重复性。

6. 一体式多功能固定架　集所有固定架的常用功能于一体，根据放射治疗部位、射线入射角度及患者身体健康状况的不同，进行选择性的个体化组合。除用于胸部体位固定外，还可用于头颈部、腹盆腔（仰、俯卧位均可）、乳腺等部位的固定。

7. 组合式全身定位固定系统　是将多种固定功能的产品整合在一起，实现个体化搭配的固定系统。除了具有各体位的固定功能外,还具有限制患者的呼吸及在患者治疗体位固定不变的状态下高效转移患者的功能。它常用于体部立体定向放射治疗、螺旋断层放射治疗等。

（四）特点

1. 材质　大部分体位固定架的材料为碳纤维,无论哪一种底板、体架的材质选择,都必须遵循以影响射线吸收最小化为原则。具有磁共振功能的放射治疗设备所用的固定架则要选择凯夫拉纤维或玻璃纤维,配件材料不能使用普通金属,而要选用适配磁共振设备的材质,如钛、铜一类的合金钢材。

2. 设计　制作工艺在保证体位固定的重复性和稳定性的同时,尽量减少照射部位底板、体架对射线的遮挡,通常采取开孔、网格的设计。

3. 临床应用　操作简单快速,轻便,耐用,易清洁,所有底板、体架均可通过适配条与治疗床床面固定。

图片:各种体位固定架

七、头枕

头枕在临床上通常分为通用型和个体化制作两种类型。通用型头枕按材质可分为聚碳酸酯(polycarbonate,PC)和聚氨酯,根据患者体位需要有 A、B、C、D、E、F 等型号可供选择(图 2-4)。对于一些特殊体位要求的患者,可采用适形度更好的个体化头枕,如使用真空负压垫、发泡胶、热软化塑形垫等塑形。聚氨酯头枕过度使用易导致变形,造成摆位误差,临床工作中应注意避免过度使用。

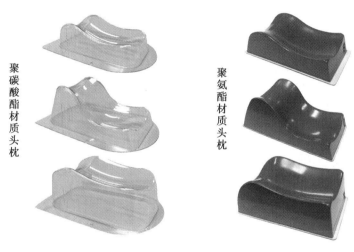

聚碳酸酯材质头枕　　聚氨酯材质头枕

图 2-4　不同材质的头枕

（许青）

第三节　头颈部肿瘤放射治疗的体位固定

放射治疗在头颈部肿瘤的治疗中占有重要地位,如鼻咽、口咽、鼻腔-鼻窦、腮腺、扁桃体、喉、舌及脑等部位的肿瘤都可接受放射治疗。其中,治疗鼻咽癌、口咽癌、声门型喉癌等肿瘤,首选为放射治疗。由于头颈部解剖结构复杂,涉及重要器官较多,如脑干、脊髓、视神经、腮腺等,因此体位固定的准确性、重复性显得尤为重要。

一、患者放射治疗体位和固定方式的选择

（一）放射治疗体位的选择

根据人体生理特点和治疗技术的要求,头颈部肿瘤放射治疗通常采用仰卧位、俯卧位、侧卧位或其他体位。

1. 仰卧位　无论是二维等中心治疗,还是三维适形、调强适形、立体定向等技术,除特殊情况外都可采用仰卧位。根据靶区解剖结构和临床布野设计要求,对于不同病种的体位,需要做针对性的微调。如鼻咽癌治疗,在二维等中心治疗技术中,由于面颈联合野铅挡技术的局限性,患者下颌需适当

内收;而在三维治疗技术中,患者下颌需稍微做上仰,使腮腺适当远离颈部淋巴结区,便于物理师的计划设计,有利于降低腮腺剂量,获得更好的剂量分布。如喉癌治疗,在二维等中心治疗技术中,采用一对水平小野照射,要求患者下颌尽量上仰;在三维治疗技术可以满足局部剂量要求的情况下,考虑到患者的舒适度,下颌上仰可不做太高要求。如垂体瘤三野等中心治疗时,需采用患者下颌内收的仰卧位,通常采用头部固定架或楔形固定板抬高患者头部 20°~30°,以眉弓结节与外耳孔连线垂直于床面为基准,既保证前野照射时不会伤及眼球,又可降低脑干的受照剂量;而在三维治疗技术时可用非共面治疗技术或调强技术来替代患者头部抬高。

2. 俯卧位　全中枢系统中的全脑全脊髓照射,以及特殊情况下不能仰卧的患者可以采用俯卧位。

3. 侧卧位　在二维照射技术中采用较多,如中耳癌两野交角照射、淋巴区补充照射及皮肤癌电子线的照射。

4. 其他体位　在特殊情况下,可根据患者的实际情况进行个体化体位设计,如特殊部位皮肤癌电子线治疗时可采用坐位或斜卧位。

（二）体位固定方式的选择

头颈部肿瘤放射治疗使用的体位辅助固定设备,通常有头部固定架、头颈肩板,以及相对应的多种规格类型的头枕和热塑膜等。头枕的选择可根据患者体位需要,选取通用型或进行个体化制作。热塑膜根据固定部位的不同,可以分为面膜、颈肩膜、头颈肩膜等。

1. 头部固定架联合热塑膜　分为仰卧位和俯卧位两种固定架联合相应的热塑膜配合使用。它适用于不涉及颈部淋巴区照射的头面部肿瘤,如脑瘤、脑转移瘤等。

2. 头颈肩板联合热塑膜　头颈部肿瘤放射治疗中,靶区范围除了原发灶外,可能还需包括颈部淋巴引流区,由于照射范围较广,可选用头颈肩板联合热塑膜固定,如鼻咽癌、喉癌及单纯颈部淋巴结的照射等。它相较于头部固定架固定范围更广,也可用于上胸部照射或仅限头部照射的患者。

3. 其他　二维源皮距照射技术中,头颈部淋巴结切线野照射,用楔形固定板或头枕固定。颈部电子线照射用真空负压垫塑形固定。

二、体位固定的实施

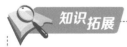

（一）头部固定架联合热塑膜固定的实施

【患者准备】

制作面膜前,建议患者将头发做适当处理,可剪短打薄;嘱患者取下耳环、项链、眼镜等饰物以及活动的义齿,脱去外套,充分暴露颈部;避免衣物过厚导致患者不适,造成治疗中的摆位误差。

【实施步骤】

1. 将头部固定架置于模拟定位机的床上或其他硬质平面床板上,配合适配条固定于床面上或通过激光灯调整固定架,使其与床面的纵轴保持一致。

2. 帮助患者坐正后,仰卧于头部固定架上;观察患者的颈部与头枕的适形度,固定架角度可以根据临床需要进行调节;选择合适型号的头枕,一般要求患者枕部和颈部与头枕吻合,尽量不要留有空隙。双臂置于体侧,两肩放松。

3. 利用激光灯微调患者体位,使其体中线与床的纵轴一致。如在 X 射线模拟定位机下制作,则可在透视下观察两侧眼眶是否对称,以及鼻中隔、颈、胸椎是否在同一纵轴线上,如果有偏差,应做适当调整。

4. 将热塑面膜放入 68~72℃ 的恒温水箱（或电烤箱）内软化，当热塑面膜软化至透明且柔软时取出，用干净的毛巾吸去表面水分。放射治疗技师手背试温后，站在患者头顶方向迅速置于患者头面部，面膜的中心对准患者头部中线，双手均匀用力由患者的下颌处向头顶方向拉伸，使膜的边框与底座吻合，按下锁扣或卡条；然后用双手反复轻按面膜塑形，使面膜与患者的前额、眉弓、鼻梁、下颌、外耳道孔等部位的体表形状完全吻合，尽量不留空隙，等待热塑膜充分冷却完成塑形。

5. 塑形过程中可用冷毛巾或冰块帮助加快热塑膜冷却，待完成后，在面膜上标识患者的姓名、院号、制作日期及头枕型号等相关信息（图 2-5）。

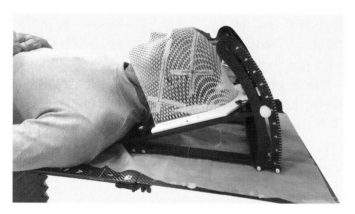

图 2-5　头部固定架联合热塑膜固定

（二）头颈肩板联合热塑膜固定的实施

【患者准备】

嘱患者在塑形过程中身体不能随意扭动，身心放松、自然呼吸；告知患者制模时皮肤会有些温热感，不会对其造成伤害，且持续时间较短，塑形过程中会有紧迫感，但不会影响其正常呼吸；建议患者在头颈肩膜制作前将头发剪短打薄，并让患者取下耳环、项链、眼镜等饰物以及活动的义齿，脱去上衣，充分暴露所需固定的部位。

【实施步骤】

1. 面膜制作前将头颈肩板通过适配条固定于模拟定位机的床上或其他硬质平面床板上。

2. 嘱患者先坐在治疗床正中，放射治疗技师双手扶患者肩部和后脑部让其慢慢躺下，稍微调整体位，通过观察患者的颈部与头枕的适形度选择合适型号的头枕，一般要求患者后脑和颈部与头枕形状吻合。

3. 通过激光线调整患者的头部和肩部，使患者的身体纵轴与激光线一致，有条件的可在 X 射线模拟定位机透视下，观察眼眶的对称性，以及鼻中隔和颈、胸椎棘突是否在一直线。

4. 将头颈肩膜放入恒温水箱（或电烤箱）中，当膜透明软化后取出，用干毛巾吸去表面水分后开始塑形。

5. 放射治疗技师站在患者的头顶方向，头颈肩膜的中心对准患者头部中线，双手均匀用力向患者两侧及后下方拉伸，使膜的边框与底座吻合，对准插孔按下锁扣或卡条固定，然后用手反复轻按头颈肩膜，使膜与患者头面部及颈肩部相吻合，特别注意前额、眉弓、鼻梁、下颌、肩等部位轮廓的塑形。待基本塑形后，将面膜取下 5s 后再次给患者戴上，这样可让空气进入面膜，加速热塑膜与患者皮肤之间、边框与底板之间的热塑膜冷却。

6. 等待足够时间后，取下塑形完毕的面膜待用或进行模拟定位。对塑形完毕的模具标识患者的姓名、院号、制作日期及头枕型号等相关信息。

（三）头颈肩板、真空负压垫、热塑膜联合固定的实施

因为个体差异较大，通用型头枕不能完全满足所有患者的临床需要，所以可采用个体化的真空负压垫替代通用型头枕，能较好地克服通用型头枕固定范围小的不足，提高患者颈胸部的摆

位重复性。

【患者准备】

模具制作前,让患者将头发剪短打薄;告知患者热塑膜塑形过程中会有短暂的温热感、压迫感,但都不会对患者造成伤害;让患者取下耳环、项链、眼镜等饰物以及活动的义齿,脱去上衣,充分暴露所需固定的部位。

【实施步骤】

1. 头颈肩板通过适配条固定于模拟定位机的床面上,或者利用激光线将头颈肩板置于硬质平面床板的中间。真空负压垫通过配套的适配条固定在头颈肩板上,保证两者的相对位置固定。

2. 将真空负压垫的气阀门接口与气泵连接进行预抽气,使其达到便于初塑形的硬度。

3. 嘱患者先坐在治疗床正中。放射治疗技师双手扶患者肩部和后脑部让其慢慢躺到真空负压垫上,通过激光线微调患者的身体,使其身体的纵轴线与床的纵轴保持一致。

4. 如在 X 射线模拟定位机下制作,则可在透视下观察两侧眼眶是否对称,以及鼻中隔、颈、胸椎是否在同一纵轴线上,如果有偏差,应做适当调整。

5. 推挤真空负压垫内的低密度泡沫塑料粒子,对患者的头颈部及背部进行塑形,使真空垫与患者的头背部轮廓贴合。推挤时注意真空垫需避开头颈肩板上热塑膜固定的插孔。

6. 打开气泵开关对真空负压垫进行抽气,在真空的挤压下密封袋内的泡沫塑料粒子集结变硬,从而完成塑形。

7. 将头颈肩膜放入恒温水箱(或电烤箱)中,当膜透明软化后取出,用干毛巾吸去表面水分后开始塑形。

8. 放射治疗技师站在患者的头顶方向,头颈肩膜的中心对准患者头部中线,双手均匀用力向患者两侧及后下方拉伸,使膜的边框与底座吻合,对准插孔按下锁扣或卡条固定,然后双手反复轻按头颈肩膜,使膜与患者的头面部相吻合,特别注意前额、眉弓、鼻梁、下颌、肩等部位轮廓的塑形。待基本塑形后,将面膜取下 5s 后再次给患者戴上,这样可让空气进入面膜,加速热塑膜与患者皮肤之间、边框与底板之间的热塑膜冷却。

9. 等待足够时间后,取下塑形完毕的面膜和真空负压垫待用或进行模拟定位。对塑形完毕的真空负压垫和头颈肩膜需分别标识患者的姓名、院号、制作日期等相关信息。

10. 嘱患者妥善保管真空负压垫,避免受外力挤压以及锐器的划破导致真空负压垫的变形漏气(图 2-6)。

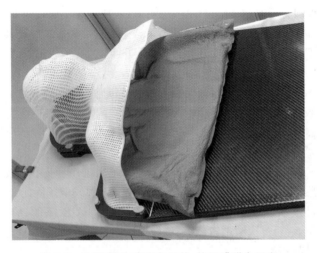

图 2-6 头颈肩板、真空负压垫、热塑膜联合固定

(四)头颈肩板、发泡胶、热塑膜联合固定的实施

个体化的发泡胶成型技术是对患者体表轮廓主动塑形的一个过程,有更好的适形度,也无漏气的现象,结构形状稳定,可根据临床需要进行局部修整,增加了头颈部肿瘤体位固定的精确度,提高工作效率。

【患者准备】

模具制作前,让患者将头发剪短打薄;告知患者发泡胶塑形过程中,随着时间的推移,皮肤热感会逐渐增加,并会持续一定时间,但不会对患者造成伤害;让患者取下耳环、项链、眼镜等饰物以及活动的义齿,脱去上衣,充分暴露所需固定的部位。

【实施步骤】

1. 头颈肩板通过适配条固定于模拟定位机的床面上,或者利用激光线将头颈肩板置于硬质平面床板的中间。

2. 在头颈肩板上安装与发泡胶配套的适配条,把特制的头颈部有机玻璃塑形框架固定在头颈肩板上,框架可更有效地帮助发泡胶的发泡塑形。

3. 将防水布袋平铺于框架内,嘱患者坐在治疗床正中,放射治疗技师协助患者平躺于防水布袋上,确定其位置处于要求的治疗体位后再坐起。为使人体背部与头颈肩板之间有足够的发泡空间,在防水布袋内靠近患者的背部和枕部处,需预先放置具有一定厚度的泡沫塑料块。

4. 把 B 瓶的溶液倒入 A 瓶,将 A、B 两瓶的化学物质充分混合 5 ~ 10s 后,快速均匀倒入防水布袋内,隔着布袋将混合液迅速抹平,使其布满整个布袋,头颈部位的混合液可适当多预留一些。

5. 待发泡胶发泡、膨胀开始后,协助患者再次躺下,发泡胶会主动根据患者的体表轮廓充分包裹、填塞、自然塑形。

6. 待塑形完成后,将有机玻璃塑形框架取走,用裁剪刀把多余的发泡胶边缘修整成型。

7. 最后制作头颈肩膜。步骤同头颈肩板、热塑膜联合固定实施的制作步骤。

8. 对塑形完毕的面膜和发泡胶分别标识患者的姓名、院号、制作日期等相关信息。

（五）头颈肩板、热软化塑形垫、热塑膜联合固定的实施

【患者准备】

模具制作前,让患者将头发剪短打薄;告知患者热软化塑形垫在制作过程中,皮肤会有热感,但会随时间的推移逐渐下降,不必紧张;让患者取下耳环、项链、眼镜等饰物以及活动的义齿,脱去上衣,充分暴露需要固定的部位。

【实施步骤】

1. 头颈肩板通过适配条固定于模拟定位机的床面上,或者利用激光线将头颈肩板置于硬质平面床板的中间。

2. 在头颈肩板上装上与热软化塑形垫配套的适配条,选择合适的通用型头枕固定于头颈肩板上。

3. 协助患者平躺于头颈肩板上,使其头部与头枕的位置相吻合。

4. 根据临床需求选择合适型号的热软化塑形垫,放入 70 ~ 80℃ 的电烤箱内加热 10 ~ 15min 即可软化。

5. 抬高患者的颈背部,将充分软化后的热软化塑形垫放入,患者躺回塑形垫上。

6. 不断推挤塑形垫内的可发性聚苯乙烯发泡粒子,使其充分填充患者的颈背部间隙,等待冷却塑形。冷却过程中可借助辅助固定带帮助持续塑形。

7. 待热软化塑形垫充分冷却塑形后,去除辅助固定带,如需对塑形垫进行小范围调整,则可以用热风枪进行局部加热,软化后重新塑形。

8. 进行头颈肩膜制作。头颈肩膜的制作步骤同头颈肩板、热塑膜联合固定实施的制作步骤。

9. 对塑形完毕的面膜和热软化塑形垫分别标识患者的姓名、院号、制作日期等相关信息。

（六）头颈肩板、水活化塑形垫、热塑膜联合固定的实施

【患者准备】

模具制作前,让患者将头发剪短打薄;告知患者热塑膜塑形过程中会有短暂的温热感、压迫感,但都不会对患者造成伤害;让患者取下耳环、项链、眼镜等饰物以及活动的义齿,脱去上衣,充分暴露所需固定的部位。

【实施步骤】

1. 头颈肩板通过适配条固定于模拟定位机的床面上,或者利用激光线将头颈肩板置于硬质平面床板的中间。在头颈肩板上安装与水活化塑形垫配套的头枕和适配条。

视频:头颈肩板、发泡胶、热塑膜联合固定的实施

2. 协助患者平躺于头颈肩板上,使头部和配套头枕相吻合。

3. 根据临床需求选择合适型号的水活化塑形垫,取出塑形垫,将压力喷水壶的出水口紧贴塑形垫,均匀喷入常温水,揉捻塑形垫使水分子与湿敏树脂包裹的聚苯乙烯颗粒充分接触。

4. 将水活化塑形垫放置在硬质的平板上,摊平并延展,直至布料没有任何褶皱,然后将塑形垫置于患者头颈肩部开始塑形;期间需要不断推挤塑形垫内的聚苯乙烯颗粒,承托并向上包裹在患者头颈部两侧,推挤的同时需要确保患者的头颈部居中,尽可能紧贴体表,不干扰热塑膜的固定。

5. 等待塑形垫内被水激活的聚苯乙烯颗粒变硬定型,再进行头颈肩膜的制作。头颈肩膜的制作步骤同头颈肩板、热塑膜联合固定实施的制作步骤。

6. 对塑形完成的面膜和水活化塑形垫分别标识患者的姓名、院号、制作日期等相关信息。

（七）俯卧位头部固定架联合热塑膜固定的实施

【患者准备】

制作面膜前,建议患者将头发做适当处理,可剪短打薄;嘱患者取下耳环、项链、眼镜等饰物以及活动的义齿,脱去外套,充分暴露颈部;避免衣物过厚导致体位固定过程中患者不适。

【实施步骤】

1. 将俯卧位头部固定架置于模拟定位机的床上或其他硬质平面床板上,通过适配条固定于床面上或利用激光调整固定架,使其与床面的纵轴保持一致。

2. 协助患者俯卧于头部固定架上,双侧手臂自然置于体侧,肩部放松,利用激光线调整患者纵轴与床面纵轴保持一致。

3. 调节固定架上额部和下颌部支撑的距离,使患者头部得到稳定支撑。根据临床需要和患者的生理曲线,调节固定架的角度。

4. 为增加体位固定的舒适性和稳定性,患者体部可以使用真空负压垫或发泡胶支撑固定。

5. 头部给予热塑膜固定,制作时从患者的颈部往头顶方向开始拉伸,使膜的边框与底座吻合,按下锁扣固定。注意耳郭、外耳道孔的塑形,热塑膜下缘略微向外翻转,以免固定时造成患者后颈部的不适。

6. 对制作完成的面膜、真空负压垫或发泡胶分别标识患者的姓名、院号、制作日期等相关信息(图2-7)。

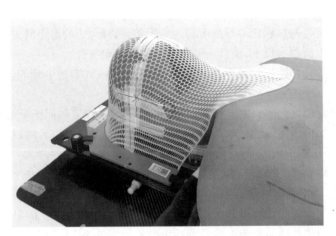

图 2-7　俯卧位头部固定架联合热塑膜固定

三、注意事项

1. 头颈部肿瘤放射治疗体位固定的过程中,需要患者的密切配合,因此在体位固定实施前要对患者进行充分的宣教工作,以获得患者的主动配合。

2. 根据不同厂家、型号、批次不同,热塑膜软化的温度要做适当微调。温度过低或软化时间不足,会影响热塑膜的拉伸,使得塑形后的面膜厚度不均,影响固定效果。温度过高或软化时间过长,会影响热塑膜的回缩,无法进行塑形。温度的控制对热软化塑形垫塑形效果同样也有着不可忽视的影响。

3. 热塑膜的拉膜次数是有限的,不能无限次使用,以免回缩不够影响固定的效果。

4. 制作头颈肩膜时,轻按肩部并提醒患者自然呼吸,不要耸肩,避免以后治疗过程中因肩部放松,导致与面膜之间的间隙过大,无法达到有效的固定。颈部轮廓塑形时,应注意按压力度,避免塑形过紧导致患者的呼吸困难。外耳道孔塑形时,应注意不要按压太深,避免使用过程中造成患者不适。

5. 患者有鼻饲管或者引流管的,在面膜制作过程中,也要把相应的轮廓塑形出来。有气管切开、皮肤破溃和幽闭恐惧症等特殊情况的,在不影响固定效果的前提下,对面膜可进行适当开孔。

6. 嘱患者在等待放射治疗期间,避免过量饮食引起体重增加而导致面膜过紧,影响正常使用。

7. 塑形完成的面膜需妥善保管,不能置于高温环境,以免面膜受热后产生形变,影响体位固定的准确性。

(陆维　许青)

第四节　胸部肿瘤放射治疗的体位固定

放射治疗在胸部恶性肿瘤中作为有效、安全的治疗手段之一,对于肺癌、肺转移瘤、纵隔肿瘤、胸壁和胸膜肿瘤、食管癌、贲门癌等都具有一定疗效。

一、患者放射治疗体位及固定方式的选择

（一）放射治疗体位的选择

胸部放射治疗的体位通常有两种,即仰卧位和俯卧位。

1. 仰卧位　根据患者手臂功能情况及照射范围,可采用仰卧位双臂置于体侧或仰卧位双臂上举的体位。仰卧位双臂置于体侧的体位适用于上胸段及颈部肿瘤患者的放射治疗,即布野范围仅局限于颈部淋巴区域、胸部联合锁骨上区,以及一些手臂功能不佳无法上举的患者。仰卧位双臂上举的体位适合局限于胸部照射的患者,手臂上举可更方便布野,避免手臂不必要的受照。

2. 俯卧位　相对于仰卧位在舒适度、稳定性及重复性方面都比较差,多用于食管癌源皮距三野交叉照射以及其他二维治疗技术,现在很少采用,除一些特殊情况,如无法采取仰卧位或设野有特殊要求的患者。

（二）体位固定方式的选择

1. 仰卧位　双臂置于体侧的固定方式真空负压垫、发泡胶、热软化塑形垫可联合头颈肩板、热塑膜做个体化固定,或者可单独使用。

2. 仰卧位　双臂上举的固定方式真空负压垫、发泡胶、体板联合热塑膜,同样可单独使用或联合使用。

二、体位固定的实施

（一）单独使用真空负压垫固定的实施

【患者准备】

嘱患者摘下项链、耳环等饰物,取下皮带、钥匙等易割破负压垫的物件;脱去上衣,充分暴露所需固定的部位。原则上真空负压垫固定的范围内不宜有衣物等。

【实施步骤】

1. 将已检测合格的真空负压垫平铺于 CT 模拟定位机床面或其他硬质床面上,利用激光线使真空负压垫置于床面的中间,没有安装激光灯的则可通过目测来确定。

2. 将真空负压垫的气阀门接口与气泵连接进行预抽气,使其达到便于初塑形的硬度。

3. 帮助患者坐于已预抽气的真空负压垫上,坐的位置可根据患者的身高、固定部位及放射治疗技师的经验进行预估,坐正后再扶其慢慢躺下。

4. 通过激光线微调患者的身体,使其身体的纵轴线与床的纵轴保持一致。

5. 头枕可根据患者身体状况及固定部位的需求,直接予以负压垫塑形,也可结合合适的通用型头

枕一起使用。

6. 根据设野需求让患者双臂置于体侧，或者双手抱肘置于额头。

7. 将患者身体两侧的真空负压垫折叠，并向患者身体的空隙处轻轻推挤、填塞，使负压垫与患者的身体轮廓贴合。

8. 打开气泵开关对真空负压垫进行抽气完成塑形。

9. 塑形完成后，在真空负压垫上标记患者姓名、院号、制作日期等信息。

（二）单独使用发泡胶固定的实施

【患者准备】

告知患者发泡胶塑形过程中，随着时间的推移，皮肤热感会逐渐增加，并会持续一定时间，不会对患者造成伤害；嘱患者脱去上衣，摘下项链、耳环等饰物，取下皮带、钥匙等物品，充分暴露所需固定的部位。

【实施步骤】

1. 将需要放射治疗的人体部位的外轮廓模板置于模拟定位机或其他硬质平面床板上，并根据需要在外围设置挡板。

2. 在模板上平铺密封的适用于胸部固定的防水布袋，在患者背部的布袋内预置泡沫块利于发泡，布袋两侧可借助夹子固定在挡板两边。

3. 协助患者坐好后平躺于防水布袋上，微调其体位以达到固定的要求。

4. 让患者坐起保持原位不动。如固定部位偏下，或者固定面积偏大，患者已坐在防水布袋上，则记住大概位置后，协助患者往下坐以不压到防水布袋为佳。

5. 将 A、B 两种化学物质充分混合 5~10s 后，倒入防水布袋内，隔着布袋将混合液迅速抹平，使其布满整个布袋，等待发泡胶发泡、膨胀。

6. 发泡胶发泡膨胀后让患者躺回防水布袋上，并利用激光协助微调其体位，等待发泡胶继续膨胀，填充人体所需固定部位的间隙，完成主动塑形。

7. 待反应完全后，用裁纸刀对其修整，得到所需的聚氨酯泡沫模具。

8. 如果聚氨酯泡沫模具的两侧包裹患者身体太多，影响患者体表标记线时，则可对模具两侧进行适当切割，从而减少因模具对皮肤摩擦牵拉而造成的摆位误差。

9. 在制作完成的模具上标记患者姓名、院号、制作日期等相关信息。

（三）头颈肩板联合热塑膜固定的实施

【患者准备】

告知患者在塑形过程中放松身体，自然呼吸，制模时皮肤可能感到有些温热，但可以忍耐，且持续时间很短；告知患者塑形过程中会有些紧迫感，但不会影响正常呼吸；让患者脱去上衣，充分暴露所需固定的部位。

【实施步骤】

1. 头颈肩板置于模拟定位机的床上或其他硬质平面床板上，配合适配条固定于床上或通过激光灯调整头颈肩板的位置，使其与床面的纵轴保持一致。

2. 帮助患者坐正后仰卧于头颈肩板上，通过观察患者的颈部与头枕的适形度选择合适的头枕型号，双臂置于体侧，两肩放松，利用激光灯微调患者体位，使其体中线与床的纵轴一致。

3. 若在 X 射线模拟定位机下制作，则可在透视下调整患者体位，使其颈、胸、腰椎呈一条直线。

4. 将与底板适配的低温热塑膜放入 68~72℃ 热水中或电烤箱内软化，软化温度需根据膜的品牌和型号不同略做调整。待热塑膜软化至透明，用夹子将其取出后快速甩去并用毛巾吸去上面多余的水分，在操作人员的手背试温后，迅速置于患者头面部进行塑形。

5. 塑形通常由两名放射治疗技师共同配合完成，一名放射治疗技师先将头颈肩膜的下缘置于患者的胸部，由另一名放射治疗技师压住以防止向上滑动，然后向患者头部的后下方进行拉膜，使膜的边框与底座吻合，按下锁扣或卡条。若拉膜过程中患者头部有移动，可微调患者的头部，双手轻轻按压患者的额、鼻、唇、下颚、外耳道口及肩等部位的热塑膜，使膜与这些部位贴合，塑出外形。塑形过程中可用冷毛巾或冰块帮助加快热塑膜冷却塑形。

6. 待基本塑形后,将面膜取下5s后再次给患者戴上,这样可让空气进入面膜,加速热塑膜与患者皮肤之间、边框与底板之间的热塑膜冷却成型。

7. 等待足够时间后,取下塑形完成的面膜待用或进行模拟定位。对塑形完成的模具标识患者的姓名、院号、制作日期及头枕型号等相关信息。

（四）头颈肩板、真空负压垫（发泡胶、热软化塑形垫）、热塑膜联合固定的实施

【患者准备】

根据选择塑形垫的不同,需对患者分别告知。如果选择发泡胶固定的患者,应告知其在制作过程中,随着时间的推移,皮肤热感会逐渐增加,但不会对其造成伤害。而选择热软化塑形垫固定的患者,应告知其在制作过程中,皮肤热感会随时间的推移逐渐下降,不必紧张。

【实施步骤】

制作步骤及注意事项同头颈部肿瘤放射治疗的体位固定相关部分内容。

（五）体板、真空负压垫（或发泡胶）、体部热塑膜联合固定的实施

【患者准备】

嘱患者脱去上衣,若固定部位涉及盆腔部则需让患者只穿内裤,去除皮带、钥匙扣等物品;告知其真空负压垫、发泡胶和体部热塑膜在制作及使用过程中的注意事项。

【实施步骤】

1. 将体板置于模拟定位机的床上或其他硬质平面床板上,用适配条固定于床面上或通过激光灯调整体板,使其与床面的纵轴保持一致。

2. 选择合适的适配条将真空负压垫固定在体板上,或者在体板合适位置的外围设置挡板,将防水布袋平铺于外围挡板内,在患者背部的布袋内预置泡沫块利于发泡,布袋两侧可借助夹子固定在挡板两边。

3. 帮助患者坐正后仰卧于真空负压垫或防水布袋上,头部给予合适型号的头枕,或者直接用真空负压垫(或发泡胶)塑形。

4. 双臂上举给予臂部支撑或双手抱肘置于额头,两肩放松,膝部可给予固定垫支撑,有利于患者腰腹部放松。

5. 利用激光灯微调患者体位,使其体中线与床的纵轴一致。如在X射线模拟定位机下制作,可在透视下调整患者的颈、胸、腰椎呈一条直线。

6. 进行真空负压垫或发泡胶的制作。步骤同胸部肿瘤放射治疗的体位固定中单独使用真空负压垫固定的实施和单独使用发泡胶固定的实施步骤。

7. 塑形时注意真空垫或发泡胶不要遮挡体部热塑膜固定的插孔。

8. 将体部热塑膜放入恒温水箱或电烤箱内软化至透明,用夹子取出后用手握住两侧边框,甩去并用干毛巾吸去多余水分。手背试温后迅速将膜的中线置于患者的体中线,两名放射治疗技师分别持膜的两侧边框向患者身体的后方均匀用力按入体板的固定孔或卡槽内,锁上卡扣。

9. 等待足够时间后即塑形完成,期间可借助冷毛巾或冰块加速膜的冷却。

10. 记录臂部支撑、体膜固定孔位及膝部固定的各参数,分别在真空垫或发泡胶、体部热塑膜上标记患者相关信息。

11. 若直接进行模拟定位步骤,则需让患者坐起后再次躺下,检查并确保其身体与固定垫、热塑膜之间的吻合度。

（六）体板、热软化塑形垫、体部热塑膜联合固定的实施

【患者准备】

模具制作前,告知患者热软化塑形垫在制作过程中,皮肤会有热感,但会随时间的推移逐渐下降,不必紧张。取下项链、皮带、钥匙扣等物品。脱去上衣,若固定部位涉及盆腔部则需让患者只穿内裤,充分暴露所需固定的部位。

【实施步骤】

1. 体板通过适配条固定于模拟定位机的床面上,或者利用激光线将体板置于硬质平面床板的中间。

0205

视频:体板、真空负压垫、体部热塑膜联合固定的实施

笔记

25

2. 在体板上安装与热软化塑形垫配套的适配条,选择合适的头枕,协助患者平躺于体板上,使其头部与头枕的位置相吻合,然后让患者重新坐起。

3. 根据临床需求选择体部合适型号的热软化塑形垫,放入电烤箱内软化。

4. 将充分软化后的热软化塑形垫放置于需固定的体部位置,让患者躺回塑形垫上。

5. 不断推挤塑形垫内的可发性聚苯乙烯发泡粒子,使其充分填充患者的肩背部间隙,等待冷却塑形。冷却过程中可借助辅助固定带帮助持续塑形。

6. 待热软化塑形垫充分冷却塑形后,去除辅助固定带,如需对塑形垫进行小范围调整,则可以用热风枪进行局部加热软化后重新塑形。

7. 进行体部热塑膜的制作。步骤同体板、真空负压垫(或发泡胶)、体部热塑膜联合固定的实施制作步骤。

8. 对塑形完成的体部热塑膜和热软化塑形垫分别标识患者的姓名、院号、制作日期等相关信息。

(七)体部固定架的固定实施

1. 单独使用胸部放射治疗中,对于一些身体状况及自控力较好的患者,体部固定架通常会被作为通用型支架单独使用,仅用于帮助支撑患者的手臂,身体其他部位并不做固定要求,或者可在膝部加膝垫增加舒适度。

2. 联合使用,在体部固定的基础上联合真空负压垫、发泡胶、热塑膜分别对患者的手臂、体部进行固定。如翼形板、体板、一体化多功能固定架联合真空负压垫、发泡胶及热塑膜等使用(图 2-8)。

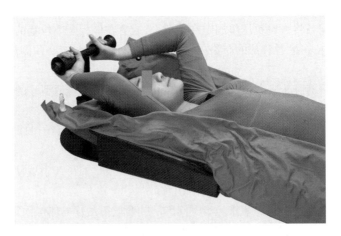

图 2-8 翼形板联合真空负压垫固定

三、注意事项

患者仰卧双手抱肘置于额头时,需记录左右手的上下位置。臂部支撑调节要充分考虑患者手臂功能的承受度及治疗机的执行度。手臂功能不佳者,上举太勉强会影响摆位的重复性和治疗中的稳定性。若手臂外展幅度太大或上举不够,在偏中心治疗时易导致患者手臂与机架的碰撞。配合体部热塑膜固定的真空负压垫或发泡胶的制作时,最好能适当减小尺寸,因为固定垫两侧太高会对患者皮肤造成牵拉,也会给放射治疗技师在摆位时调整患者体位带来不便。体部发泡胶制作时相较于头颈肩部,由于面积大,用于发泡胶制作的化学溶液需要量就大,因此体感温度持续的时间更长,应与患者做好沟通。

(许青)

第五节 腹、盆腔部肿瘤放射治疗的体位固定

腹、盆腔部肿瘤放射治疗主要应用于肝癌,胃癌,宫颈癌,前列腺癌,直肠癌及腹、盆腔部的一些软组织瘤。在放射治疗过程中有很多因素会影响其精确性,如摆位的误差、体位固定的不恰当、患者的呼吸运动、膀胱充盈度、皮肤松弛牵拉、精神紧张程度等,这些都对实施高精度放射治疗、提高肿瘤控制率会产生不可忽视的影响。因此,选择一种理想的固定技术,保证患者在放射治疗过程中体位的重

复性十分重要。

一、患者放射治疗体位及固定方式的选择

由于人体躯干近似一个长长的圆柱体,在放射治疗过程中患者体位容易发生六维方向上的旋转、扭曲,如患者头脚方向的倾斜、左右方向的旋转。另外腹、盆腔部的脂肪含量、皮肤松弛度、呼吸幅度这些因素也会影响到放射治疗的精确性,因此要因人而异、综合考虑,实现个体化、多元化的体位及固定方式。

（一）放射治疗体位的选择

腹、盆腔部肿瘤放射治疗的体位通常有仰卧位和俯卧位两种。

1. 仰卧位　患者仰卧并给予合适头枕,根据靶区照射范围可选择双臂置于胸前或双臂上举。

（1）双臂置于胸前:双手交叉置于胸前,适用于靶区范围仅局限于盆腔的肿瘤患者,如直肠癌、前列腺癌等。舒适度好,通常作为腹、盆腔部肿瘤体位固定的首选。

（2）双臂上举:双臂抱肘置于额头或双臂置于手臂固定架上,可更方便布野,避免双臂不必要的受照,适用于腹腔肿瘤及盆腔部肿瘤靶区范围涉及腹腔淋巴引流区的患者,如胃癌、肝癌、宫颈癌伴腹主动脉旁淋巴结等。

2. 俯卧位　多用于盆腔部肿瘤,如直肠癌、宫颈癌等。俯卧位能更好地减少周围正常组织的受量,满足临床靶区剂量的分布要求,以及患者自身的一些特殊情况和设备的局限性。但在舒适度、稳定性及重复性方面比仰卧位差。

（二）体位固定方式的选择

1. 仰卧位时的体位固定方式　通常有真空负压垫、发泡胶、热软化塑形垫、手臂固定架、体板、一体式多功能固定架等。

2. 俯卧位时的体位固定方式　通常有盆腔专用固定架、真空负压垫、发泡胶、热软化塑形垫等。

二、体位固定的实施

（一）单独使用真空负压垫固定的实施

在盆腔肿瘤的放射治疗中,除了对照射部位进行真空负压垫固定外,还可通过仅对双下肢的单独固定来达到固定效果,以此减少患者双下肢内旋、外展引起的误差(图 2-9)。

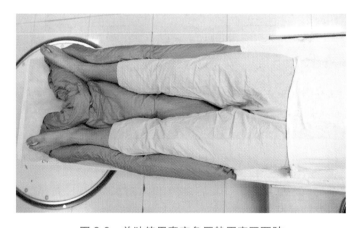

图 2-9　单独使用真空负压垫固定双下肢

【患者准备】

告知患者放射治疗过程中的相关注意事项。嘱患者去除皮带、钥匙扣等物品,脱去外衣外裤,保留内衣内裤或仅穿一条紧身薄裤,充分暴露肿瘤照射部位。根据临床需要做会阴部备皮准备工作。

【实施步骤】

1. 将已检测合格的真空负压垫平铺于模拟定位机床面或其他硬质床面上,利用激光线使真空负压垫置于床面的中间,没有安装激光灯的则可通过目测来确定。

2. 将真空负压垫的气阀门接口与气泵连接进行预抽气,使其达到便于初塑形的硬度。

3. 协助患者坐于已预抽气的真空负压垫上,坐的位置可根据患者的身高、固定部位及放射治疗技师的经验进行预估,坐正后再扶其慢慢躺下,嘱患者自然放松仰卧或俯卧于真空垫内。

4. 仰卧位时可根据患者身体状况的需求,给予合适的头枕。根据布野需求让患者双臂置于胸前或双臂上举。俯卧位时则可让患者双臂交叉置于额下。

5. 根据病变范围通过激光线微调患者的身体,确保其身体的纵轴线要呈一条直线且与激光线平行。确保患者身体的左右两侧在同一水平面,避免一边高一边低而引起身体的左右旋转,尽量保证患者体位的正、直、平。

6. 预塑形　将患者身体两侧的真空负压垫折叠,并向患者身体的空隙处轻轻推挤、填塞,使负压垫与患者的身体轮廓贴合。若仅对双下肢进行固定,应先将双腿之间的真空负压垫堆积垫高,再分别将双下肢两侧的真空负压垫折叠。

7. 继续抽气,同时对真空负压垫局部进行按压、修整塑形,等待其变硬完成塑形。

8. 在真空负压垫上标记患者姓名、院号、制作日期等相关信息。

(二) 单独使用发泡胶固定的实施

【患者准备】

单独使用发泡胶固定与单独使用真空负压垫固定具有相同的目的和效果,患者的宣教及准备工作相同,告知患者发泡胶在制作及使用过程中的注意事项。

【实施步骤】

1. 将腹、盆腔需照射部位的外轮廓模板及挡板置于模拟定位机或其他硬质平面床板上,并平铺上配套规格的防水布袋,在患者背部的布袋内预置泡沫块利于发泡,布袋两侧可借助夹子固定在挡板两边。

2. 协助患者平躺并确保需要固定的部位在防水布袋上,头部给予合适的头枕,微调患者体位以达到固定的要求(图 2-10);记住大概位置后让患者离开防水布袋。

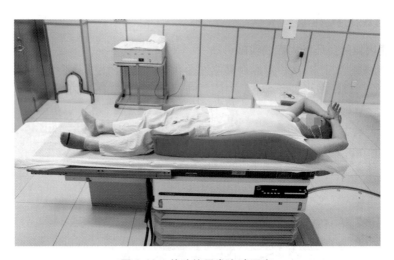

图 2-10　单独使用发泡胶固定

3. 将 A、B 两种化学物质充分混合 5~10s 后,均匀倒入防水布袋内,隔着布袋将混合液迅速抹平,使其布满整个布袋,等待发泡胶发泡、膨胀。

4. 发泡胶发泡膨胀后让患者躺回防水布袋上,并利用激光协助微调其体位,两腿间放置一长圆形物体,对两腿进行塑形。等待发泡胶继续膨胀,填充人体所需固定部位的间隙,完成主动塑形。

5. 待反应完全后,用裁纸刀对其修整,得到所需的聚氨酯泡沫模具。

6. 如果聚氨酯泡沫模具的两侧包裹患者身体太多,影响患者体表标记线时,则可对模具两侧进行适当切割。

7. 在制作完成的模具上标记患者的姓名、院号、制作日期等相关信息。

(三) 体板、真空负压垫 (或发泡胶)、体部热塑膜联合固定的实施

【患者准备】

告知患者预先做好膀胱憋尿训练,根据临床需要做会阴部备皮准备工作。嘱患者去除皮带、钥匙扣等物品,脱去外衣外裤,保留内衣内裤或仅穿一条紧身薄裤,充分暴露肿瘤照射部位。告知其真空负压垫、发泡胶和体部热塑膜在制作及使用过程中的注意事项。

【实施步骤】

1. 将体板置于模拟定位机的床上或其他硬质平面床板上,用适配条固定于床面上或通过激光灯调整体板,使其与床面的纵轴保持一致。

2. 选择合适的适配条将真空负压垫固定在体板上,或者在体板合适位置的外围设置挡板,将防水布袋平铺于外围挡板内。

3. 帮助患者坐正后仰卧于真空负压垫或防水布袋上,头部给予合适型号的头枕。

4. 双臂上举给予臂部支撑或双手抱肘置于额头,两肩放松,膝部可给予固定垫支撑,有利于患者腰腹部放松。

5. 利用激光灯微调患者体位,使其体中线与床的纵轴一致。如在 X 射线模拟定位机下制作,可在透视下调整患者的胸、腰、骶椎呈一条直线。

6. 真空负压垫及发泡胶的制作步骤同前,见腹、盆腔部肿瘤放射治疗的体位固定中单独使用真空负压垫和发泡胶固定的实施步骤。

7. 塑形时注意真空垫或发泡胶不要遮挡身体两侧及两腿间的体膜固定插孔。

8. 将体部热塑膜放入恒温水箱或电烤箱内软化至透明,用夹子取出后用手握住两侧边框,甩去并用干毛巾吸去多余水分。用手背试温后迅速将膜的中线置于患者的体中线,两名放射治疗技师分别持膜的两侧边框,向患者身体的后方均匀用力拉伸,按入身体两侧体板的固定孔或卡槽内,再扣上两腿间的卡扣。

9. 轻按热塑体膜塑形,等待足够时间,期间可借助冷毛巾或冰块加速膜的冷却。

10. 记录固定的各相关参数,分别对真空负压垫或发泡胶、体部热塑膜标记患者相关信息。

（四）体板、热软化塑形垫、体部热塑膜联合固定的实施

【患者准备】

使用热软化塑形垫替代真空负压垫联合体板、体部热塑膜固定的实施,患者的宣教及准备工作相同,告知患者热软化塑形垫在制作及使用过程中的注意事项。

【实施步骤】

1. 体板通过适配条固定于模拟定位机的床面上,或者利用激光线将体板置于硬质平面床板的中间。

2. 将加热后充分软化的热软化塑形垫,放置于已安装好适配条的体板上,选择合适的头枕,协助患者平躺于热软化塑形垫上。

3. 不断推挤塑形垫内的可发性聚苯乙烯发泡粒子,使其充分填充患者的腹盆部间隙,等待冷却塑形。冷却过程中可借助辅助固定带帮助持续塑形。

4. 待热软化塑形垫充分冷却塑形后,去除辅助固定带,如需对塑形垫进行小范围调整,则可以用热风枪进行局部加热软化后重新塑形。

5. 进行体部热塑膜制作。步骤同体板、真空负压垫(或发泡胶)、体部热塑膜联合固定的实施制作步骤。

6. 对塑形完成的体部热塑膜和热软化塑形垫分别标识患者的姓名、院号、制作日期等相关信息。

（五）盆腔专用固定架固定的实施

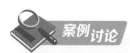

患者,男,56 岁,身高 179cm,体重 124kg,因"大便次数增多半年余"就诊。肛门指检:距肛门 60mm 处扪及肿块。在某院行结肠镜检查示:距肛门 60mm,全周不规则隆起;病理活检示腺癌。入另一医院后,病理会诊示腺癌;PET/CT:直肠癌伴肠周多发淋巴结转移;癌胚抗原（CEA）: 14.44ng/ml;糖类抗原 19-9（CA19-9）: 58.58U/ml;血红蛋白（Hb）: 141g/L。患者直肠癌分期 $T_3bN_2bM_0$,因此需行直肠癌术前新辅助放化疗。

患者行放射治疗:①完善放射治疗前准备,排除放射治疗禁忌证;②择期予以直肠癌术前放射治疗。

图片:体板、真空负压垫、体部热塑膜联合固定

问题：
1. 该患者放射治疗中应考虑选择怎样的体位？
2. 可采用哪些辅助固定方式？

盆腔专用固定架主要用于宫颈癌、直肠癌等盆腔肿瘤的体位固定。它分一体式和分体式两种，共同点是体架的腹盆腔部位有大小不同规格的镂空垫。患者取俯卧位，下腹部位于镂空处，有利于小肠自然下垂，减少其受照剂量。固定架可以单独使用，也可以配合体部热塑膜进行固定。

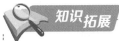

合适的体位及固定技术能保护正常组织

靶区剂量常受限于正常组织的受照体积，若能在放射治疗的体位固定中尽量避开正常组织，不但能减少其受照体积，还能使照射靶区获得更高的剂量分布，提高肿瘤的控制率。

盆腔肿瘤放射治疗会造成盆腔内危及器官的放射性损伤，严重影响患者的生存质量。由于盆腔专用固定架在腹部位置的镂空设计可使患者小肠充分下垂，因此可明显减少小肠和膀胱的受照体积，减少肠道和膀胱的毒副反应。

【患者准备】
嘱患者去除皮带、钥匙扣等物品，脱去外衣外裤，充分暴露肿瘤照射部位。
【实施步骤】
1. 盆腔专用固定架通过适配条固定于模拟定位机的床面上，根据患者体型选择合适规格的镂空垫。若为分体式固定架，则需根据患者身高调节固定架前后段距离。
2. 患者俯卧于盆腔专用固定架上，双手抱住固定架前端或手握固定杆，面部置于固定架前段的预留凹槽内，腹盆部位于固定架镂空处（图 2-11）。

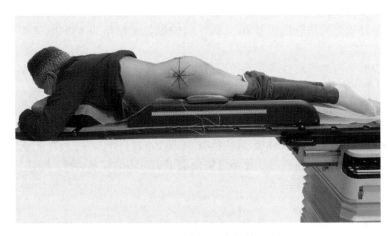

图 2-11　盆腔专用固定架的固定

3. 核对固定架两侧刻度，通过激光线调整患者体位，使其身体纵轴线与激光线成一直线。
4. 将体部热塑体膜放入恒温水箱或电烤箱内软化至透明，用夹子取出后双手握住两侧边框，甩去并用干毛巾吸去多余水分。用手背试温后迅速将膜的中线置于患者的体中线，两名放射治疗技师分别持膜的两侧边框，向患者身体的后方均匀用力拉伸，按入固定架的固定孔或卡槽内，再扣上两腿间的卡扣。
5. 轻按热塑体膜塑形，等待足够时间，期间可借助冷毛巾或冰块加速膜的冷却。
6. 记录固定架的各相关参数，对体部热塑膜标记患者相关信息。

三、注意事项

1. 实施体位固定前应充分暴露肿瘤靶区部位,并在整个治疗过程中始终保持一致。

2. 由于腹、盆腔部肿瘤患者解剖位置的特殊性,对于需要保持膀胱充盈度一致性的患者,做好宣教以及管理训练工作。对于直肠癌造瘘患者嘱其固定实施前将造瘘袋清理干净,若用盆腔专用固定架则需将造瘘袋置于固定架镂空处。

3. 真空负压垫、发泡胶、热软化塑形垫制作完成后应注意检查与适配条是否匹配。

4. 热塑体膜制作时尽量将体表轮廓和骨性标志如脐、外阴、肋弓、髂嵴等进行塑形,便于摆位过程中的体位重复。

5. 使用热塑体膜固定时,卡扣固定顺序每次都应保持一致,以减少其对患者身体牵拉造成的误差。

6. 双下肢真空负压垫的固定制作时,需将患者双足根部包裹完整,使真空负压垫对其形成良好的承托,避免患者双下肢的旋转造成误差。

7. 真空负压垫需妥善保存,避免重压变形及锐利物品刺破漏气。

(孟怡然 许青)

第六节 乳腺癌放射治疗的体位固定

乳腺癌是女性最常见的恶性肿瘤之一,男性偶见发病,发病机制与多种因素有关,如年龄、哺乳状况、家族遗传等。手术是乳腺癌治疗的首选,放射治疗作为乳腺癌主要治疗手段之一,应用于根治性放射治疗,术前、术后的辅助治疗,以及部分复发、转移患者的姑息治疗。其目的是降低局部和区域淋巴结的复发率,提高治愈率。

一、患者放射治疗体位及固定方式的选择

(一)放射治疗体位的选择

乳腺癌放射治疗的靶区包括乳腺、胸壁、腋窝、锁骨上及内乳淋巴结等部位,靶区部位比较表浅。由于乳腺的生理特性决定了其治疗表面高低不平,为了使乳腺及胸壁都能得到均匀的高剂量照射,同时降低心、肺的放射性损伤,在二维放射治疗技术中通常采用切线野和电子线照射,在三维放射治疗技术中通常采用三维适形和三维调强适形照射。

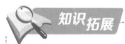

乳腺切线野的照射技术

成年女性乳腺位于体表,呈圆锥形,大小相似附着于两侧胸大肌筋膜上,一般位于第2~6前肋之间,内界为胸骨缘,外界至腋前线,后有肺、心脏与之相邻。若垂直照射容易造成肺、心脏的损伤,因此可通过机架角度将射野的后缘分别置于患者体中线、患侧腋前线或腋中线,射野前缘开放,用射线束将被照射的部位"切割"出来,此技术称为切线野照射技术。

乳腺癌放射治疗的体位需要满足以下条件:符合治疗的布野要求,考虑患者的手臂功能恢复状况,以及每次摆位时体位的重复性。它通常有仰卧位和俯卧位两种。

1. **仰卧位** 舒适度高,重复性好,能保持放射治疗过程中体位的稳定性,有利于减少正常组织的容积剂量。但是,仰卧位会使乳腺因重力而下垂,对于体积较大及组织结构较松弛的乳腺,因腺体坍塌于胸壁上,造成腺体及其后缘的皮肤重叠过多,导致照射面积、心肺受照体积过大(图2-12)。

2. **俯卧位** 通过特制的体架,使患侧乳腺在俯卧位下远离心、肺等重要脏器,可以更好地减少心、肺的受量(图2-13)。特别是乳腺体积较大的患者,在剂量学方面相比仰卧位更有优势。

3. **其他体位** 对于局部瘤床加量及手臂功能不佳的患者,给予胸壁电子线照射,能有效避免靶区后深部组织的照射。根据患者胸壁的平坦度,可采用仰卧位、侧卧位或斜卧位来确保照射范围水平。

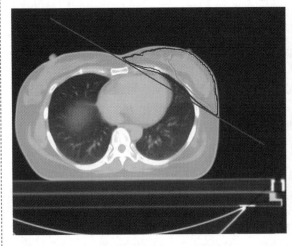 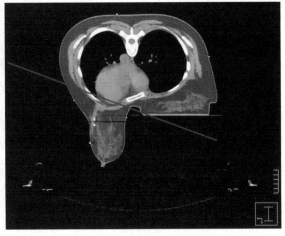

图 2-12 仰卧位乳腺切线野照射 　　　　　图 2-13 俯卧位乳腺切线野照射

锁骨上和内乳淋巴结区照射时,若患者同时接受光子线和电子线照射,体位应与光子线一致。

（二）体位固定方式的选择

根据放射治疗对体位的要求,通常需要借助体位的辅助装置,使患者维持更好的治疗体位。乳腺癌放射治疗时,一方面手臂需要以上举的方式进行固定,使得照射范围充分暴露;另一方面还可采用适当的固定技术,使患者在放射治疗过程中能保持体位的稳定性,从而保证每次治疗的重复性。乳腺癌放射治疗的体位固定装置选择有乳腺专用固定架(仰卧、俯卧)、一体式多功能固定架、手臂固定架、楔形固定板、真空负压垫、发泡胶等。

1. 仰卧位乳腺专用固定架　可以通过抬高固定架底板使之与床面形成一定的楔形角度,让患者胸骨上下轴呈水平位,与治疗床面平行,有利于相邻射野的衔接。可根据患者的胸廓形状和手臂功能分别调节乳腺专用固定架的高度、头枕位置、臂托的高度和外展角度、腕托的高度和角度,以及臀托或膝托的位置。大部分改良根治术患者因腋下淋巴结清扫,手臂功能受限,无法充分上举并长时间维持,仰卧位乳腺专用固定架能在满足手臂上举的同时还能矫正胸廓的斜度,但是在治疗过程中会因固定板的倾斜导致患者不自主的下滑,由此降低了体位的稳定性。

2. 俯卧位乳腺专用固定架　由底部固定板、可左右置换的乳托、设有口鼻凹槽的面部固定垫、腹盆腔垫以及双侧手握杆组成。底部固定板的胸部位置为左右镂空设计,可分别放置乳托,镂空范围可容纳乳腺组织。体位固定时,患侧乳腺组织自然悬垂于镂空处,健侧置于乳托内,适用于乳腺体积中等和较大或结构组织松弛的患者。相对于仰卧位,俯卧位较难长时间维持同一体位,影响稳定性和重复性。

3. 一体式多功能固定架　是集手臂、胸部和腹盆部固定为一体的多功能固定架,由头枕、高度和角度可调的臂托、腕托以及配合热塑膜使用的卡槽组成。在同时满足乳腺癌放射治疗中患者头部、臂部、腕部、体部固定的基础上,还可以配合使用热塑膜固定体位。但由于固定架高度不可调节,无法纠正患者胸壁的倾斜,故多用于乳腺癌的三维调强适形治疗。

4. 手臂固定架　分为手臂支撑架和翼形板,患者手臂上举时具有辅助支撑和固定作用。手臂支撑架仅对患者臂部、腕部进行支撑固定,臂托、腕托可做小范围调节,适用于手臂功能较好的乳腺癌患者。由于只对患者头部和双侧手臂进行固定,支撑架两侧无刻度标记,只能通过头枕的位置来确定患者与支撑架之间的相对位置,无法精确识别患者体位固定的位置。翼形板由于两侧无特定手臂固定装置且规格单一,只有头枕和手握杆固定,无法适用于各种体型的患者,因此需配合真空负压垫或发泡胶进行个体化固定。

5. 楔形固定板　在二维放射治疗时代应用较多,是具有单一楔形角度的木制固定架,高度无法调节,无手臂支撑装置,仅可适度纠正患者胸壁的倾斜,无法满足患者的个体化固定。在一定程度上可满足切线野的照射,减少心、肺的受照体积。随着放射治疗技术的发展和各种体位固定装置的层出不穷,已逐渐被替代。

6. 真空负压垫(或发泡胶)　在乳腺癌放射治疗中多用于电子线照射,以及手臂功能不佳的患者;也可联合楔形固定板、俯卧位乳腺专用固定架、一体式多功能固定架使用。现有设备、辅助固定装置不能满足照射技术的,也可采用。

二、体位固定的实施

【患者准备】

放射治疗前做好医患沟通,耐心向患者详细交代各注意事项;检查患者手臂功能状况,是否适合放射治疗体位固定的实施,选择合适的固定装置;嘱患者脱去照射部位的所有衣物,去除帽子、假发套、眼镜、项链、耳环等饰物。对于需要制作热塑膜、发泡胶的患者,应告知在塑形过程中一定时间内会有热感。

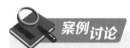

患者,女,51 岁,身高 160cm,体重 75kg。患者 1 月 3 日在某院查体:乳房钼靶检查示右乳钙化,乳腺影像报告和数据系统(breast imaging reporting and data system,BIRADS)4A;双侧乳腺增生性改变,左乳钙化,BIRADS 2;超声检查示右乳外上缘区见低回声,4mm×6mm;乳腺磁共振成像(magnetic resonance imaging,MRI)检查示右乳外上非肿块样强化区;结合钼靶钙化建议活检。患者 1 月 16 日行右乳肿块切除术。

术后,患者在另一家医院病理会诊示(右乳)符合导管原位癌(中高级别,伴坏死及钙化)。2 月 4 日患者行右乳腺癌保乳术(局部广切),术后未行化疗。拟收行放射治疗:①完善放射治疗前准备,排除放射治疗禁忌证;②择期予以右侧乳腺术后放射治疗。

问题:
1. 该患者放射治疗中应考虑选择怎样的体位?
2. 可采用哪些辅助固定方式?

【实施步骤】

（一）仰卧位乳腺专用固定架固定的实施

1. 固定架放置在治疗床面的稍偏患侧处,以免照射时外切野被治疗床或固定架底板部分遮挡。

2. 协助患者坐在臀托前,坐正躺下,调整头枕上下位置与患者头顶上界持平,根据是否照射锁骨淋巴结,调节头枕左右位置使头偏向健侧。

3. 根据患者的手臂功能状况,设备的局限性,分别调节双侧手臂上举和外展的角度及高度,如果患侧手臂功能不佳,两侧手臂固定的高度调整可以不一致。以充分暴露胸壁及腋下,避免手臂受照为佳。

4. 根据患者前臂的臂长调节腕托放置的位置,视手臂功能状况调节腕托的高度及角度,让患者手腕部得到比较稳定舒适的承托。

5. 调节固定架底板的高度,使固定板与床面形成一个楔形角,以此纠正患者胸壁的倾斜度来满足临床治疗的需要。

6. 核对固定架底板两侧的刻度,使固定架与床的纵轴一致。利用激光线微调患者使体中线(胸骨切迹和剑突的连线)与之重合。

7. 调节臀托或膝托,依据患者的身高以及躺在固定架上的位置,将臀托固定于患者大腿根部,避免患者下滑,膝托置于患者膝部下方,增加体位固定的稳固性(图2-14)。

8. 体位固定实施完成,详细记录固定架的各项固定参数以备临床使用。

（二）俯卧位乳腺专用固定架固定的实施

1. 通过适配条将固定架底板固定在床面,适配条的放置应远离照射部位。

2. 根据患者身高体型放置面部固定垫、腹盆腔垫,乳托安装在底板上健侧乳腺处。

3. 协助患者俯卧于固定架上,患侧乳腺自然悬垂在固定架的镂空处,健侧乳腺置于乳托内,将乳

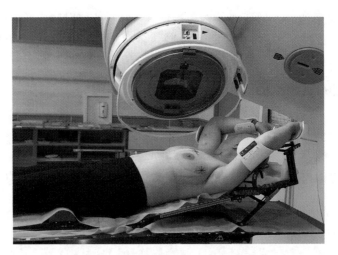

图 2-14 仰卧位乳腺专用固定架的固定

托向人体外侧适度平移(若有此功能),使健侧乳腺得以支撑并适当远离靶区,有利于计划设计时的布野,能更好地减少心、肺受照体积,还可保持健侧乳腺形状、厚度的一致,提高体位的重复性。

4. 调节面部固定垫的位置使口鼻置于凹槽内,根据患者前臂的臂长调节手握杆的位置,让其双手向前握住手握杆,得到比较稳定的支撑。利用激光线核对固定架两侧的刻度标记并微调患者,确保其纵轴线与激光线平行(图 2-15)。

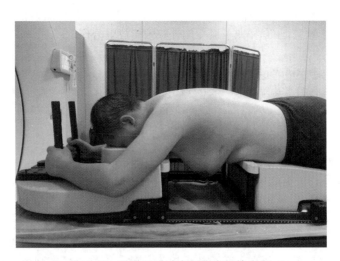

图 2-15 俯卧位乳腺专用固定架的固定

5. 根据固定架的配置和临床需要,可对患者腰背部进行热塑膜或桥架压迫固定。

6. 体位固定实施完成,详细记录固定架的各项固定参数以备临床使用。

（三）一体式多功能固定架固定的实施

1. 用适配条将一体式多功能固定架固定在床面上,适配条的放置应远离治疗部位。

2. 帮助患者自然仰卧于一体式多功能固定架的底板上,选择合适型号的头枕,调整头枕上下位置,观察患者颈部与头枕的吻合度,根据是否照射锁骨淋巴结,确定患者头部是否偏向健侧。

3. 根据患者的手臂功能状况及设备的局限性,分别调节双侧手臂上举和外展的角度及高度,如果患侧手臂功能不佳,两侧调整的高度可以不一致。以充分暴露胸壁及腋下,避免手臂受照为佳。

4. 根据患者前臂的臂长调节腕托放置的位置,视手臂功能状况调节腕托的高度及角度,让患者手腕部得到比较稳定舒适的承托。

5. 核对固定架两侧的刻度标记,使固定架与床的纵轴一致。利用激光线微调患者使体中线(胸骨切迹和剑突的连线)与之重合。

6. 根据临床需要,可对患者下颌部或胸腹部进行热塑膜固定。若仅需控制患者的头部偏转,可进行下颌部热塑膜固定。塑形时,注意下颌部、鼻尖、口唇、耳郭等部位的轮廓塑形,通过向外翻转热塑膜的上下边缘避免使用过程中产生不适感。胸背部另外可加用真空负压垫固定,负压垫两侧塑形时避免过高,以免造成对乳腺、局部皮肤的挤压,影响体位的重复性。

7. 体位固定实施完成后,详细记录固定架的各项固定参数,热塑膜、真空负压垫标记患者的姓名、院号、制作日期等信息以备临床使用。

图片:一体式多功能固定架固定乳腺癌患者

（四）手臂固定架的固定实施

1. 通过适配条将手臂支撑架或翼形板固定在床面上。

2. 协助患者自然平躺,头部位于头枕凹陷处,保证患者颈部与头枕的适形吻合。双侧手臂上举,根据患者手臂功能状况调节臂部外展的角度,双手置于支撑架上。翼形板联合真空负压垫或发泡胶进行个体化固定时,在塑形过程中负压垫或发泡胶避免对手臂、乳腺过度包裹,以免因挤压牵拉影响重复性。

3. 利用激光线调整患者体位,通过观察胸骨切迹和剑突的连线,使患者体中线与激光线重合。

4. 为提高患者体位的稳定性,可以在膝部加用膝垫固定,既可保证患者与床面相对位置的固定,又可增加舒适性。

5. 体位固定实施完成后,记录各项固定参数,在真空负压垫或发泡胶上标记患者的姓名、院号、制作日期等相关信息。

（五）楔形固定板的固定实施

楔形固定板放置于床面偏患侧处,厚端靠近床的顶端。协助患者躺正,头部朝向厚端,头顶位置与固定板厚端上缘齐平。患侧身体靠近楔形固定板的边缘,以免照射时外切野被遮挡。患侧手臂上举外展置于枕后或手捏同侧耳垂,头偏向健侧,健侧手臂肘部自然置于固定板上,前臂弯曲手掌置于脐部。

（六）真空负压垫（或发泡胶）的固定实施

在常用固定方式无法适用于手臂功能不佳的患者时,可采用胸壁电子线照射,利用电子线射线进入高剂量坪区后剂量迅速跌落的特性,能有效避免靶区后深部组织的照射。因为电子线的这个特性,所以需通过矫正体位使照射野范围保持平坦,与射线垂直。体位的选择有仰卧位、侧卧位或斜卧位,可借助使用真空负压垫（或发泡胶）进行塑形固定。真空负压垫（或发泡胶）也可单独用于乳腺癌患者放射治疗的体位固定,实施塑形时应对肩部、上臂部给予足够的支撑,而胸壁、乳腺的照射部位塑形时应尽量避免两侧包裹过高过紧。

三、注意事项

放射固定实施前做好医患沟通,耐心向患者详细交代各注意事项;告知患者必须脱去照射部位的所有衣物,去除帽子、假发套、眼镜、项链、耳环等饰物;在整个放射治疗过程中均应保持一致。

部分患者患侧手臂会因手术原因以致手臂伸展功能障碍,应暂缓固定实施步骤,以免影响体位固定的准确性,因此在固定实施前需检查患者的手臂上举外翻动作。若无法达到固定实施要求的,则需指导患者加强锻炼手臂上举,可作手臂经头顶绕至对侧耳朵摸耳垂的训练动作。

固定架在调节臂托的时候需要考虑患者手臂的长度,调节时可适当减少外展角度,避免照射中机架易碰撞的安全隐患。

由于乳腺的大小、皮肤的松弛、手臂的伸展功能都会直接影响到体位固定的重复性,因此体位固定的装置应综合考虑慎重选择。对于一些矮胖体型、腰臀比例失调的患者,若取俯卧位,其体位的稳定性难以保障,应慎用。

乳腺植入假体（硅胶、水袋等）的患者,由于胸罩会对假体束缚产生形变,在实施体位固定之前一段时间,应避免佩戴,并一直贯穿整个治疗过程,让假体在无束缚的情况下通过重力作用维持在一个比较恒定的位置和形状,避免在体位固定时因假体的移动、形变导致分次间的摆位误差。

乳腺癌放射治疗时,头部偏转加用热塑膜固定的患者,选择头枕型号时,除了要考虑患者头颈部的适形度外,还应注意患者下颌角与头枕的适合度。塑形拉膜时,避免让患者的头部过于偏转,以免引起不适。

（杨丽华　许青）

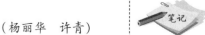

第七节　特殊情况的个体化体位固定

一、特殊照射部位的体位选择与固定

（一）四肢放射治疗的体位选择与固定

图片：四肢放射治疗的体位选择与固定

四肢是可活动度相对较大的人体部位，包含腕、肘、肩、踝、膝、髋等关节，以及掌指、足趾等许多小关节，可使肢体做曲展、伸旋等各种运动。临床上四肢部位可接受放射治疗的有皮肤癌、骨肿瘤、软组织肉瘤、纤维瘤病及骨转移瘤等。以体位的重复性和舒适性为设计原则，在四肢放射治疗的体位固定中，如何控制好肢体外展和内收的幅度，尤其是肢体旋转的幅度，对放射治疗的精确性至关重要。

1. 上肢的体位选择与固定

（1）上肢远端手掌和腕部的体位选择与固定：一般采用仰卧位，患者平躺于床面上，患侧手臂自然伸直平放于体侧。等中心照射时，为避免摆位中心被患者躯干遮挡，用真空负压垫或固定架垫高手掌，使其高于体厚，也可采用仰卧位或俯卧位手臂上举的体位。按照照射部位要求，掌心或手背朝上。对于单野垂直照射可采用坐位或站立位，患者位于床的一侧，直接将患侧手掌放于床面上按照照射部位要求，掌心或手背朝上。通常选用真空负压垫或发泡胶对患侧部位进行塑形固定，范围包括整个手掌、腕部和部分前臂。

（2）上肢前臂的体位选择与固定：可选择仰卧位、俯卧位或其他体位。源皮距单野照射时，患者仰卧或俯卧于床面上，双侧手臂自然伸直平放于体侧，患侧手臂向躯体外侧外展一定距离，考虑到照射部位的不同，前臂旋转会引起尺桡骨重叠的原因，可选择掌心朝上或朝下；也可采用坐位或站立位。等中心照射时，患者仰卧或俯卧于床面上，手臂上举高于头顶，以便于布野。可选用真空负压垫或发泡胶对患侧部位进行塑形固定，考虑到体位的稳定性，降低因塑形固定范围较小而引起的位移，应选择较大规格的真空负压垫或发泡胶，可利用自身的体重压住模具防止其移动，塑形范围包括整个前臂、相邻的腕部、肘部及部分躯干。

（3）肘部和上臂的体位选择与固定：采用仰卧位，患者仰卧于床面上，患侧手掌置于髂前上棘，做叉腰动作。选用真空负压垫或发泡胶对患侧手臂进行塑形固定，如靠近肱骨头及近端肱骨也可联合热塑膜进行固定。塑形范围包括整个肘部、前臂和部分躯干。

2. 下肢照射的体位选择与固定

（1）单侧足部的体位选择与固定：足背部位单野垂直源皮距照射时，患者取仰卧位，健侧下肢伸直，患侧下肢屈膝，足底平放于床面上。若三维调强适形照射时，则患侧下肢伸直，健侧下肢屈膝。均可采用真空负压垫、发泡胶给予固定。单侧足底、足跟部位的照射，患者取俯卧位，双侧下肢伸直，根据生理弧度用真空负压垫、发泡胶给予患侧下肢的足背部填塞、包裹，可联合热塑膜固定。患侧足部塑形高于健侧，充分暴露照射部位。

（2）单侧小腿的体位选择与固定：一般采用仰卧位，患者仰卧于床面上，选择真空负压垫对患侧部位进行抬高塑形，健侧肢体屈膝，足底置于床面。固定范围包括整个小腿、踝部和膝部。

（3）单侧大腿的体位选择与固定：采用仰卧位或俯卧位，为了控制整个患肢的旋转，固定范围应包括足跟部至大腿根部的双侧下肢。固定方式可选择专用膝部固定器、真空负压垫或发泡胶，也可选择一体式多功能固定架联合热塑膜固定。

3. 注意事项

（1）做好患者的宣教，配合体位固定实施，嘱患者在治疗过程中需保持暴露部位的一致性。

（2）上肢体位固定时，要控制好肢体外展和与躯干间的距离，在保证治疗安全的前提下，尽量远离躯干，减少布野的局限性，避免正常组织不必要的照射。

（3）由于四肢都是长骨的缘故，骨性标志不明显，对已塑形完成的模具除了标注患者姓名、院号等信息外，还需要额外注明头脚方向，避免上下颠倒。

（4）真空负压垫或发泡胶固定制作时，注意避免塑形过高、过紧及包裹体积过大，影响体位固定的准确性。

笔记

（5）四肢体位选择和固定,应视患者肢体功能情况,避免选择过于强迫的体位,影响放射治疗过程中的重复性和稳定性。

（二）外阴照射的体位选择与固定

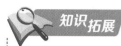

外阴癌由于照射范围大,靶区包括原发灶及相应淋巴引流区,考虑到腹股沟淋巴区的位置特殊性,一般采用仰卧位。患者双臂置于胸前或双手抱肘置于额头,膝部自然弯曲,双侧足底并拢,双腿外展分开呈蛙形位。通过真空负压垫或发泡胶进行塑形固定,塑形固定范围包括腰部以下的髋部和整个双下肢。

外阴源皮距照射时,患者取仰卧位,在其臀部下方放置一块30°楔形固定板,垫高臀部,让患者臀部置于楔形固定板厚端的边缘处,头部朝向固定板薄端,双腿尽量外展分开,充分暴露外阴部位,呈膀胱截石位。双小腿靠近固定板的厚端,足底置于床面上,双手拉住固定板厚端两侧进行借力。为维持体位稳定,避免患者从固定板下滑,可在其背部加垫软枕,提高体位重复性。

（三）肛门照射的体位选择与固定

肛门位于直肠末端,肛门癌是发生于肛门部肛管或边缘皮肤上的恶性肿瘤。由于照射部位的特殊性,通常采用胸膝位。患者背对机架双膝跪于床面,双腿分开与肩同宽,大腿垂直,小腿贴近床面,臀部上翘,双手抱肘垫于前额,胸部靠向床面,腰部放松反弓向前,腹部和床面有一定空间,充分暴露肛门口和肛周皮肤。

肛管癌照射中,涉及腹股沟淋巴区的,可采用蛙形位。

（四）多靶区患者的体位选择与固定

1. 多中心照射的体位固定　用于多发性转移瘤,以及同时需治疗多个靶区的患者。如同一体位能满足多靶区照射要求,则选择同一体位,再分别对不同靶区进行不同方式的固定。若多靶区之间距离较近,可使用同一固定方式进行多中心照射。若多靶区之间距离较远,在同一体位下,根据患者不同靶区的部位,分别进行多种方式的固定。如直肠癌伴肺转移的患者,可选一体式多功能固定架,用大规格真空负压垫对患者的肩部至盆腔部进行整体塑形固定,对胸部进行颈肩热塑膜固定（图2-16）。

图片:特殊体位的固定

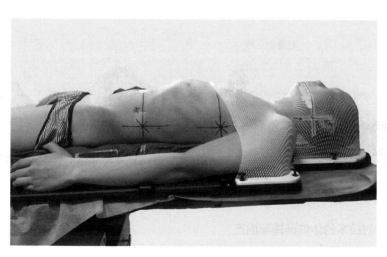

图2-16　多中心照射的体位固定

2. 全脑全脊髓照射的体位固定　全脑全脊髓照射是全中枢系统的照射,用于治疗髓母细胞瘤、室管膜母细胞瘤等容易沿蛛网膜下腔间隙脑脊液扩散和种植的肿瘤。

患者取俯卧位,头部俯卧于头部固定架上,体部给予真空负压垫或发泡胶固定,双臂置于体侧。调节固定架额部和下颌部支撑的距离,使头部得到较稳定的支撑,不易产生疲劳。调节固定架的角度,使颈髓呈水平位。微调患者头部和体部,使之呈一条直线,并尽量使脊柱伸直。头部联合热塑膜固定,注意俯卧位热塑膜制作时,需从患者枕部向前进行塑形固定,在拉膜固定时需特别留意耳郭的位置。

随着放射治疗设备和技术的不断更新,也可采用舒适度更高的仰卧位,实施同一体位多种固定方式的多中心固定技术。

二、特殊医嘱及特殊照射技术的体位选择与固定

(一)特殊医嘱的体位选择与固定

1. 需要剂量修正患者的体位选择与固定

(1)补偿物:放射治疗中为满足剂量学要求,在组织缺损或不均匀部位可使用补偿技术进行剂量修正。如乳腺癌、皮肤癌等患者的体位固定中,通常在乳腺专用固定架、真空负压垫、发泡胶、热塑膜固定的基础上增加补偿物。个体化补偿物的制作可通过等效填充物的裁剪、蜡模的制作、3D打印技术来实现。补偿物需紧贴体位固定模具来固定,如头颈部肿瘤体位固定时,需将填充物粘贴或缝制固定在热塑膜上。

(2)口含器:在头颈部肿瘤放射治疗中,具备辅助固定和剂量补偿功能。口含器可分为两种:一种只具备单一辅助固定功能,如齿托,可联合头部热塑膜固定,防止患者头部的点头和旋转方向的位移;另一种兼具两种功能,有通用型或3D打印的个体化制作。通用型(如口腔固定孔)由硅胶材质制成,扁圆、中空、呈柱状形,孔壁具有一定厚度,且一侧设有水囊。把口腔固定孔置于口腔的上腭和舌体之间,孔体有一定的压舌效果,部分露在口腔外配合热塑膜固定塑形,提高治疗时口腔内组织位置的重复性。孔壁的厚度和水囊内的水对上颚部具有剂量补偿作用。3D打印技术,通过对患者行CT扫描,获取患者的口腔结构图像,将DICOM格式的图像导入计算机,根据患者的口腔咬合情况、开口度以及咬合高度建立数字模型,以数字模型文件为基础,利用硅胶或与之类似的软性材料打印出适合患者口腔结构的个体化口含器。

2. 需要呼吸限制患者的体位选择与固定　肝癌、肺癌、胃癌等肿瘤患者在放射治疗时,考虑到靶区受呼吸运动的影响,除了可以用呼吸门控技术外,还可选择一体化全身固定系统(图2-17),通过呼吸板、呼吸带限制患者在放射治疗过程中的呼吸幅度;也可在体部热塑膜内加装压迫装置达到限制呼吸幅度的目的。

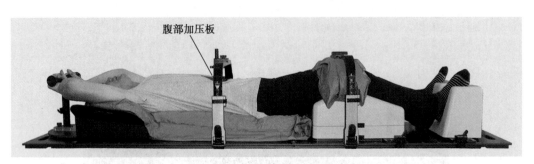

腹部加压板

图 2-17　一体化全身固定系统

(二)特殊照射技术的体位选择与固定

1. 电子线照射的体位选择与固定　由于电子线射线具有进入高剂量坪区后,剂量会迅速跌落的特性,因此照射区域应尽量保持平坦。

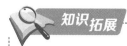

知识拓展

电子线照射特点

高能电子线射程有限,能有效避免靶区后深部组织的照射,广泛应用于皮肤、淋巴等较表浅病灶的照射。随着距离的增加,电子线的输出剂量不能准确地按距离平方反比定律计算。因此,在体位固定中照射区域应该尽量垂直于射线中心束。

(1)头面部的电子线体位选择与固定:根据照射部位的不同,可取仰卧位、俯卧位、侧卧位或坐位等体位。采用头部固定架联合热塑膜,或者单独使用真空负压垫、发泡胶进行固定。必要时可对热塑膜开孔。

(2)颈部的电子线体位选择与固定:采用仰卧位、侧卧位或斜卧位,给予真空负压垫或发泡胶进行体位纠正固定,充分暴露并尽量确保照射范围水平。

(3)胸壁的电子线体位选择与固定:如患者与一照射野同时接受光子线和电子线照射时,电子线与光子线应采用同一体位。其他体位视照射部位,采用仰卧位、侧卧位或斜卧位,给予真空负压垫或发泡胶进行体位斜度的纠正和固定,确保照射范围水平。

(4)腹股沟的电子线体位选择与固定:采用仰卧位,患侧下肢屈膝外展,充分暴露腹股沟区,使照射野内的皮肤褶皱平展,给予真空负压垫或发泡胶固定,减少照射中的位移。

2. 后装治疗的体位选择与固定 后装治疗是宫颈癌治疗的重要手段之一,采用膀胱截石位。患者仰卧于治疗床,双手置于胸前,臀部靠近床前端边缘,双腿外展置于腿部固定架。治疗中若患者需要模拟定位机验证时,可通过转运床快速、安全地进行转运。转运床在满足患者膀胱截石位不变的同时,能进行床与床之间的转运,降低后装过程中的体位变化引起的误差,提高治疗精确性。

3. 立体定向放射治疗的体位选择与固定 立体定向放射治疗是利用射线对肿瘤部位进行大剂量的集中照射,而周围正常组织受量很小,具有三维、小野、集束、分次、大剂量的特征。由于单次照射剂量大,精确性要求高,维持照射期间体位的重复性和稳定性是实施立体定向放射治疗的重要保障。

头部立体定向放射治疗的体位固定:通常采用仰卧位,多给予头部固定架(或头颈肩板)、真空负压垫(或发泡胶、热软化塑形垫)和热塑膜联合固定;也可采用口含器配合热塑膜做辅助固定。在γ刀治疗中,多采用有创伤性的骨钉和头环固定。

体部立体定向放射治疗的体位固定:通常采用仰卧位,可选用全身定位系统加以固定,如有特殊需要,可配合腹部加压板(或气囊)来限制患者的呼吸幅度;或者通过真空负压垫对患者全身给予塑形固定,并在其体表覆盖一层特制塑料薄膜,给予持续缓慢抽气,使薄膜紧贴且束缚患者整个肢体,可减小呼吸幅度和患者体位的不自主位移,维持体位固定的稳定性;也可使用真空负压垫(或发泡胶)联合热塑体膜进行体位固定。

图片:立体定向放射治疗的固定装置

三、特殊体型及特殊体位患者的体位固定

在放射治疗体位固定中,会遇到由于生理或病理原因引起的肢体不能自然伸展的情况,如先天性的脊柱畸形、四肢功能障碍和疾病疼痛引起的强迫体位。

1. 脊柱畸形后凸(驼背) 取仰卧位,若患者畸形程度较轻,后凸角度不大,可将真空负压垫塑形成一定角度的楔形垫,固定于头部固定架下,配合热塑面膜使用。若畸形程度严重,胸椎后凸角度较大,普通头部固定方式已无法满足颈枕部高度的需要,可将单个或多个不同规格的真空负压垫折叠堆积,利用适配条固定于体板上,垫高患者后背。由于常规头颈肩热塑膜无法满足大范围的塑形,因此可用体部热塑膜替代并加以固定。

2. 四肢功能障碍 由于先天性导致四肢不能自然伸展的,根据患者的肢体实际情况,体位可取仰卧位、俯卧位或侧卧位,利用真空负压垫(或发泡胶)对患者身体进行填塞、支撑、塑形,可配合各种规格的热塑膜进行个体化固定。由疾病疼痛导致无法伸展的,给予镇痛治疗后再实施体位固定,以免疼痛程度不同造成分次间体位的差异。

总之,特殊体型及特殊体位患者的体位选择和固定时,在不强迫患者体位的前提下,应尽量满足

图片:脊柱畸形后凸的体位固定

临床治疗需要,灵活运用各种辅助固定装置,个体化制作,提高放射治疗中的稳定性和重复性。

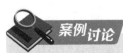

本章小结

　　放射治疗体位固定技术是精确放射治疗的重要保障,包括体位与固定装置的选择、固定模具的制作以及固定方式的应用实施等。放射治疗体位固定技术的选择是针对每一位患者的个体化定制,因此需根据不同病种、不同照射部位以及患者自身的身体情况灵活应用,保证患者在体位固定装置中能够有效减少其治疗过程中的不自主位移,保证其体位的重复性和稳定性。此外,进行体位固定前还应跟患者充分沟通,帮助他们做好患者准备工作,使其在体位固定实施过程中放松身心、积极配合,为患者此后的精准定位、精准计划和精准治疗打下一个坚实的基础。

案例讨论

　　患者,女,64岁,发现外阴包块4月余。患者因"体检发现外阴包块"去当地医院门诊就诊。在另一家医院行病理活检,提示(外阴)浸润性鳞状细胞癌;妇科检查:左侧大阴唇40～50mm溃疡结节状肿瘤,双侧腹股沟淋巴结肿大5～15mm;盆腔MRI:左侧外阴部占位,符合恶性肿瘤改变,左侧髂外血管旁及腹股沟淋巴结肿大,右侧髂血管旁及腹股沟多发小淋巴结;胸腹部CT未见明显异常。根据患者MRI、妇科检查结果,提示临床诊断:外阴癌ⅢB期(FIGO分期)。

（张艳俊　许青）

扫一扫,测一测

思考题

　　1. 体位固定辅助装置选取应遵循哪些原则?

　　2. 在体位辅助固定中,热塑膜因具备哪些特点被临床广泛应用?

　　3. 盆腔部放射治疗的体位有哪些? 其优劣势有哪些?

　　4. 乳腺癌放射治疗时,选用仰卧位专用固定架的实施中,为什么要抬高固定架底板的高度并将固定架放置于床面的偏患侧处?

　　5. 患者同一体位下可同时接受多个中心照射时,应选择怎样的固定方式?

放射治疗需要在精确的靶区和精确的剂量控制下实施，而治疗前的靶区确定，就需要通过各种影像手动来实现。这种通过影像方法确定准确靶区，并以二维或三维方式体现出来，确定多角度体表投影，依次制订合理计划、模拟治疗的方式及方法均可称为模拟定位。从过去的通过 X 射线诊断机或 X 射线片定位，到近代应用的 X 射线模拟定位机、CT 模拟定位机、磁共振成像（magnetic resonance imaging，MRI）、正电子发射断层成像（positron emission tomography，PET）、图像融合技术，当代定位技术有了飞跃性发展，定位精度越来越高，使精确放射治疗技术得以实现。目前普遍采用的定位设备是 X 射线模拟定位机和 CT 模拟定位机，PET/CT 的应用使放射治疗靶区定位的意义又注入了新的内涵，磁共振（magnetic resonance，MR）模拟定位设备则可以弥补模拟定位在软组织影像及功能影像方面的缺陷。

第一节　二维 X 射线模拟定位概述

在模拟定位机出现以前，多数医生用普通诊断 X 射线机拍摄的诊断用 X 射线胶片作为放射治疗平面信息来源，在其上进行靶区中心确定、辐射野大小形状设计，然后以人体解剖关系估算出人体表面标记。但由于诊断机拍摄的胶片所取得的平面信息不能真实全面地提供放射治疗设计所需要的平面信息、体位与放射治疗时患者体位不一致等，诊断 X 射线机用作肿瘤放射治疗定位和射野设计的依据较为困难。

X 射线模拟定位机应用于放射治疗临床开始于 20 世纪 60 年代末期。对于常规 X 射线模拟定位机而言，所谓的"模拟"，就是能够模仿医用直线加速器或 ^{60}Co 治疗机改造的 X 射线机。除了放射源不同外，治疗机使用的各种几何参数，如臂架角度（大机架角度）、准直器角度（小机头或光栏角度）、源轴距、射野大小及床面角度等都可以模仿，可以使得患者在模拟定位机定位时的体位与实际治疗时一样，可重复"摆位"。其工作原理类似于一台 X 射线诊断机，工作人员可以在控制室隔室遥控操作。模拟定位机分别以 X 射线摄像模式或透视模式工作，可以在 X 射线电视监视器或 X 射线胶片上，提供具有诊断品质的，并带有照射野模拟标记的影像资料。模拟定位机的机架除能模拟治疗机的等中心旋转功能外，还能上下调节（80～100cm），以适应不同治疗机不同源轴距的要求（图 3-1）。

在过去几十年，这类模拟定位机主要用来进行二维的放射治疗定位，而随着精确放射治疗技术，特别是调强放射治疗技术的逐渐普及，常规 X 射线模拟定位机的主要功能已向验证转变。就其目前

图片：X 射线模拟定位机

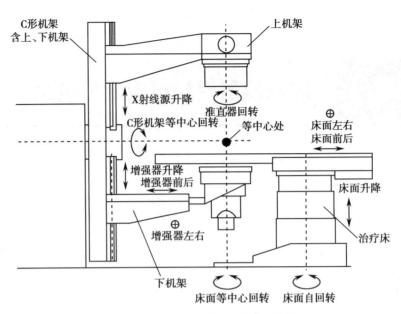

图 3-1 模拟定位机的结构和基本工作原理

使用的功能而言,归纳起来主要分为两方面:一是继续开展原来的二维定位;二是辅助调强计划的验证及一些运动器官的测量。

一、X 射线模拟定位机定位技术简介

二维定位技术包括源皮距(source skin distance,SSD)放射治疗定位技术和源轴距等中心(source axis distance,SAD)放射治疗定位技术他们可简称为 SSD 技术和 SAD 技术。

SSD 技术也称作固定源皮距治疗技术,理论上是指源轴距等于源皮距的治疗技术,也是等中心点落于皮肤或体膜表面的治疗技术。固定源皮距放射治疗技术简单易行,不受治疗机器设备条件所限,特点是摆位简单,定位或治疗时比较直观可靠。加速器治疗机的 X 射线和电子线照射需要用到这种简单易行的治疗方法,治疗时机架可采用垂直照射,也可以采用不受床面遮挡的给角度照射。

SAD 技术:在放射治疗设备当中,常规模拟定位机和传统加速器治疗机都有一个虚拟的机器中心点,这个中心点是机架旋转轴、床等中心旋转轴及准直器旋转轴的交点。当患者躺在治疗床上定位或治疗时,通过床的升降及前后左右平移,使患者的肿瘤或肿瘤靶区拟定中心与机器的中心点重合,围绕该中心所做的机架旋转(同时也包括准直器旋转和床等中心旋转)角度治疗称作等中心治疗,所开展的这种治疗技术叫作等中心治疗技术。由于等中心治疗技术是以肿瘤为中心的照射,所以对于深部肿瘤治疗相对较为准确,此方法患者体位简单、舒适、容易固定,并且重复性好,方便准确。

二、X 射线模拟定位机在放射治疗中的应用

模拟定位机在治疗计划设计过程中执行的六大重要功能:靶区及重要器官的定位;确定靶区(或重要器官)的运动范围;治疗方案的选择(治疗前模拟);勾画辐射野和定位/摆位参考标记;拍摄辐射野定位片或证实片;检查辐射野挡块的形状和位置。这些功能的实施通过两个步骤来完成:

(一) 使用 X 射线模拟定位机定位

1. 辅助患者体位固定 有时为了使患者的治疗体位符合主管医生或治疗技术的要求,在为患者做体位固定前,需要在模拟定位机下透视患者的体位是否达到要求后才能选择合适的体位固定装置进行体位固定。

2. 实现靶区的定位 利用透视功能,在计划射野的勾画设定中,为医生和治疗计划设计者提供肿瘤治疗靶区和重要器官的影像信息,如病变范围、靶区所毗邻的危及器官及在射野设置时需要保护的器官组织等。

3. 为勾画射野、定位和摆位参考做标记　利用 X 射线模拟定位机上的激光系统,放射治疗技师在患者的固定器上或皮肤表面勾画射野范围、标注激光摆位点和激光摆位线,作为放射治疗技师在治疗机上为患者摆位的标记依据。

4. 拍摄射野方向平片,设计射野挡块　在常规二维放射治疗计划设计定位当中,必将涉及等距离治疗和等中心治疗两个基本概念,这两个概念也是放射治疗技术的基础概念之一,在放射治疗时同样也需要用到这两种技术。

（二）治疗方案的验证与模拟

经过计划评估后的治疗方案,在实施治疗前,需要严格的验证和模拟。验证与模拟时附加上治疗附件(如机架转角、准直器转角、治疗床转角、射野#形界定线大小、SSD、SAD、射野挡块等)进行透视模拟和照相验证,并与治疗计划系统给出的相应射野方向观(beam eye view,BEV)图进行比较,以确定计划设计是否合理(图 3-2)。

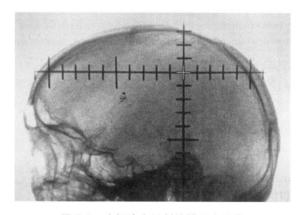

图 3-2　头部肿瘤 X 射线模拟定位片

图片:前列腺肿瘤 X 射线模拟定位验证

模拟定位机除了上述功能外,有测量靶区深度的功能,将靶区置于模拟定位机机架旋转轴心上,则在患者的皮肤上可见射野的十字形中心点,开启测距灯可读得源皮距,将源轴距减去读得的源皮距即为靶区深度。此外,利用同样的原理对拟做穿刺活检的患者,将穿刺目标置于模拟定位机机架旋转轴心上,则立刻可在皮肤上读出穿刺点、穿刺方向及正确的穿刺深度,可以保证穿刺方便而顺利完成。模拟定位机还可以开展其他临床工作,如放射科的胃肠检查,骨科三翼钉定量推进或定量取出,人体肌肉内异物取出、异物定位精确。异物到皮肤距离定位准确可以使异物手术更加容易。

三、X 射线模拟定位前的准备工作

模拟定位机的精度是精确放射治疗的关键之一,为了保证质量应该每周检测模拟定位机各向数据的精确度,每日核对射野等中心及激光装置的精度,使模拟定位机始终保持良好的状态,切忌带病工作。

激光装置至少具备三只激光灯。激光装置的作用是保证患者能得到精确的体位重复,使患者在治疗机、模拟定位机或重复治疗时体位不变,因此不同治疗室中激光装置的安装规格必须一致,标于患者身上的标记要细致,常用激光束除在中心点外尚有十字线,目的是希望皮肤标记标在身体较少活动的部位,当激光中心点落在手臂等不易固定的部位时,标出较长的十字线并延向躯干上侧,有助于保证体位的重复。

第二节　常见肿瘤放射治疗的 X 射线模拟定位技术

一、头颈部肿瘤 X 射线模拟定位技术

头颈部恶性肿瘤尽管在全身恶性肿瘤中所占的比例不高,但由于头颈部集中有较多的重要器官,控制着人体重要的生理功能,在这一相当狭小的空间内各组织器官相互交错,使该部位发生的肿瘤很

难通过单纯手术治疗达到满意的疗效。而放射治疗的参与可以明显提高手术的局部控制率,而且相当一部分头颈部早期肿瘤通过单纯放射治疗就可以获得治愈,同时又可以理想地保留器官功能,因此放射治疗在头颈部肿瘤的治疗中显得尤为重要。在对头颈部肿瘤放射治疗时,应特别注意在杀灭肿瘤的同时尽可能保护周围正常组织、器官的功能。

随着新一代放射治疗设备的普及,精确放射治疗特别是调强放射治疗技术的推广使用,头颈部放射治疗已较少采用二维放射治疗技术。以垂体瘤三野等中心照射为例,具体定位步骤及方法:

1. 患者仰卧位,头部摆位应使身体主轴线与治疗床的纵轴线平行,并与射野的中心线束垂直,防止头部旋转与纵轴的偏移。使用专用枕加高度及专用枕号,颏部尽量内收,以眉弓结节与外耳孔连线垂直于床面为基准。一方面保证垂体瘤三野等中心照射时前野尽量不伤及眼球;另一方面可以将脑干的受量尽可能降低。

2. 常规热塑膜固定头部位置。

3. 把灯光指示野中心放在体中线与眉弓水平线偏上一些的交叉点上,对好源皮距(为100cm)。一般放射野在4cm×4cm至6cm×6cm,通过透视调整中心位置使照射野避开眼眶。把大机架转到+90°或−90°,适当升床,通过透视,把射野的中心放在垂体窝,射野中心轴应与颅底线平行。可适当转小机头和纵向移床使射野达到要求,记录小机头角度和肿瘤深度。肿瘤深度=100cm−源皮距。画标记线。再转大机架180°到对侧,定位方法同对侧。

4. 转大机架及小机头回到0°,通过透视再检查照射野是否避开眼眶,如果射野满意,在热塑膜上画出中心,读出源皮距,计算出升床高度。升床高度=100cm−现源皮距,即为前额野肿瘤深度。

5. 在患者治疗计划单内,记录照射野大小、照射深度、机架角度、准直器角度及零位源皮距(或升床高度)等参数。

二、胸部肿瘤 X 射线模拟定位技术

胸部肿瘤包括食管癌、肺癌、纵隔肿瘤、乳腺癌等,下面介绍食管癌、肺癌和乳腺癌的 X 射线模拟定位方法。

(一)食管癌放射治疗 X 射线模拟定位

食管癌是发生在食管上皮组织的恶性肿瘤,占所有恶性肿瘤的2%。我国是食管癌高发区,也是世界上食管癌死亡率最高的国家之一。食管癌放射治疗可分为根治性、姑息性、术前放射治疗及术后放射治疗等形式。根治性放射治疗主要照射范围包括原发病灶、转移的淋巴结和可能存在的亚临床病灶。姑息性放射治疗通常包括缓解食管病灶的阻塞及骨转移病灶的止痛等。术前放射治疗与根治性放射治疗的范围基本一致,但剂量上有所区别。术后放射治疗范围差异很大要根据术后患者的具体情况来决定其照射范围。食管癌二维放射治疗的布野方式可分为一前两后野、前后对穿野加左右对穿野,也可以采用一前两斜对穿野。其定位步骤及方法:

1. 体位及固定　患者仰卧位,头枕合适型号的专用枕,根据布野情况让患者双肩放松下垂,两手置于体侧或双手抱肘置于额头。用激光灯来调整患者体位,使体中线与纵向激光线基本吻合。食管颈段、上段癌可选用头颈肩热塑膜固定,中下段癌可用真空垫或体膜加以固定。

2. 体位固定完成后,先吞一口钡剂后,再含一口钡剂。

3. 定升床高度　通过透视观察患者吞咽钡剂后肿瘤的中心位置,把模拟定位机中心放在肿瘤的中心,然后把机架旋转至90°或270°,升高治疗床,使病变中心线与照射野中心线一致,在模上做激光灯标记线。机架重回0°,记录此时的源皮距。升床高度即肿瘤深度,升床高度=100cm−源皮距。标记此时激光线。注意不能左右移床。

4. 确定前野　用模拟定位机#字线测肿瘤长度,根据肿瘤长度、外侵情况、走行等确定前野大小及范围。通常照射野上下界超出肿瘤上下缘3cm,野宽根据肿瘤大小而定,一般正常食管及病灶两边至少各扩大2cm,为6~7cm。

5. 确定后背两斜野,旋转机架角度在±120°至±135°,上下界同垂直野,野宽一般为5cm,根据食管走行调整机头方位角度,以射野能避开脊髓的最小角度为准,同样记录此时的源皮距。肿瘤深度=100cm−源皮距。

6. 在患者治疗计划单内,记录照射野大小、机架角度、准直器角度及零位源皮距(或升床高度)等参数。

(二)肺癌放射治疗 X 射线模拟定位

肺癌是指原发于支气管黏膜和肺泡的癌,亦称原发性支气管肺癌,不包括转移性肺癌和气管癌。肺癌的放射治疗分为根治性放射治疗、姑息性放射治疗、术前放射治疗和术后放射治疗。其中根治性放射治疗和姑息性放射治疗的范围包括原发病灶,已知转移的淋巴结及受侵的邻近组织等。非根治性放射治疗是指术前、术后放射治疗和预防区照射等形式。术前主要照射瘤床,术后主要照射残留的肿瘤及预防照射的区域等。预防区域主要是指可能转移的淋巴结,定位时尽量保护正常的肺组织及控制脊髓的受量。肺癌的常规 X 射线模拟定位方法:

1. 体位及固定步骤方法均同食管癌定位。

2. 常用照射野有

(1)胸部不规则大野:此照射野包括原发灶、同侧肺门及纵隔淋巴结。胸部照射范围要超出肿瘤边界的 1~2cm,纵隔上界平胸骨切迹,下界达隆突下 5cm,下叶肺癌下界应达膈肌水平,两侧界为纵隔侧边缘,患侧边缘外 1~2cm。通常采用前后对穿照射。

(2)侧野或斜野:不规则野照射至 40Gy 后,若纵隔有转移灶,为使纵隔和原发灶达到根治量,可给侧野或斜野照射。上、下野同不规则野,野宽为纵隔前后径。

(3)锁骨上野:锁骨上区淋巴结有转移者,可根据转移情况,设单侧或双侧锁骨上照射野。上界一般平环甲膜,下界平胸骨切迹或锁骨下缘下 1cm,内界为中线旁开 1.5cm,外界为锁骨外端。需注意的是:锁骨上野体位要求同仰卧位,双侧锁骨上野照射时,要求患者头部稍后仰,伸长颈部,需要肩部垫枕将颈部全部展开。单侧锁骨上野照射时,要求患者面部稍转向健侧。

3. 记录治疗参数:照射野深度、患者射野大小、机架角度及准直器角度等。

(三)乳腺癌放射治疗切线野 X 射线模拟定位

乳腺恶性肿瘤是最常见的严重威胁广大妇女健康的恶性肿瘤之一。放射治疗已成为乳腺癌的主要治疗手段之一,在各期乳腺癌的治疗中发挥了不同的治疗作用。乳腺癌放射治疗的靶区主要包括乳腺、胸壁、腋窝、锁骨上及内乳淋巴结等部位。乳腺癌的二维治疗技术因其具备有效性、方便性、经济性,至今仍在其适用证人群中大量使用。由于人体胸廓曲面设野复杂,乳腺癌的二维放射治疗技术关键是处理好剂量分布,非共面野之间的衔接以及如何提高摆位重复性等。以具有一定代表性、能较好地与锁骨上区野、内乳区野衔接的等中心四分之一切线野照射及相邻野衔接的二维模拟定位技术为例,介绍乳腺癌切线野照射的二维定位。其定位方法步骤:

1. 体位及固定　使用乳腺放射治疗专用托架进行摆位。患者仰卧于托架上,患侧手臂上举放于臂托和腕托位。为了使患侧腋窝充分暴露及上肢放置舒适,可根据患者身体情况调整臂托和腕托固定高度及位置。患者需要照射锁骨上区野时,头部偏向健侧。利用纵轴激光线调整患者体位,使患者体部正中矢状线与纵轴激光线重合。旋转机架至水平位(90°或 270°),透视观察后调整托架高度,使患者胸廓前缘与水平线(y 轴)一致或近似平行。

2. 确定胸壁切线野上缘与锁骨上区野下缘的衔接线　通常该线定在第二前肋水平。胸壁切线野下缘在乳房皱襞下 2cm。在皮肤上用油性笔标出以上两线位置。

3. 确定切线野等中心零位(机架角度在 0°时)入射点及切线缘位置　沿人体纵轴线(y 轴)在腋中线和体中线健侧处各用胶布贴一条铅丝做标记。在机架零度时,使模拟定位机#字形十字中点放在锁骨野与切线野衔接线上,沿横轴线(x 轴线)对称打开准直器 x_1 和 x_2,使两条铅丝与 x_1 和 x_2 重合。

在不旋转准直器的情况下,向健侧旋转机架并调整床高至透视下,使两侧铅丝逐渐并拢,并在十字线中点处重合。此时前胸廓线应与过十字线中点的 y 轴线(切线缘)大致平行,考虑测量前胸廓线与 y 轴线的距离是否在 2~3cm,即切线缘切入胸壁内是否在 2~3cm。切入若超过 3cm,则两铅丝一边或两边需向患侧靠近,减少切入深度;切入小于 2cm,则两铅丝一边或两边离开患侧,增加切入深度。此外在移动铅丝时应同时考虑外切线野外界不应前于腋前线(通常外界应设在腋中线或腋后线)。内切线野内界应过体中线或与体中线重合。当调整了铅丝位置后,透视下旋转机架角使两铅丝再次通过十字线中点,观察切入胸壁是否控制在 2~3cm。

4. 设置四分之一野和参数　将切入胸壁内的一边 x_1（或 x_2）缩回十字线中点，即 $x_1=0$（或 $x_2=0$），另一边 x_2（或 x_1）开大超出乳腺轮廓（露空）。将锁骨方向上 y_2 缩回十字线中点，即 $y_2=0$，y_1 开大至乳腺皱襞下标记线处。将机架旋转180°至对侧，切线野内 x_1 和 x_2 数值对换，透视下观察切线野范围是否保持对称一致。

5. 锁骨上区半束野的设置　床位置不变，将机架向健侧偏转15°，以保护气管、食管和脊髓，使 y_1 =0。通常锁骨上区野上界（y_2）应包到环状软骨水平，内界（x_1 或 x_2）过体中线健侧1cm处，外界（x_2 或 x_1）在肩关节内侧，锁骨野外界如果要包括腋窝应注意保护肩关节。为了使剂量更加均匀，锁骨野可设一个对穿野从后面照射。

6. 设置电子线内乳区野与切线野衔接　如果切线野不包括内乳区，可考虑另设一电子线野偏角照射。内乳区野用调整电子线束的50%等剂量线的倾角（外加限光筒）与内切野机架转角一致方法相衔接。外界一般在体中线健侧3cm处，内界与内切野边缘相重合。上下界可包括第1~5肋间隙在内，具体下界由医生视肿瘤情况而定。

7. 标记和数据整理　在患者体表需标出两切线野和锁骨上区野的共同"零位"入射点"C"点、电子线入射点、各射野范围等。记录射野大小、机架角度和准直器角度（准直器角度始终不变）、"零位"源皮距（床高）等参数。记录乳腺托架的托架高度、头枕位、臂托位、腕托位及臀部止顶位置等数据。

（四）胸部肿瘤定位注意事项

1. 定位要准确无误　放射治疗计划的制订关键是模拟定位，通过模拟定位可以精确地定出肿瘤的位置、靶区、照射范围及对主要器官的保护。同时可以确认治疗计划，模拟治疗计划的实施，验证治疗计划，因此模拟定位必须准确无误。

2. 重要器官的保护　在胸部肿瘤定位时要特别注意避开脊髓，并尽量减少重要器官的照射。

三、腹部肿瘤 X 射线模拟定位技术

以直肠癌为例，阐述腹部肿瘤的 X 射线模拟定位技术。直肠癌的放射治疗可分为术前放射治疗、术后放射治疗、根治性放射治疗和姑息性放射治疗。直肠癌的照射范围应包括直肠肿瘤、直肠周围组织、直肠旁淋巴结和髂内淋巴结。如果肿瘤已经侵犯膀胱、前列腺、子宫或阴道，髂外淋巴结也应包括在内。一般区域性的放射治疗有四野照射、三野照射或两野照射，二维放射治疗设计多主张采用四野或三野照射。以三野等中心照射为例，介绍其 X 射线模拟定位方法（图3-3）：

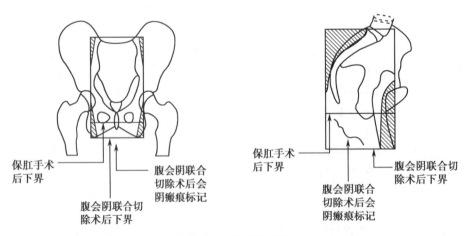

图 3-3　直肠癌照射野

1. 体位及固定　患者体位取俯卧位，可用真空垫或专用有孔腹部固定装置，双手十指交叉抱头，身体俯卧时应自然放松，体表中线要与长轴激光线平行，臀部尽量避免一侧高另一侧低的体位。仔细观察患者下腹部是否放于腹孔内，必要时可适当调整患者前后位置。

2. 通过透视把照射野的上界放在腰5下缘，下界根据肿瘤下界距肛门的距离而界定。两侧界在真骨盆外2cm，床的左右方向不能移动。

3. 转机架到+90°或270°，透视下调整床的高度，野的前界可根据是否包括淋巴引流区放在腰5椎

体前缘 2cm 处或股骨头 1/2 处,后界在骶骨 1/2 处或尾骨后缘后 1cm,微调照射野的上下界,可适当调整光栅角度,做摆位激光标记线。

4. 转机架 180°到对侧野,观察射野情况并作适当调整。

5. 转机架和光栅至 0°,再次确定垂直野的照射范围,做标记线。

6. 拍各射野的定位片,设计挡铅。

7. 记录各射野的面积、机架角度、准直器角度、肿瘤深度和摆位源皮距。

四、全脑全脊髓放射治疗 X 射线模拟定位技术

全脑全脊髓照射一般用于髓母细胞瘤、松果体区生殖细胞瘤和分化差的室管膜瘤等易沿蛛网膜下腔间隙的脑脊液循环扩散和种植的患者。X 射线模拟定位其难点在于照射范围长、非共面野,需要处理好非共面野间的衔接,避免出现照射遗漏和重叠(即冷点和热点)的问题。照射野主要包括全脑水平对穿野、全脊髓照射野。其具体定位方法:

1. 体位及固定 患者取俯卧位,头部垫船型枕,根据每个患者的具体情况调整头部及颈部的角度。一方面保证患者体位的舒适,另一方面尽可能将颈髓拉直,使头、颈尽量成一条直线并固定,不允许任何方向的转动。头颈部用热塑膜固定,体部垫塑料平板,也可以用真空垫固定。根据激光灯调整患者,使体中线与床长轴一致。

2. 全脑照射 采用两侧水平野等中心照射技术,包括全脑及颈 4 椎体以上的颈髓,拍摄定位片,在定位片上勾画出需要用铅遮挡的正常组织,同时将照射野中心的十字线标记在面罩上。再转大机架 180°到对侧,定位方法同对侧。最后转大机架回 0°,将正中十字线也标记在面罩上,治疗时三个十字线应和激光线重合,方可治疗。

3. 全脊髓照射野 采用源皮距单后野垂直照射技术。由于脊髓在椎管内各处的深度不一,脊髓野一般分为三个照射野:胸髓、腰髓、骶孔。脊髓野两侧界应至少包括两侧椎弓根及向外 1cm 的范围,上界与全脑照射野相衔接,下界与骶孔野衔接,上野线束的位置是固定的,每给予 10Gy 后上界随全脑野下界的收缩而上移 1cm;脊髓下野的两侧界在骶骨水平应包括左右骶孔,下界必须固定在骶 3 下缘水平,上界则随上野下界的移动而移动衔接。对于要保护卵巢的女性患者来说,骶孔照射野应改为等中心两侧水平照射。在体表上分别标记出各照射野中心及形状,记录各 SSD。

4. 记录患者各照射野大小、照射深度、机架角度、准直器角度及零位源皮距等治疗参数。

第三节 CT 模拟定位概述

20 世纪 60 年代发现的常规 X 射线模拟定位机成为放射治疗进行治疗定位的不可缺少的工具,但常规 X 射线模拟定位机实际上只是一台与放射治疗设备在治疗时所要求的几何条件完全一致的 X 射线机。它将患者治疗部位的三维实体变成二维图像,虽然图像质量较高,但解剖结构的重叠失去了许多有诊断及定位价值的信息,只能用于常规放射治疗的定位,已无法达到现代立体定向放射治疗和适形放射治疗所要求的定位精度。20 世纪 90 年代初,随着激光定位系统、虚拟定位软件及计算机的发展,美国推出了较成熟的 CT 模拟定位机(图 3-4)。CT 模拟定位机是兼有常规 X 射线模拟定位机和诊断 CT 双重功能的定位系统,通过 CT 扫描获取患者的定位参数来模拟治疗的机器,是现代放射治疗技术不可分割的一部分。从肿瘤的定位、治疗计划的设计、到治疗计划模拟和实施,CT 模拟定位机的应用贯穿了放射治疗整个过程。

一个完整的 CT 模拟定位机有三个基本部分组成:①一台大视野的[扫描视野(FOV)≥70cm]CT 扫描机,以获取患者的 CT 扫描数据。②一套具有 CT 图像的三维重建、显示及射野模拟功能的软件。这种软件可以独立成系统,也可以融入三维计划系统。③一套专用的激光灯系统,最好是激光射野模拟器。在精确放射治疗体系中,上述设备均不可或缺且具有一定要求。

一、CT 模拟定位机在放射治疗中的应用

1. 勾画肿瘤靶区和危及器官 临床医生在 CT 横断面图像上,通过计算机软件系统,勾画出肿瘤

图片:模拟系统主要组成部分

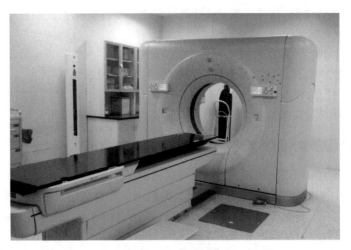

图 3-4　CT 模拟定位机

的轮廓,从而定义肿瘤靶区(gross tumor volume,GTV)。GTV 是指通过临床检查和影像设备的诊断,可见的具有一定形状和大小的恶性病变范围,包括转移的淋巴结和其他的转移病变。根据肿瘤侵袭的微观特点,按照特定的时间-剂量模式,临床医生在 GTV 的基础上,外扩得到临床靶区(clinical target volume,CTV)。CTV 包含了肿瘤细胞可能侵袭的亚临床灶。考虑到器官的运动、摆位误差、体位重复性和治疗机限值等的影响,在 CTV 的外侧还要进一步扩展适当的距离形成计划靶区(planning target volume,PTV),以确保 CTV 实际得到处方剂量的照射。GTV 周围重要组织及器官的耐受剂量限制了处方剂量的提高,因此,定义周围重要组织与定义靶区具有同等重要的意义。与勾画肿瘤靶区的方法相同,临床医生在定义 GTV 的同时,也相应地定义周围重要的组织、器官。通过对剂量分布的优化,在保持局部肿瘤控制率不变的情况下,减少正常组织的并发症率。

2. 剂量计算　CT 模拟定位机重建影像的 CT 值反映了 X 射线在人体组织中的衰减关系。与常规 X 射线模拟定位机相比,CT 提高了影像的低对比度分辨率,通过 CT 值可以得到组织电子密度的分布情况,可以用于剂量计算。治疗计划系统可以根据内建的校正公式,进行组织密度的不均匀校正计算。组织不均匀校正对提高剂量分布计算的准确度具有重要意义,可以准确地评估肿瘤和正常组织接受的剂量,为提高肿瘤放射治疗的剂量和更好地保护正常组织提供了可能。

3. 移动激光定位灯　CT 图像本身只提供了空间结构关系,定位所需的相对原点及坐标系则需要另外建立。目前临床放射治疗中心在 CT 模拟中大多采用常规射野激光定位灯,与治疗设备的激光灯不同之处是具有矢状轴激光灯、水平轴激光灯可以移动的功能,用以模拟定位机械等中心指示,用来标记、确定和验证射野等中心。CT 扫描前,在拟定的治疗部位以金属标记标定激光中心,由此获得原始等中心及原始坐标系。在此基础上获得的三维影像资料可方便地获得病灶中心及射野中心在原始坐标系中的位置并建立最终的坐标系,然后在其体表用移动激光灯标记出来。这样获得的靶区中心较为可靠。

一般带有肿瘤定位软件的大孔径 CT,安装时即校准外置移动激光灯水平方向中心、垂直方向中心与 CT 本身图像中心一致,只在长轴方向上两中心相距 600mm。所以,使用时可不需要在定位 CT 扫描前用金属标记标定激光中心。其具体操作步骤:①患者摆位;②CT 扫描;③打开 Tumor Loc 软件,勾画靶区;④添加射野,设置射野中心为靶区中心,即等中心,锁定中心;⑤根据软件计算出的三个方向移动距离,移床,移激光灯,标记患者及固定装置;⑥传输图像及等中心数据至治疗计划系统。这种功能的优点是获得的等中心就在靶区中心,较为可靠,可减少治疗前移位带来的误差,以及偏中心靶区由于旋转带来的误差放大问题;缺点是有可能靶区中心体表投影的位置不平坦,如剑突、颌下等,画的标记线不方便日后摆位,反而会加大误差,还有对于偏中心较多部位的肿瘤,如肩胛骨、肱骨转移等。等中心位于靶区中心时在治疗机器上并不能实现,会导致撞床。所以,具体的使用方法还要根据实际靶区情况进行选择。

4. 治疗前的位置验证和模拟　治疗方案在实施前需要严格的验证,可以在 X 射线模拟定位机上

图片:靶区中心确定示意图

进行二维模拟,也可以在CT模拟定位机上进行三维验证。扫描距离可不必太长,包含靶区即可,这样可以减少患者接受不必要的射线,可以在横断面、冠状面、矢状面上与计划系统的参考CT图像进行对比,查看误差是否在允许范围内。另外,CT模拟定位机的虚拟工作站可以将TPS设计射野入射方向、准直器大小等输入,将重建出的BEV与TPS的进行对比。

5. 治疗疗效监控 在放射治疗过程中或治疗结束后,通过对患者进行CT扫描,采集CT影像资料与治疗前的CT影像资料进行对比,评估肿瘤体积的变化情况和治疗摆位的误差情况,并根据需要决定是否要调整或增加治疗计划,以便获得最佳的治疗效果。

此外,CT模拟定位机还可以配合后装治疗机开展三维后装治疗。以宫颈癌三维后装治疗为例,具体步骤:患者平卧于妇科检查床上,真空垫固定;无菌操作插导尿管,放置施源器,阴道填塞纱布,放置压肠板,移至CT扫描床;扫描前先排空膀胱,再注射一定体积的生理盐水;扫描范围为髂嵴至坐骨结节下3cm,层厚3mm。图像传输至后装治疗计划系统,参考治疗前MRI、妇科检查情况,在CT上勾画高危CTV(HRCTV)及危及器官(如直肠、膀胱、乙状结肠等),重建施源器,设计三维后装计划,实施治疗。另外CT模拟定位机配备的移动激光灯也可以应用于介入的穿刺定位手术中,不用放置金属标记,一次扫描即可以通过移动激光灯准确定位穿刺点,减少穿刺手术的扫描次数,降低患者吸收剂量。

二、CT 模拟定位前的准备

(一)运行环境及设备准备

1. 温度和湿度 检查机房内温度是否在18~24℃,每日温度变化小于5℃。温度过高会影响机器的正常运转,温度过低不利于患者的定位扫描。湿度需控制在30%~60%,以保证机器的正常运作。操作间温度18~28℃,每日温度变化小于5℃,相对湿度20%~80%。

2. 开启CT机 按照设备的开机顺序,依次开启设备总电源、稳压器总开关、不间断电源(uninterruptible power system,UPS)(如果关闭)、重建计算机、主计算机;等待机器提示开启扫描架控制盒,预热球管;空气校正每周一次,空气校正必须在球管有一定热量下进行,校正时应注意不要将定位床移入扫描机架内。开始加热或空气校正前,要确保机房内没有人员逗留。

3. 检查CT定位机的磁盘存储空间是否足够 如果主计算机存储空间超50%,需将旧资料导出至后台计算机或其他存储磁盘内,以便提高主计算机处理图像的能力和速度。

4. 开启高压注射器电源 开启高压注射器后检查高压注射器是否异常,检查机房内与控制室的显示器是否同步并处于正常显示状态。

5. CT激光校准 使用CT模拟定位机激光检验模板,检查CT机内激光与扫描层面一致性,外部定位激光精度,以及外部定位激光平面与CT机内激光平面的距离精度。激光的精度目标和要求视治疗采用的技术有所不同,调强和三维适形治疗及立体定向治疗要求的定位误差应不超过1mm,常规放射治疗的误差应控制在2mm以内。校准方法及要求参考美国医学物理学家协会(American Association of Physicists in Medicine,AAPM)TG66号报告,具体内容详见第七章放射治疗的质量控制与保证。

6. CT室内固定装置的检查 检查CT定位室各种常用体位固定装置是否齐全,同时检查每个体位固定装置是否有零件松脱和丢失,如果发现问题需及时请维修人员或厂家进行修理或更换。

7. 急救药品及器械的准备 为了防止患者对造影剂过敏或其他意外情况的发生,每日应检查CT室所配备的常规急救器械和药品是否齐全,同时检查药品是否过期,药品需定期更换并由护士专人负责管理。

(二)患者准备

1. 检查患者的定位申请单 核对患者姓名、年龄、定位扫描范围、是否有增强扫描、使用何种体位固定装置及患者电子病历档案中的照片等其他资料,同时为患者量血压和体温,高血压患者需征得患者主管医生同意方可进行增强扫描,必要时需降低注射造影剂的总量和注射速率。

2. 不配合的患者 不配合的患者需征得患者主管医生同意方可采用药物镇静,婴幼儿可口服水合氯醛,等熟睡后再进行体位固定及定位扫描。不配合的幼童如要做增强扫描,其工作顺序是:患者置针头→口服镇静药(或经肛门灌肠给药)→熟睡→做体位固定及CT定位扫描。

3. 手术后未拆线的患者　如果患者扫描部位手术切口还未拆线,一般情况下建议等拆线后再进行定位扫描,以避免画定位标志点及标志线时合并伤口感染。

三、CT模拟定位过程

CT模拟过程要求一个团队的合作,包括医生、物理师、放射治疗技师、护士等。CT模拟的过程通常包括以下几个步骤:①患者摆位、固定及标记患者;②CT扫描;③图像传至虚拟模拟工作站④确定初始坐标系统;⑤确定靶区及中心;⑥根据等中心的位置标记患者及固定装置;⑦勾画关键器官及靶区;⑧设计照射野;⑨传输数据至治疗计划系统进行剂量计算;⑩治疗前的书面文件准备,进行必要的验证及治疗计划检查。

以上过程及实施在不同的治疗中心可能各不相同。整个系统流程设计有赖于现有资源(设备及人员)、患者量、设备不同位置、工作人员相隔距离。设备以及人员的交流渠道应保持畅通以避免错误及不必要的二次模拟。CT模拟申请表格可用于医生与其他科室人员交换有关信息。以下是CT模拟过程主要步骤的概括内容:

(一)CT模拟扫描,患者摆位及固定

CT模拟扫描类似常规诊断扫描,但一些区别。患者摆位及固定非常重要。扫描参数及大范围扫描体积得到的大量断层图像常常使CT机的技术功能力所难及。CT模拟定位机操作人员必须清楚CT机的功能及不足。

1. 患者摆位及固定　适形放射治疗的成功基于恰当的摆位及固定。摆位要求尽可能让人舒服,感觉不舒适的患者通常治疗摆位重复性差。固定装置大大改善了摆位的重复性及严格性。患者摆位设计应考虑关键器官及靶区的位置、患者总体健康状况及灵活度、可能植入物及现有的固定装置。患者初次固定后,先进行定位扫描以确定患者体位是否笔直,固定装置不应导致伪影。

2. 扫描方案　CT模拟扫描参数的选择和设定应该同时考虑CT断层及数字放射影像重建(digitally reconstructed radiographs,DRR)图像质量并且应快速采集,以减少患者移动。影响断层及DRR图像质量的参数包括X线管电压(kVp)、毫安秒(mAs)、层厚、层间距、螺距比、算法、扫描体积、整体扫描时间及扫描视野(field of view,FOV)。现代CT机都配有预设方案,通常包括考虑到虚拟模拟过程的放射治疗扫描预案。通常设置足够的预案参数,必要时可以修改。放射治疗扫描方案参数会兼顾mAs、层厚、层间距、螺距比及扫描体积等多种因素。提高mAs时,缩小层厚及层间距,螺距比会不同程度地改善断层图像及DRR图像质量。对于螺旋扫描,这些参数(除层间距外)在扫描采集中明显影响了球管热载量,限制了扫描长度。为得到适宜的DRR图像,经常需要大范围的扫描。如果X射线球管达到热容量极限,就必须停止扫描等待球管冷却。冷却时间可达数分钟,导致患者移动,降低图像空间精确性。

3. 扫描范围　医生确定扫描范围,应将扫描区域在准备放射治疗的区域外上下多扫至少5cm。层厚及间距不必在整个扫描中保持一致。感兴趣区可用薄层(3mm)扫描,其他区域用较大层厚(5mm)。这样就能降低球管热量却保持很好的DRR图像质量。解剖图能够帮助扫描边界的确定。

4. 造影剂　对于有些治疗部位,造影剂有利于区分肿瘤与相邻的正常组织。造影剂并非任何时候都有帮助,要慎重使用,特别要注意相关禁忌证。在考虑组织异质剂量计算中,造影剂会因为人为分配的CT值及相应的组织密度导致剂量分布误差。

5. 特殊考虑及指导　每个治疗部位有其独特的考虑和要求。在CT扫描过程中应指明。特殊考虑:各个医生的习惯与偏好;手术瘢痕标记线放置,以利于CT图像上的参考;带起搏器或其他植入物的扫描;儿科患者扫描;麻醉患者扫描等。针对新出现问题及特殊要求的扫描患者应建立有效的沟通渠道及责任制。

6. 参考标记　CT扫描中需要在患者身上放置一系列标记点,使患者能以同样的治疗体位在加速器上复位。为了保证CT定位参考标志点能较为有效地发挥定位作用,除了主管医生的特别要求外,在选择CT定位参考标记点的位置时应注意:①尽量接近靶区;②尽量接近骨性位置;③尽量避开呼吸幅度较大的位置;④尽量避开较为明显的瘢痕位置。标记点什么时候放置及如何对应解剖标记可由两种不同方式进行:

（1）等中心不再移动方式（绝对坐标标记法）：患者尚在 CT 扫描床上时，图像已传至虚拟模拟工作站。医生勾画靶区，然后软件计算所勾画体积的中心坐标。此时，患者仍以治疗体位躺在扫描床上。算出的等中心坐标传至 CT 机，依此调整床位及矢状位可移动激光灯，并标记患者。第一次照射治疗，患者就根据这些标记摆位。这种方法要求 CT 扫描时医生在场，并且患者整个扫描过程稍微长些，占用机器时间较长。但是，CT 扫描过程中进行的等中心标记无须再次移动即可直接用于治疗机上的摆位。

（2）等中心事后移动方式（相对坐标标记法）：这种方式无须医生参与 CT 扫描过程。医生在此之前，根据诊断结果（CT、MR、PET、触诊等）告诉技师在哪里放置参考标记点，如在患者中线左侧 4cm 的隆凸水平位上和侧中线上放置标记点。这样做目的是为尽可能地让初次标记接近最后等中心的位置。CT 扫描前，用标记笔标记患者，然后在上面放置对 X 射线不透明的标记点，以便在 CT 图像上作参考。这些标记点可由焊锡线、铝线或商业专用的标记点制成。CT 扫描完后，患者离开，图像传至虚拟模拟工站。随后，医生勾画靶区体积及确定最后治疗等中心，在模拟定位机上利用激光灯根据虚拟模拟工站给出的坐标移动治疗床，定出靶中心在体表的三个（前及左右）投影，并拍摄射野证实片。这是目前大多数放射治疗单位采用的一种方法，其优点是不需专用的 CT，占用 CT 机时少，不需专用的激光灯；主要缺点是：难以保证体位重复及标记点不移动，无法标记非共面射野的中心点。

（二）虚拟模拟

虚拟模拟过程通常是由以下几步组成：勾画靶区及正常组织结构、计算等中心、设野及挡铅、打印 DRR 图像及文件。这项过程很大程度上依赖软件的功能。但是由于在放射治疗的治疗计划过程中，治疗计划系统也是一套计算机系统，它的软件功能同样需要患者的 CT 等一些资料做射野设计、剂量计算等，故目前通常的做法是将 CT 模拟软件整合在计划系统中，将模拟定位和计划设计一并完成。

（三）标记治疗计划结果

将各照射野的等中心点，相当于 CT 扫描时定位参考点的位移，传输给激光定位仪。先使患者躺在 CT 扫描床上，按定位参考点复位，然后根据模拟定位所计算的位移值，驱动激光束移动至照射野入射等中心点，其中患者的长轴方向位移是靠扫描床的进或出实现的。将照射野等中心点投影在患者皮肤或固定网罩上做好标记，再次 CT 扫描，以检验等中心点是否准确。确认无误后，完成模拟定位工作。

四、CT 定位过程中造影剂的使用及注意事项

1. 高压注射器　首先应准备好高压注射针筒及连接管，提前将造影剂吸入高压注射器针筒内，注意无菌操作。

2. 了解患者的身体状况　CT 定位时做增强扫描的患者，如有肾功能损害、糖尿病、高血压、心脏病及年龄大于 70 岁等高危人群需慎用造影剂，增强扫描时需考虑降低造影剂的注入总量，对于年龄较大或血管较细的患者，需使用小针头并调低高压注射器注射速率。

3. 造影剂　一般使用非离子型，常用的造影剂有碘帕醇、碘海醇、碘普胺、碘佛醇、碘必醇等。

4. 患者的碘过敏试验询问　患者过往是否有碘过敏史，如果患者有碘过敏或做碘过敏实验后有过敏迹象者应严禁做增强扫描。增强扫描的患者，定位前需提前接静脉注射针头，为了安全起见，护士给患者静脉注射 1ml（儿童减半）造影剂做碘过敏试验，注射后观察 15min，如果患者没有过敏反应方可进行定位增强扫描。

5. 造影剂的注射方式、用量、注射速率及扫描延迟时间　造影剂的注射方式通常使用静脉团注法，通过手背静脉或肘静脉注射。CT 定位通常以 1.5～2.0ml/s 的注射速率注入造影剂 1.5～2ml/kg，然后延迟 30～48s 开始扫描。儿童用量酌减，成年人注入总量一般在 100ml 左右，儿童不能超过 2.0ml/kg。注射速率需考虑肿瘤患者是否正在使用化疗、年龄及以往对造影剂注射速率的反应，成人一般在 2ml/s 以下，婴幼儿或儿童一般在 0.4～1.5ml/s。开始注入造影剂之后的延迟扫描时间，需根据患者扫描的部位及医生或物理师对勾画靶区的要求而定，一般建议头颈部延迟 37～41s，胸腹延迟 42～44s，盆腔及下肢延迟 45～48s 开始扫描。

6. 患者增强扫描后　患者增强扫描后需观察 30min，如果没有不良反应才可以拔针离开。

五、CT 模拟定位参考标记点的标记方法

患者皮肤表面所画的标志点和标准线非常重要,如果丢失,前面所做的标志点将无法找回,必须重新定位。这会造成患者的治疗计划延误,也会增加医务人员的工作负担,浪费医务人员的时间和精力。为了保护患者的标志点和标志线,目前主要采取以下几种方法和措施:

1. 皮肤墨水或画线专用笔　皮肤画线专用笔虽然比一般的油性笔而言,画在皮肤表面的印记不容易脱落,但经过沐浴液等水洗还是会逐渐淡化及脱落,而且皮肤表面会分泌油脂和汗水也会加速印记的脱落。皮肤画线专用笔要保持几周或一个多月的时间并不可靠,所以对标志点或标志线要定时补画。

2. 喷雾型液体敷料　虽然厂家宣传能起到很好的保护作用,但喷洒皮肤标志线表面,经过水洗、油脂和汗水的冲洗保存印记的清晰时间也不可能达到几周或 1 个多月的时间,这种产品比较适用于幼儿及儿童,但价格比较贵。

3. 输液针头保护透明敷料(保护膜)　部分保护膜确实具有透气、防水及隔菌的效果,而且保存印记的效果也比较好,通常天气凉爽,出汗少可以保持 1~2 周。但对于出汗多、皮肤容易过敏的患者不太适合,另外对于用电子线照射及皮肤放射反应大的患者也不适合。该保护膜比较适合幼儿及儿童,为了避免标志线脱落保护膜最好每周换一次,更换时注意不要将旧膜连同标志线一起撕掉。

4. 二氧化碳激光治疗枪　激光治疗枪本来主要用于某些皮肤病的治疗。由于激光枪出束比较细小、功率可调,打在皮肤上成点状,过后产生点状瘢痕,保留时间可达几周时间,而且使用比较方便,如果结合皮肤画线笔一起使用效果会比较理想,缺点是打激光时患者感觉会比较痛,个别患者特别是儿童不容易接受。

5. 文身法　文身的方法优点是保留时间长;缺点是文身标记前患者皮肤需经消毒,文身标记时患者有一定的刺痛感,对于皮肤有手术瘢痕及皮肤放射反应较重的患者效果并不好。

六、扫描参数的选择和设定

在参数设置时需选择头先进还是脚先进,还需选择仰卧位还是俯卧位。头颈部扫描层厚与层间距一般是 1~3mm,胸腹部扫描一般是 5mm。平扫加增强的扫描方式应先设定平扫,增强扫描可作为另一个系列排在平扫之后,平扫之后需检查参考点上是否显示可成像标志物,若三点共面且左右点水平,则可注射造影剂,待时间到后进行增强扫描。管电流一般为 200~250mA,管电压的设定需根据扫描部位、治疗计划的要求以及是否是幼儿和儿童而有所不同。对于幼儿和儿童管电压控制在 50~120kV,同时必须在 CT 模拟定位申请单上注明,以便给做治疗计划者参考。计划系统导入 CT 图像时需根据不同的管电压、管电流值选择相应条件下扫描的相对电子密度模体。

七、图像的处理与传输

扫描后的图像经电脑重建处理后,需检查 FOV 是否足够大,三个标志点是否符合要求,然后再将患者的图像传到不同治疗计划系统的医生工作站。四维 CT(four-dimensional CT,4D-CT)扫描后,还需进一步重建 10 套呼吸图像及衍生图像后才能传出。

八、4D-CT 模拟定位技术

放射治疗分次内运动是指患者正在治疗时或治疗中,出束间期时的运动。该运动主要由呼吸引起,在胸部和腹部放射治疗时尤为明显。有研究表明,肿瘤的运动幅度在 0~2cm 或更多,多为曲线运动,瘤体运动轨迹更像一个拉长的椭圆形。在采集图像时,患者解剖不同部位就会移入或移出 CT 断层扫描窗,呼吸运动会产生伪影,可导致靶区勾画错误和剂量计算错误。图3-5为患者自由呼吸时胸部 CT 扫描冠状位影像,在横膈周围尤为明显。4D-CT 模拟定位为动态靶区的计划设计提供了一种有效的手段。

(一)4D-CT 扫描的方式

4D-CT 图像采集分为前瞻性和回顾性两种。

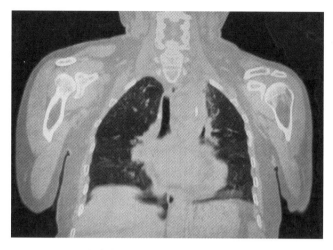

图 3-5　患者自由呼吸时胸部 CT 扫描冠状位影像

1. 前瞻性 4D-CT 扫描　是指在 CT 采集前将所需的呼吸时相确定,在固定的呼吸时相进行扫描,每次扫描获得一幅图像,在一次扫描结束后,CT 床移向下一个位置进行扫描。由于每个床位的扫描均在同一呼吸时相进行,因此可以获得某一呼吸时相的全部数据,获得相对静止的 CT 图像。前瞻性 4D-CT 扫描的作用在于避免呼吸运动的伪影,可以获得肿瘤靶区和周围器官的准确形状,并可以配合呼吸门控放射治疗;缺点是其扫描时间非常长,仅能获得某一个呼吸时相的图像,其信息量非常有限,无法观察到肿瘤随呼吸的动度及形态的变化,因此在应用上还很局限。

2. 回顾性 4D-CT 扫描　由多层螺旋 CT 采集全部呼吸时相的图像,并在扫描结束后,将不同呼吸时相的图像进行回顾性筛选和分类(如吸气末、呼气末等)。其采集原理是利用 CT 电影模式,在同一呼吸时相内进行连续扫描,同时获得多幅图像,在呼吸周期结束后,CT 床再移向下一个位置进行扫描。由于是连续的电影模式扫描,得到不同位置、不同呼吸时相的大量数据信息。通过计算机软件的处理,可以自动将不同时相的图像提取、分类,并进行轮廓勾画,从而使其成为可以表达呼吸运动度和反映靶区真实形状的动态图像。回顾性 4D-CT 扫描的意义就在于它可以获得呼吸状态下的动态影像,观察靶区的运动范围,重建真实的动态靶区形状,制订个性化 PTV,有目的地选取合适的呼吸时相,进行门控放射治疗。

(二)螺旋 4D-CT 及呼吸监控系统

4D-CT 有多种获取呼吸信号的方式。Bellows 系统是一种可变形的橡胶带,放在患者的剑突与脐之间,测量肺活量变化。它根据肺活量生成呼吸信号。红外呼吸信号反射盒系统使用红外照相机跟踪患者腰部上放置的位置反射标记(特别为肿瘤学设计)。用于呼吸监控和门控的传感器类型是实时定位检测装置(real-time position management,RPM)呼吸门控系统。

(三)4D-CT 扫描的适应证与相关准备

1. 适应证　放射治疗靶区易受呼吸运动影响的主要病种,如肺部肿瘤、上腹部肿瘤及乳腺肿瘤等。

2. 相关准备

(1)体位固定:可用头颈肩热塑膜、真空垫、发泡胶等固定,可以配合使用腹部加压装置、体位固定(BODYFIX)等设备,强制浅快呼吸,减小呼吸运动幅度。

(2)在扫描前需对患者进行呼吸节律的训练:通过呼吸波形观察患者呼吸节律是否稳定(图 3-6),嘱咐患者尽量平稳呼吸,避免刻意憋气。对于部分肺功能差并且通过呼吸训练仍然无法达到 4D-CT 定位扫描条件的患者,需通知主管医生,建议改做普通 CT 定位扫描。

(3)CT 定位前:向患者简单介绍 CT 定位扫描的过程,包括使用固定器时的体位要求、定位床移动的安全性等,做增强扫描的患者还需说明注入造影剂之后身体发热的一些情况和不适,避免因打入造影剂之后患者心理紧张,造成呼吸节律的大幅波动。

(4)患者注入造影剂总量及注射速率的调整:由于 4D-CT 扫描除了要扫描患者整个靶区范围之

图片:Bellows

图片:红外呼吸信号反射盒

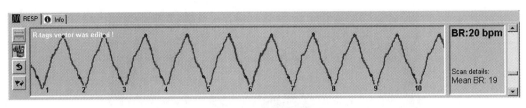

图 3-6　呼吸波形

外,还要同步记录患者的所有呼吸时相,所以患者扫描的时间相对普通定位扫描时间会较长。为了保证患者治疗靶区及相关器官的显影效果,造影剂注入的量要相应增加,注射速率也要相应调慢。通常 4D-CT 定位扫描,造影剂总量给到 100ml,注射速率降到 1.4~1.6ml/s。

　　3. CT 定位扫描步骤

　　(1) 摆位方法及标志点与胸部摆位方法一致。

　　(2) 放置 Bellows 橡胶带于剑突与脐之间,调整松紧程度。

　　(3) 检查呼吸监控系统是否与 CT 模拟定位机连接,如有呼吸波形则说明已连接。

　　(4) 建档和扫描:输入患者姓名、放射治疗号等基本资料。设定扫描胸部,并选定 4D 扫描方式,扫描定位向,根据 CT 申请单设定扫描范围,调整 FOV,使参考点置于扫描范围内。

　　(5) 设置螺距:4D-CT 扫描时必须注意扫描周期和扫描床移动螺距的设置,即在完成一个完整呼吸周期的时间内,检查床可以移动的距离不超过 1 个检测器的长度(如果对准是 16mm×1.5 倍,则为 24mm)。如果扫描周期小于某个呼吸周期时,可能在扫描图像中丢失重要的信息;如果扫描周期大于呼吸周期时,可能产生过多的冗余数据,拖慢计算机处理图像的速度。所以在设定螺距时必须满足以下条件:

$$\frac{扫描机架旋转 1 周的时间}{螺距} \geq 呼吸周期$$

以 Philips 大孔径 CT 为例,机架旋转 1 周的时间是 0.5s,则公式为 $\frac{0.5s}{螺距} \geq \frac{60s}{f}$,即螺距 $\leq \frac{f}{120}$。在启动扫描前,需留一定的时间观察患者呼吸节律的变化,随时调整 CT 扫描螺距,当患者呼吸节律变得平稳后才启动高压注射器及 CT 扫描。考虑到采集过程中呼吸速率会发生变化,因此稍微降低该系数,此外,注意扫描长度会随旋转时间和螺距而变化(表 3-1)。对于 Philips Brilliance CT Big Bore,扫描时间限制为 120s,而其他 Brilliance 型号则为 100s。

表 3-1　螺旋扫描周期及间隔的设置

呼吸频率/(次·min^{-1})	机架 0.5s 旋转 1 周 螺距不高于以下数值	机架 0.4s 旋转 1 周 螺距不高于以下数值
20	0.15	0.12
15	0.11	0.1
14	0.105	0.09
13	0.09	0.085
12	0.09	0.08
11	0.08	0.07
10	0.705	0.065

　　(6) 4D-CT 的图像处理:回顾性 4D-CT 扫描的图像处理主要分两个阶段进行。第一阶段的图像重建是由计算机自动完成的,当 CT 扫描完成后计算机会将原始图像资料自动重建一套出来。将每个呼吸时相分为 10 个等份,即 0%~90%,可以根据呼吸周期等分,也可以根据呼吸振幅等分。第二阶段的图像重建,主要按主管医生的要求重建治疗计划设计所需要用到的 4D-CT 扫描衍生图像,如最大密

度投影(MIP)、平均密度投影(AIP)等。重建前需注意检查10套图像每套图像的层数是否一致,如果不一致是不能重建出患者的4D-CT衍生图像的。当衍生图像重建完成后,需根据主管医生的要求将重建好的10套图像及衍生图像通过网络系统传出。

九、CT 模拟定位申请单内容及格式

CT 模拟定位申请单是由主管医生负责填写的,内容应包括:①患者个人基本资料,即放射治疗号、姓名、性别、年龄及联系方式等;②患者扫描时的体位及体位固定要求;③扫描范围及扫描方式,即扫描的上界、下界,平扫还是增强扫描,是否需要4D-CT扫描,以及标明需要的4D衍生图像等;④如果是腹部盆腔扫描,还应注明是否需要提前做肠道准备(包括提前一日按时、按量口服经过稀释的造影剂等),是否需要膀胱充盈(胀尿)扫描等,如果是头颈部扫描还需注明是否使用牙托或口含器等;⑤患者使用何种体位固定装置,头颈部扫描是使用头颈肩部固定器还是头颈部固定器,胸腹部患者扫描是使用真空垫体位固定还是体位固定架加固定膜等。CT 模拟定位申请单的格式,不同的医院有不同的格式,也有使用电子网络版的,内容应基本一样,主要使 CT 模拟技师清楚每位患者的扫描要求及做何种治疗计划等。

第四节 常见肿瘤放射治疗 CT 模拟定位技术

一、头颈部肿瘤 CT 模拟定位技术

(一)CT 定位前准备

1. 体位固定装置的准备　根据患者头颈部放射治疗的部位和放射治疗技术的要求选择不同的体位固定装置。对于颅脑照射的患者,如果不考虑照射颈部,一般可选择头颈膜体位固定架。如果要求肩部能够得到较好的固定,也可以选择头颈肩膜体位固定架。对于头部、颈部及锁骨上下区都需要照射的患者,应选择头颈肩膜。可以根据颈部曲度选择不同型号、不同规格的头枕,也可以使用真空垫、发泡胶垫制作个体化的头枕,与热塑膜配合使用,可以减少颈部的误差。

2. 头发、衣服和假牙的要求　要在制作头颈肩膜前就沟通并确定好。长发患者需剪短,若治疗部位为头部则头发最好剃短。头发长度最好在治疗过程中保持一致,衣服厚度、是否戴假牙也要保持一致。

3. 对于在放射治疗时需配合使用口含器、牙托的患者,面膜塑形时需同时佩戴,在CT 定位扫描及放射治疗时也要和体位固定装置同时使用,为了提醒患者和放射治疗技师,需在头膜标签纸上注明需使用口含器或牙托。

4. CT 定位前向患者简单介绍 CT 定位扫描的过程,包括使用固定器时的体位要求、定位床移动的安全性等。做增强扫描的患者还需说明注入造影剂之后身体发热的一些情况和不适,遇到不适需要示意,暂停扫描。

(二)体位固定及摆位

以头先进的方式,固定及摆位同前文常规模拟定位部分。扫描床与治疗床一样,具有不同编号的孔或凹槽,将 CT 配备的卡条放置于固定编号的凹槽内,再将带孔的头颈肩底板放置于卡条上,这样每次摆位时头颈肩底板相对于扫描床或治疗床的位置都是固定的,可以减少由于移动底板带来的误差,也方便了放射治疗技师摆位。

(三)设定参考标记点坐标

调整扫描床前后和上下位置,使两侧激光定位指示点尽量接近治疗靶区位置,同时要避免正中激光指示点在患者鼻孔或眼眶等面部凹陷位置,如果患者鼻孔无法呼吸,应避免标志点定于嘴部开口位置。由于扫描床不能左右移动,故可以通过移动激光灯来标记长轴标记线。分别标记三个十字线。

(四)床值归零

打开 CT 内激光灯,将定位床移入 CT 机架内,将扫描上界放置于内激光指示线处,床值归零,再进床至扫描下界,根据此时床值确定扫描定位像的长度。

（五）建档及扫描

首先在 CT 模拟定位机上建立患者的 CT 扫描定位资料档案。设定扫描头颈部方式,扫描患者头颈部冠状面定位图,根据 CT 模拟定位申请单的要求设定扫描上下界,选择合适的 FOV。扫描完成后仔细检查三个铅珠是否在同一横断面,且左右铅珠是否水平(图 3-7)。需要增强扫描的,则可以在平扫结束检查图像符合要求后再注射造影剂,进行增强扫描。扫描完成后将图像传至影像存储与传输系统(PACS)或医生工作站。

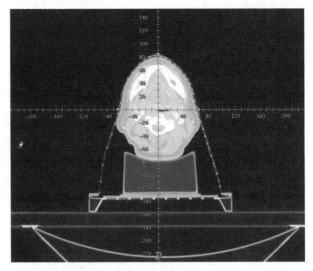

图 3-7　检查头颈部肿瘤 CT 横断面等中心位置

二、胸部肿瘤 CT 模拟定位技术

胸部肿瘤包括食管癌、肺癌、纵隔肿瘤、乳腺癌等,下面介绍食管癌、肺癌等的 CT 模拟定位方法。

1. CT 定位前准备　胸部肿瘤体位固定方式同本章 X 射线模拟定位中叙述,根据肿瘤位置选择头颈肩膜、肩部真空垫、发泡胶等固定。CT 定位前向患者简单介绍 CT 定位扫描的过程,包括使用固定器时的体位要求、定位床移动的安全性等。做增强扫描的患者还需说明注入造影剂之后身体发热的一些情况和不适,遇到不适需要示意,暂停扫描。

2. 体位固定及摆位　调整患者体位,使头部、身体与真空垫贴合,身体长轴与床长轴、激光灯长轴平行。如果使用头颈肩固定,则可以配合使用卡条固定底板。

3. 设定参考标记　在肿瘤相应位置的体表置三个金属标记,画十字线,三点形成的平面必须与体中线垂直。标记应置于胸部呼吸运动幅度较小的部位。

4. 打开 CT 内激光灯,将定位床移入 CT 机架内,将扫描上界放置于内激光指示线处,床值归零,再进床至扫描下界,根据此时床值确定扫描定位像的长度。

5. 建档和扫描　①在 CT 模拟定位机上建立患者的 CT 扫描定位资料档案,设定扫描胸部方式,扫描患者胸部冠状面定位图。②设定扫描范围,根据 CT 模拟定位申请单的要求,设定上下界,选择合适的 FOV,包含三个点。③设定扫描参数,胸部扫描层厚和层距一般选择是 5mm,如果计划单要求是平扫加增强扫描,增强扫描作为下一个系列排在平扫之后,上界起始位等其他参数设定不变。平扫 140kV,增强扫描 120kV,对于幼儿和儿童管电压大致在 50~120kV,同时必须在 CT 模拟定位申请单上注明。扫描完成后仔细检查三个铅珠是否在同一横断面,且左右铅珠是否水平。需要增强扫描的,则可以在平扫结束检查图像符合要求后再注射造影剂,进行增强扫描。扫描完成后将仔细检查图像,如果没有问题将图像传至 PACS 或医生工作站(图 3-8)。

三、腹部肿瘤 CT 模拟定位技术

（一）CT 定位前准备

1. 体位固定装置的准备　CT 定位前需要为患者准备体位固定装置或做体膜固定,腹部及盆腔肿瘤放射治疗使用的体

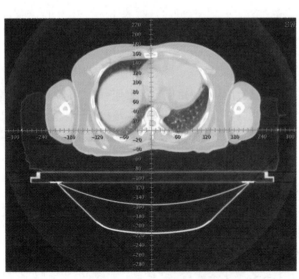

图 3-8　检查胸部肿瘤 CT 横断面等中心位置

位固定装置有真空垫、体位固定架加膜、腹板及发泡胶固定器等。放射治疗选用何种体位固定装置，采取何种体位需要结合放射治疗单位的具体情况，根据不同的病种及不同的放射治疗技术而定。如肝癌患者一般选仰卧位用真空垫、发泡胶固定器及体位固定架加膜等；宫颈癌及前列腺癌患者一般选用仰卧或俯卧位，用真空垫、腹板及体位固定架加膜等。

2. **患者肠道准备**　部分盆腔及消化系统部位的肿瘤患者，根据主管医生的要求，需提前按时、按量喝入少量造影剂，以便定位扫描时能够更好地显影消化道主要病灶及相关器官的位置，这部分患者在放射治疗定位预约时就要将药水提前交给患者或家属，并交代服用时间及间隔。以直肠癌患者 CT 定位为例：患者定位前 1~1.5h 排空膀胱后间隔 30min 左右，分次口服 20ml 泛影葡胺加 1 000~1 500ml 水，每次 400~600ml；或者定位前 1h 排空膀胱后，一次口服 10ml 20% 泛影葡胺加 500~800ml 水，目的是显影小肠；并嘱患者口服造影剂后至 CT 扫描前憋尿，目的是充分充盈膀胱，避免小肠落入盆腔。

3. **患者膀胱尿量的充盈准备**　对于前列腺癌、宫颈癌、直肠癌以及使用体位固定架加体膜，俯卧位治疗的患者，每次放射治疗时膀胱尿量充盈度的改变都会直接影响到患者体位固定的效果、靶区器官位置的改变及放射治疗的疗效，为了保证患者的治疗疗效，从体位固定、CT 定位扫描、治疗前复位验证到每次放射治疗，患者膀胱尿量的基本一致是非常重要的，由于不同的患者对尿量忍耐程度的差别，一般要求患者尿量充盈度大致在 250~350ml，每次可允许患者有 ±30ml 尿量的差别。有条件的单位可在 CT 定位前采用专用 B 超膀胱容量监测仪来测量患者尿量。

4. **CT 定位前与患者的沟通**　向患者简单介绍 CT 定位扫描的过程，包括使用固定器时的体位要求、定位床移动的安全性等，做增强扫描的患者还需说明注入造影剂之后身体发热的一些情况和不适。

（二）体位固定及摆位

1. **真空垫固定及摆位**　患者需脱去外套及长裤，上衣拉高、保证腹盆部除内裤外无其他衣物遮挡，使腹盆部充分暴露，以头先进的扫描方式仰卧躺在准备好的真空垫上，为患者调整体位观察患者胸腹部及腿部是否与真空垫贴合，开启 CT 激光定位系统，观察纵轴（y 轴方向）激光线是否与患者正中矢状线重合，如果不重合调整真空垫位置使之重合。

2. **带腹孔的体位固定架固定及摆位**　以头先进的扫描方式俯卧于体位固定架上，观察患者腹部位置是否放入固定架腹孔内，必要时需调整患者前后位置。调整体位固定架的位置使激光垂直线对应固定架两边预设的摆位刻度，升降定位床、调整患者体部使两侧十字形激光线与患者两侧体部摆位标志点重合，纵轴线激光线与患者正中矢状线或摆位点重合。将固定体膜轻轻罩入体部，观察体膜与患者皮肤的贴合度，如果体膜与患者体部重合性较好，则将体膜扣部锁紧于固定架上。

（三）设定参考标记点坐标

调整定位床前后和上下位置，使两侧激光定位指示点尽量接近治疗靶区位置，使用真空垫的患者，标志点可设在肋骨或髂前上棘部位，在激光定位指示点体膜的左、右、前位置贴胶布标记或定位标签纸，分别画左、右、前三个十字定位参考标志点。

（四）床值归零

打开 CT 内激光灯，将定位床移入 CT 机架内，将扫描上界放置于内激光指示线处，床值归零，再进床至扫描下界，根据此时床值确定扫描定位像的长度。

通常盆腔肿瘤扫描应在坐骨结节下缘位置，会阴部肿瘤需要扫到股骨中段位置。

（五）建档及扫描

建档和扫描体位在 CT 模拟定位机上建立患者的 CT 扫描定位资料档案。设定扫描腹部或盆腔部位方式，扫描患者腹部或盆腔部位冠状面定位图。根据申请单要求设定扫描上下界，上腹部可设在第 10 胸椎下缘至第 5 腰椎下缘范围；盆腔可设定在第 2 腰椎或第 3 腰椎上缘至坐骨结节下缘下 2cm 等。调整 FOV，设定扫描参数腹部及盆腔部位扫描层厚和层距一般是 5mm，如果是调强放射治疗，采用体位固定架加体膜的固定方式，扫描层厚和层距可以缩窄到 3mm。平扫加增强扫描的参数条件及扫描方法与胸部扫描方法基本一致，盆腔部位增强扫描一般情况下在高压注射器启动 45s 后开始扫描。扫描完成后仔细检查图像，如果没有问题将图像传至 PACS 或医生工作站。

四、全脑全脊髓放射治疗 CT 模拟定位技术

（一）相关准备

1. 体位固定器的准备　全脑全脊髓放射治疗的患者，通常采用俯卧位。近年有多个研究表明也可以基于仰卧位真空垫固定患者，虽然模具制作过程、摆位过程较长，但是可以提高患者的舒适度，优化靶区的剂量分布。模具制作过程：①在 CT 模拟定位机床面上放置热塑头膜底架、真空垫，根据头顶激光灯矢状线移动底架及真空垫，使置于床面正中。真空垫充分吸气。②患者仰卧于真空垫上，头部置于底架，眼外眦与外耳孔连线垂直于床面，两侧外耳孔等高，肩部放松，双手伸直紧贴于身体两侧，下肢伸直自然平放，体中线与床长轴一致。③移动床使头顶上 1cm 位于 CT 机架内激光线，床值归零，摄取定位像，范围是头顶至骶 3。根据定位像及移动激光灯调整患者，使头颅正中线、脊突正中点连线和体中线矢状线保持在同一体中线矢状面内，并与床长轴平行。④用热塑膜固定头部，再制作真空垫模型，贴合身体两侧塑形，期间注意推动真空垫内的颗粒，根据人体脊柱的自然形状塑形，使腰椎不悬空，真空垫紧贴后背，可减少脊髓误差。

图片：全脑全脊髓仰卧位定位

2. CT 定位前向患者简单介绍 CT 定位扫描的过程。全脑全脊髓放射治疗的靶区范围清晰，加上仰卧位真空垫固定的方法手臂在真空垫内，不方便注射造影剂，所以可以不需要做增强扫描，平扫即可。

（二）CT 定位扫描

1. 建立三组标记点，每组由三个十字组成。位置的选取可参考 CT 床值，胸部点大致位于头顶与骶 3 中间，床值为骶 3 床值除以 2，此时在体表及真空垫两侧做十字标记。向脚侧移动床 20cm，激光线投射在头膜上，做标记，画出激光灯矢状线在颈部的延伸线，辅助摆位。再向头侧移床 40cm，在体表及真空垫两侧做十字标记。

图片：全脑全脊髓仰卧位定位 CT 矢状面

注：设头顶到骶 3 距离为 S，相邻点间距为 a，若测得 $S<80$cm，则相邻点间距 20cm 或更小；若 $S>80$cm，则相邻点间距相应略增大，避免腰髓射野不能包含骶 3；根据加速器准直器为 40cm×40cm，应满足 $\frac{S-2a}{2} \leqslant 20$cm。在标记处分别贴铅珠。

2. 开始扫描，扫描范围包括头顶上 1cm 至骶 4 下缘。层厚 5mm，层间距 3mm。图像传至 TPS。

第五节　MR 模拟定位

一、MR 模拟定位概述

虽然 CT 对具有不同电子密度 X 射线吸收特征的组织结构具有较好的分辨率，但是如果没有明显的脂肪或空气界面，则对具有包括肿瘤在内的相似电子密度的不同软组织结构区分较差。与 CT 相比，MRI 最大的优点就是对具有相似电子密度的软组织有较强的显示能力并且能区分其特征。在这种情况下，MRI 能够更好地提供靶区的轮廓，不但包括肿瘤的范围，而且还包括邻近的重要软组织器官。通过更准确的定位肿瘤靶区、避免危及邻近的组织器官，以及提高局部控制率等，进而提高放射治疗效果。MRI 已经成为某些组织结构成像的"金标准"，如脑、脊髓及软组织部位（如盆腔、四肢等），使得这些部位的结构能够较好地区分彼此。

与 CT 模拟类似，MR 模拟定位设备主要由 MR 模拟定位机、具有 DRR 功能的虚拟模拟工作站以及一套患者对准或标记系统组成。

MRI 有许多优于 CT 方面的优点，具有直接应用到放射治疗计划制订上的潜力。但是在很多大医院，单独应用 MRI 并没有真正对 CT 图像所确定的放射治疗计划产生挑战。这方面主要的原因包括 MRI 存在图像失真以及缺少图像电子密度方面的信息等。其他原因有 MRI 不能很好地显示骨性结构，在检查的过程中存在一些强迫性的限制，如对患者进入 MRI 检查室的要求、固定于某一体位和患者对封闭的检查室的恐惧感受及与 CT 相比较高的花费等。另外，虽然 MRI 具有更强大功能来显示不同的组织结构，在放射治疗计划制订中，其同样存在如何使图像序列标准化以及描述比较不同的图像序列的困难等。

目前 MR 模拟定位技术应用于临床主要有两种方式，一种为 MRI 图像信息与 CT 图像信息融合，

协助提供准确的诊断信息以及确定肿瘤和重要器官的边界,将在 MRI 图像上勾画的靶区和危及器官移植到 CT 图像上,用 CT 图像进行计划设计,这是目前临床上的主要方式;另一种是直接使用 MR 模拟定位机进行定位,体表标记点需使用无磁标记点。

二、MR 模拟定位前准备

明确 MR 模拟定位禁忌证。如果患者体内含有金属植入物、金属内固定、心脏起搏器、助听器、电子耳蜗或体内动脉金属夹等中的任何一项都不能进行 MR 模拟定位。检查前要摘除患者身上所有的金属物品,也不得将金属物带入,以免发生意外。MR 扫描时噪声较大,需对患者做适当的听力保护,并告知患者不要紧张、检查需要的大体时间等。做增强扫描的患者还需告知注入造影剂之后可能出现的发热、心率加速等过敏反应症状。

三、摆位及设定参考标记点坐标

将专用线圈放置于 MR 定位床上,将患者按放射治疗要求摆位,保持平静呼吸。把 MR 模拟定位机专用定位指示灯放置于磁体两侧,将 MR 内置激光灯对齐头部无磁标记点,并与模拟定位机专用定位指示灯中心重合,设置扫描中心,进床扫描。

四、建档及扫描

在 MR 模拟定位机上建立患者的 MR 扫描定位资料档案。设定扫描成像序列。根据定位申请单的要求设定扫描范围,在设定上下界时需保证有足够的宽度范围,即 FOV 应足够大。扫描完成后经仔细检查图像如果没有问题,将图像传输到虚拟模拟工作站,完成几何失真校正、三维数字图像重建及显示,由医生勾画靶区和危及器官,通过电子密度校正或变换后,选择合适参数生成 DRR 图像,进行照射野的设置和修改,最后将结果打印出来或通过网络传输到其他设备。

第六节　PET/CT 模拟定位

一、PET/CT 模拟定位概述

CT 模拟定位系统是通过 CT 图像确定肿瘤靶区,与普通定位机相比,对于肿瘤靶区的准确性有很大的提高。但是,当肿瘤和邻近正常组织在影像学上不易区分时,如肺癌合并肺不张、放射后纤维化、肿瘤复发等,CT 模拟定位机有局限性。正电子发射断层成像(PET)可进行功能性成像,用放射性核素标记物测定激素受体、肿瘤乏氧、肿瘤细胞增殖率、肿瘤血管生成和肿瘤细胞凋亡等情况。PET 显示分子代谢信息,目前应用最多的是葡萄糖代谢成像,可以显示葡萄糖高代谢的肿瘤组织,易于区分葡萄糖低代谢的放射后纤维化及坏死组织。但是 PET 对解剖结构显示不清。使用 PET/CT 模拟定位(PET/CT simulator)时,患者可同一体位进行 PET 和 CT 扫描,并使两者图像融合。

图片:PET/CT 进行模拟定位

二、PET/CT 在临床放射治疗中的应用

PET/CT 在放射治疗中的主要临床应用:

1. PET 是一种高分辨率定量的功能成像技术,可通过生化方法早期发现组织的恶变及通过生化过程的变化更好地观察肿瘤的治疗效果。PET/CT 是集功能性与形态学成像于一体的检查设备。准确的肿瘤临床分期是选择最佳治疗方案的前提。传统的 CT、MRI 进行 TNM 分期有一定误差和局限性,PET/CT 以功能成像和解剖影像同机融合的突出优势,一次扫描即可完成全身检查,避免了病灶的遗漏。通过分析 PET/CT 显示的病灶浓聚程度及延迟扫描变化,排除或修正可疑诊断,对转移淋巴结进行精确定位,同时提供病灶侵犯周围正常组织的信息等,大大提高了肿瘤分期的准确性。

2. 测定肿瘤内标准化摄取值(SUV),有效控制肿瘤的放射治疗剂量。放射生物学研究表明,肿瘤内癌细胞分布是不均匀的,由于血供和细胞异质性的差别,不同的癌细胞核团对放射治疗的敏感性也有较大差异。如果给予靶体均匀剂量照射,势必有部分癌细胞因剂量不足而存活,成为复发和转移的根源。如果靶剂量过高,则会导致周围敏感组织出现严重损伤。PET/CT 通过测量肿瘤内各区域的SUV,反映肿瘤各区域内肿瘤细胞增殖活性,从而按需求给予不同的照射剂量,实现生物意义上的剂量

调强,更好地保护正常组织,为生物适形和物理调强适形放射治疗技术的开展提供了良好的条件,达到最佳的放射治疗效果。因为 PET 兼有定性和定量以及代谢方面的信息,德国的 Zimny 选 42 例头颈肿瘤研究:单用 PET 及 CT 对原发灶及复发灶判断的敏感性、特异性、准确性依次分别为 74%、73%、74% 和 52%、82%、60%;若使用 PET/CT 可提高为 77%、82%、79%。故可以认为 PET 对常规 X 线、CT及 MRI 等在肿瘤定位方面有补充作用。

3. 评价肿瘤放射治疗后效果,判断肿瘤放射治疗后是残留、复发或瘢痕坏死组织　肿瘤组织经放射治疗后往往形成纤维化、坏死及瘢痕组织,依靠 CT、MRI 等很难从形态及密度上与肿瘤残留或复发鉴别。PET/CT 利用肿瘤 18F-氟代脱氧葡萄糖(18F-FDG)代谢显影,能较好地进行鉴别和评价疗效。

三、PET/CT 模拟定位前准备

为保证 PET/CT 机器性能,每次开机后均需进行 PET/CT 日常质量控制。

PET/CT 定位的患者扫描前均需禁食 6h 以上,安静休息 30min 后测血糖,血糖在正常范围后按标准剂量,经肘静脉注射显像剂,避光,平卧休息 40～60min。

四、摆位及建档扫描

在 PET/CT 上将患者以治疗体位摆位,平静自由呼吸状态下行 CT 扫描,再行 PET 全身断层成像。PET 数据经 CT 衰减校正后重建,在图像工作站行 PET 与 CT 融合,分别得到横断面、矢状面和冠状面的 PET、CT 和 PET/CT 图像,同时测定相应部位的 CT 值与 PET 的 SUV,据此进行以 CT 图像为基础和以 PET/CT 融合图像为参考的放射治疗计划设计。

本章小结

在放射治疗流程中,模拟定位是一个非常重要的环节。从过去的通过 X 射线诊断机或 X 射线片定位到近代应用的 X 射线模拟定位机、CT 模拟定位机、MRI 和 PET 的应用、图像融合技术,使当代定位技术有了飞跃性发展,定位精度越来越高,使精确放射治疗技术得以实现。虽然目前 CT 模拟定位已作为模拟定位的常规方式,但是熟练掌握 X 射线模拟定位机的应用方法、独特功能,依然是一名放射治疗技师应具备的技能。X 射线模拟定位机在有的方面比 CT 模拟定位机更便捷,如透视影像更直观。此外,4D-CT、MR 模拟定位、PET/CT 模拟定位等新技术,因它们特有的功能,使放射治疗靶区定位的意义又注入了新的内涵,可以采集到包含呼吸信息的影像,弥补了 CT 定位在软组织影像方面的缺陷。技师应当不断学习新的知识,掌握新的技能,提高放射治疗精度。

(秦颂兵　张汝婷)

扫一扫,测一测

思考题

1. X 射线模拟定位机的工作原理是什么? 有什么临床功能?

2. X 射线模拟定位过程是什么? 举例说明。

3. CT 模拟定位机的基本部分组成包括哪几个部分? CT 模拟过程主要步骤有哪些? 举例说明。

二维放射治疗技术

学习目标

1. 掌握:各种基本照射技术的特点及相应临床应用。
2. 熟悉:各种典型照射技术相应定位及摆位要求。
3. 了解:常见病种放射源及照射剂量的基本知识。
4. 具有:放射治疗技师的基本安全意识及规范操作知识。

第一节　远距离放射治疗基本照射技术

一、固定源皮距照射技术

(一)临床应用

固定源皮距(SSD)照射技术也称为源皮距照射,指在对患者实施放射治疗时,放射源到患者皮肤的距离保持固定,将肿瘤(或靶区)的中心置于放射源点 S 与放射线在皮肤的入射点 A 的连线的延长线上(图4-1)。

对于该技术,如果机架角有误差,肿瘤中心就会偏离射线束中心,如果靶区很小,且深度较大,靶区甚至会偏出照射野之外。如果采用多野进行 SSD 照射,需要对每个照射野分别进行摆位,效率较低。

目前固定源皮距照射多用于单个射野的姑息性放射治疗或非标称源皮距治疗。对某些简单野照射的病例,如锁骨上区和内乳区,尽管剂量分布并不理想,采用单野 SSD 垂直照射技术简单容易实现。

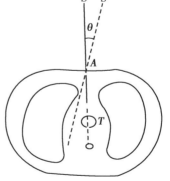

图 4-1　源皮距照射技术

图片:固定源皮距照射技术

(二)照射方法

SSD 垂直照射技术是传统宫颈癌体外照射的常用方法,用于配合腔内放射治疗、补充宫旁及淋巴结转移区的剂量。常采用全盆腔照射野,一般常用照射野为 20cm×15cm 大野,照射野设计包括宫腔及宫旁淋巴区。通过全盆照射可以从体外给予宫腔一部分照射剂量,用以补充腔内的照射量,但此剂量不宜太高,以保护膀胱和直肠等重要组织和器官。因此全盆照射在达到一定剂量后要改为四野照射,面积约为 8cm×15cm,前面两野,后面两野;也可以用前面一大野,中间挡铅,后面一大野,中间也挡铅的办法。前野上界为髂嵴水平附近,下界为耻骨联合下缘水平,外界为股骨头 1/3 以内,后野与前野相对应,只是中间挡铅宽度不同。前野挡铅用于保护膀胱,后野挡铅用于保护直肠。

（三）定位技术及摆位要求

1. 定位技术　常规宫颈癌体外垂直照射时,在模拟定位机下定位,在照射野皮肤表面画线做标记,采用前后野对穿照射,前野仰卧位,后野俯卧位。仰卧时让患者躺平,体中线与治疗床中线相重合,头部放正,两肩自然放松,两臂贴于体侧,两腿并拢伸直。前野上界为髂嵴水平附近,下界为耻骨联合下缘水平,外界为股骨头 1/3 以内,后野应与前野相对应,只是中间挡铅宽度不同。

2. 摆位要求

（1）根据治疗要求,借助摆位标记,引导患者调整好体位。

（2）调整机架角度和治疗床角度至 0°。

（3）打开距离指示灯,使灯光野中心"+"对准体表照射野中心,将床升至治疗距离。

（4）打开射野指示灯,调节射野大小,使灯光野开至体表野大小,同时旋转小机头,使灯光野与体表野重合。

（5）使用铅挡块将照射野遮挡至所需形状。

（6）根据需要,放置好填充物,如蜡块或是其他等效物质。

（7）摆位完成,出治疗室,再次核对医嘱(包括前后体位、固定装置、填充物、照射剂量等)无误后,开机治疗。

（四）放射源的选择及照射剂量

1. 放射源的选择　根据肿瘤所在的解剖部位、病理类型、分化程度、临床分期等不同,选择不同能量的放射线。一般选择高能 X 射线或 ^{60}Co 射线。

2. 剂量选择　对中晚期(ⅢA~ⅣA 期)宫颈癌患者,需要先行全盆放射治疗。一般每周 5 次,每次照射剂量为 2Gy。常规治疗全盆照射 20~30Gy 后,再开始腔内后装治疗及盆腔四野盒式照射(也可全盆腔放射治疗与腔内后装治疗同时开始)。由于已行全盆腔放射治疗,腔内后装治疗剂量应适当减少,A 点总量为 40~50Gy/(6~8 次),盆腔四野照射 20~25Gy/(2.5~3 周),盆腔照射总量为 50~55Gy。

（五）注意事项

1. 宫颈癌体外垂直照射多采用前后野对穿照射的方法。如果采用前后野轮换照射(每日只照射前野或者后野之中的一个),技师在摆位治疗时一定要注意每次轮转照射的顺序,看清楚治疗单上前一次治疗的是哪个野,以便提前告知患者本次治疗是采用仰卧还是俯卧。

2. 由于临床医生所需的照射野不单纯是方形野或矩形野,而是需要根据肿瘤病变的大小、形状来确定其照射靶区,因此照射野的形状千变万化,为此就需要用足够防护厚度的铅块来遮挡需要保护的组织和正常器官。挡铅放置在治疗机托盘上,距离患者体表 15~20cm,故托架要牢固、安全可靠,避免因经常使用而产生变形或发生松动或老化断裂。

3. 照射不规则野时,需要使用挡铅保护照射野内的正常组织和器官。在摆位过程中,铅挡块的精确摆放与否直接影响到治疗效果。为此要求摆位技师要有责任心,工作中要细心并做到摆位和挡铅准确无误。

4. 在摆位的过程中,一定要注意机架角度的准确性,同时还要注意患者的体位,否则肿瘤的中心就会偏离照射野中心。

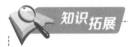

源皮距照射

目前源皮距照射多用于姑息性放射治疗或采用简单野照射者,如设备和技术条件允许时,应尽量采用等中心技术照射。

二、等中心与成角照射技术

（一）临床应用

1. 等中心(SAD)照射技术　是临床常用的照射方法,目前多数放射治疗机都可以做等中心治疗。等中心治疗的基本原理是将病灶中心或靶区中心放在机架的旋转中心,机架于任何角度时,射线束中心都穿过病灶中心(或靶区)中心。等中心照射具有摆位简单、重复性好的特点,是放射治疗摆位技术的趋势。该技术的摆位要点是要保证升床准确,先对距离再给角度(图4-2)。

使用 SAD 技术照射时,通常使用多野成角照射,通过合理的布野,尽量避免对穿野照射,以便减小入射和出射剂量叠加。成角照射方法又称给角照射,即将治疗机机架旋转一定角度后进行照射,也就是使放射线束与治疗患者身体形成一定夹角。临床工作中,如食管癌、胰腺癌、肾癌等都宜选择等中心照射技术。

2. 成角照射技术　①成角照射最大的优点是可以避开重要器官,采用最佳入射角度治疗,减少重要器官及正常组织的受照射剂量。②为了提高靶区剂量分布的适形度和均匀性,可采用多野成角交叉照射。③为了保证患者照射体位舒适,使体表野与照射部位保持一致,可采用水平成角照射或反向成角照射。
④因肿瘤原位复发,以前曾做过放射治疗,皮肤及正常组织都受到过比较大的剂量照射时,可选用成角照射,避开原照射野的皮肤、组织和器官,提供再次放射治疗的机会。

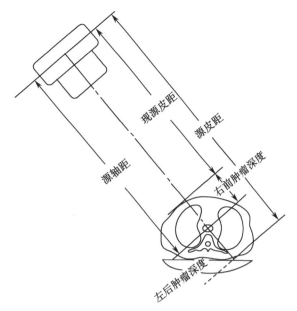

图 4-2　等中心照射技术

成角照射的难点主要是相邻射野的衔接问题,如给角度野与相邻垂直照射野间,非共面野相邻野间的剂量衔接,都会存在比较明显的剂量冷点或热点。

(二)照射方法

以食管癌为例:胸段食管癌多用三野交叉照射,即前正中野和背部两个给角度照射野。前正中照射野可以使食管病变部位得到较高剂量的照射,同时入射野内的肺组织最少,肺受照射剂量较低。但是如果只用单一前野照射,由于病灶部位深,就需要给出很高的照射剂量,才能使食管靶区得到足够的治疗剂量,而且单野照射肿瘤靶区剂量分布极不均匀。此种情况下只有开设后野照射,并把后野分成两个角度斜野照射才能避免上述问题。

(三)定位技术及摆位要求

以食管癌等中心照射为例,介绍等中心与成角照射技术。

1. 食管癌等中心定位方法　一般对单纯放射治疗的患者,应尽量采用一前两后三野等中心照射的方法。但是由于此种照射方法使两后斜野均不能完全避开脊髓,所以现在使用更多的是采用前后垂直对穿野照射,待其治疗剂量达40Gy后再改为右前左后斜野照射(剂量为20~30Gy)的方法。因为一般人的食管偏左,故右前左后斜野照射时可以更好地避开脊髓,所以目前在等中心照射技术的临床应用中,以使用右前左后斜野照射方法居多。下面介绍此种定位方法:

(1)让患者咽下一口钡剂,再含一口钡剂,然后嘱其仰卧于模拟定位机的定位床上,根据食管 X 射线上肿瘤所在的位置,将模拟定位机的灯光野中心放置在患者体表适当的位置上,源皮距确定为100cm。

(2)通过透视观察患者吞咽钡剂后肿瘤所在的位置,把模拟定位机的等中心放在肿瘤中心处,用模拟定位机的#字线测量肿瘤的长度,照射野一般在肿瘤上下端各放 3cm,野宽为 5cm 左右。

(3)转动机架到-50°,升床至照射野中心,以不偏离肿瘤病灶中心为止,根据需要调整模拟定位机小机头的角度。

(4)转动大机架到+130°,转动小机头使照射野避开脊髓,此时避开脊髓的情况与右前野相同。如果此时需要再升床,须待确认左后斜野完毕后,再重新确认右前斜野(图4-3)。

有时两个斜野无论怎样调整治疗床的高度,总是一个能够避开脊髓,而另一个则不能避开,其原因可能是机架等中心与肿瘤中心的位置不重合(在左右和升床方向)。这时需要把模拟定位机的机架

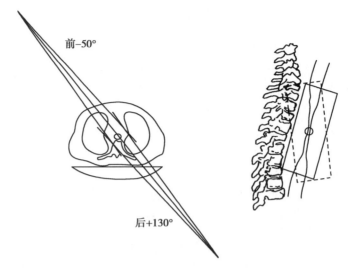

前-50°

后+130°

图 4-3 食管癌等中心放射治疗示意图

和机头均回复到零位,重新核对肿瘤病灶中心的位置。此时照射野的上下界不用急着重新界定,可以先左右移动定位床来调整好病灶中心的位置,然后再重新确定右前斜野和左后斜野的参数即可。

在等中心模拟定位的过程中,只有在源皮距是100cm和机架角度零位的情况下,查找肿瘤病灶中心时才可以左右移动定位床。待病灶中心确认好以后,不可再左右移动定位床。此时只可以转动机架角度和机头角度,以及升降模拟定位床。待确认左右斜野完毕后,应记录下小机头角度和大机架角度,以及此时的源皮距和升降床距离等物理参数。

(5) 将机架回复至零位,小机头也回复至零位。开启灯光野,标记出患者体表上显示的照射野的中心。根据光距尺读出此时源皮距,则升床的高度等于100cm减去此时的源皮距。如此时的源皮距是90cm,则升床的高度为100cm-90cm=10cm。

(6) 将机架旋转至右前斜野角度处,据此可以计算出患者右前斜野处皮肤至肿瘤的距离,也就是胸部右前处皮肤至肿瘤的深度。让患者坐起后观察放射源至模拟定位机床面的距离,据此可以计算出患者左后斜野皮肤至肿瘤的距离,也就是背部左侧处皮肤至肿瘤的深度。如放射源到模拟定位机床的距离是116cm,则左后斜野处皮肤至肿瘤的深度即等于116cm-110cm=6cm。此时做好有关物理参数的记录,一个完整的食管癌等中心照射右前左后斜野的定位过程就全部完成了。

(7) 一前两后野等中心照射定位的方法以及左前右后斜野等中心照射定位的方法,基本上与右前左后斜野等中心照射定位的方法相同,只是机架、机头角度等的不同。单纯放射治疗的患者,如一前两后斜野照射能够较好地避开脊髓时,最好使用一前两后斜野的照射方式进行治疗。因为种方式可以使得肿瘤病灶处的照射剂量的分布更加均匀。

2. 食管癌等中心成角照射的摆位要求

(1) 核实患者姓名、住院号、性别、年龄等信息,核对长期医嘱及当日医嘱。

(2) 设置好照射野面积,注意照射野 x、y 轴的方向。它与机头角方位有关,不要给错。

(3) 如果有楔形板照射野,注意楔形板的角度及方向,同时注意机头角的方位。

(4) 如果治疗床对射线的衰减较大,需要采用适当手段来减小或避免治疗床对剂量的影响(如尽量将照射区域置于网状床面区域、避免床内金属材料进入射野内部)。

(5) 按要求对准激光定位点(或十字线),摆好体位。

(6) 将灯光野中心十字对准医生定位的体表十字,把床缓缓升至所需要的高度,达到 SSD 距离要求。

(7) 按医嘱要求给大机架角度和小机头方位角,一定要准确无误,误差控制在 0.1° 以内。

(8) 按治疗单输入当日应照射的加速器跳数或 ^{60}Co 治疗时间。

(9) 摆好位后出治疗室,再次核对医嘱要求,包括患者体位,固定装置、填充物、照射剂量等,然后开机治疗。

（四）放射源的选择及照射剂量

由于食管的位置较深，食管肿瘤放射治疗时适合选择 ^{60}Co、6MV 或能量更高的 X 射线，不宜选择能量较低的射线，颈部淋巴结照射时不宜选择能量较高的射线，以免由于建成区域过深而导致皮下照射剂量的不足。术前放射治疗及术后放射治疗一般采用常规分割照射，术前放射治疗剂量为 40Gy，休息 2~4 周后手术；术后放射治疗剂量为 50Gy；若术后有肿瘤残存，可根据具体情况适当提高照射剂量至 60~70Gy。单纯放射治疗时，可采用后程加速超分割照射的方法，其疗程的前 2/3 采用常规分割治疗模式，而后 1/3 采用加速超分割放射治疗的模式，治疗总剂量达 60~70Gy。

（五）注意事项

应用等中心照射技术时，照射野的大小是指在等中心处的实际照射野的大小，而不是在患者体表或照射固定装置上所显示的照射野的大小。定位和照射时应尽量让患者取自然和舒适的体位。用等中心照射技术定位和放射治疗时，患者身体的受照射部位必须在治疗床的网架范围内，只有这样，当治疗机头转到治疗床的下方进行照射时，其放射线的剂量才不会被治疗床板所吸收。

三、楔形野照射技术

（一）临床应用

为适应临床治疗的需要，有时需要在射线束的途径上加特殊滤过器或吸收挡块，对线束进行修整，以获得特定形状的剂量分布。楔形滤过板（简称楔形板）是最常用的一种滤过器。楔形板通常用高密度材料（如铜或铅）做成。楔形板连同固定托架通常放在准直器上侧近源位置或准直器下侧远源位置。当放在后者位置时，必须保证楔形板离开体表或皮肤至少 15cm，避免增加高能 X(γ) 射线的皮肤剂量。

目前几乎所有的 ^{60}Co 治疗机、直线加速器都带有各种规格的楔形滤过板。原则上，从能量 250kV 的 X 射线、^{60}Co 的 γ 射线到高能 X 射线，都可以使用楔形板来修正其平野的剂量分布，使等剂量曲线发生倾斜。此外，楔形板还可以起到组织补偿作用，用于修正身体曲面。如乳腺癌切线照射、颈段食管癌照射等，都可以使用楔形板照射来得到更为均匀的剂量分布。

1. 楔形照射野的常用概念　楔形角 α 是表示当放射线束通过楔形板以后，其等剂量曲线发生倾斜的角度。具体地讲就是体膜内放射线束中心轴上 10cm 深度处，楔形等剂量曲线与照射野中心轴夹角的余角叫楔形角。常用的楔形角有 15°、30°、45°、60° 四种。

（1）楔形板与放射线能量和治疗深度的关系：当具有相同能量的放射线束进入到人体以后，在建成区以下随治疗深度的增加，楔形角 α 变小。入射线能量愈低（如深部 X 射线），楔形角随深度变化愈大。

（2）楔形因子 (F_w)：照射野中心轴上深度 d 处有楔形板和无楔形板时的吸收剂量之比称为楔形因子，即 $F_w = D_{dw}/D_d$。楔形因子一般通过测量方法取得，测量深度是随所使用放射线的能量不同而不同。如 ^{60}Co 的 γ 射线取 $d=5$cm，高能 X 射线取 $d=10$cm。常规放射治疗所用的百分深度剂量乘以楔形因子后即可得到楔形百分深度剂量（图 4-4）。

（3）一楔合成：所谓一楔合成，就是将一个楔形角较大的楔形板作为主楔形板，按一定的剂量比例与平野轮流照射，从而可以合成 0° 到主楔形板楔形角间任意楔形角度的楔形板。如用现有楔形角 α 的楔形板照射一定剂量 $(D_{有楔})$，再在不加楔形板的情况下照射一定剂量 $(D_{无楔})$，则等效楔形角 $\alpha_{等效} = (1-F) \times \alpha$，其中 F 为不加楔形板的照射剂量与照射总剂量的比值。

（4）动态楔形板：是利用独立准直器的运动来实现的。它是通过叶片在每个位置上停留时间的不同，来形成固定角度的物理楔形板照射野，同时通过左右不同叶片的同时运动，也可形成任意要求的剂量分布。动态楔形板不仅可以替代物理楔形板，而且心实现一维调强治疗。

图片：四种规格的楔形板

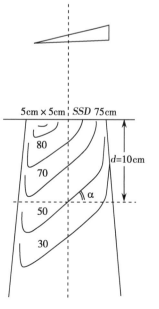
图 4-4　楔形板剂量分布示意图

视频：动态楔形板的应用

2. 楔形板使用中的一些问题

（1）楔形板的设计和应用有两种系统：一种是射野依赖系统，楔形板的尖端总是与照射野的边缘对齐，放射线束中心轴通过的楔形板的厚度随照射野的宽度而变，因此其楔形因子也随之改变。此系统一般用于 ^{60}Co 治疗机，其剂量损失较小，需照射的时间也相对较少，但是操作麻烦，可靠性也差。另一种被称为通用楔形系统，放射线束的中心轴总是通过楔形板的中心，无论照射野大小，其通过楔形板的厚度不变，故使用简便，但剂量损失较大，此系统一般用于加速器治疗机上，因加速器的输出剂量率较高。

（2）一楔多用问题：目前有些加速器治疗机的楔形板，是固定在机头里面的，不用人工更换，而是采用了一楔多用的机制。它是用一个 60° 的楔形板，由计算机来控制，在每次治疗中，用 60° 的楔形板照射一定剂量后，自动收回楔形板，再照射完此次的剩余剂量，利用有楔形板与无楔形板照射剂量之比，可以合成小于 60° 楔形角以内的任何角度的楔形野，这样就不只局限在 15°、30°、45°、60° 四种楔形板的应用范围中，并且可以在靶区范围内得到更好的剂量分布。

（3）物理楔形板与动态楔形板：固定角度的楔形板以及一楔合成用的主楔形板均称为物理楔形板。虽然一楔合成可以生成 0°~60° 任意角度的楔形野，但它们的楔形角一旦确定，整个射野内的剂量分布几乎不变。物理楔形板作为一种特殊的射线滤过器，对射线质还是有些影响，特别是沿楔形方向。此外，加了物理楔形板之后，射野输出剂量率减低，照射时间加长。采用动态楔形板可以克服上述物理楔形板存在的问题。

（二）照射方法

以上颌窦癌的楔形板照射技术为例。

1. 楔形野照射   上颌窦癌患者一般原发病灶大都发生在上颌窦腔的壁上，由于上颌骨的解剖部位处于偏心位，如不采用楔形板两野照射，在靶区内就形成了前野高剂量区与侧野高剂量区叠加成的超高剂量区、前野低剂量区与侧野低剂量区叠加形成的超低剂量区的现象，使靶区内剂量分布非常不均匀。如用楔形板照射技术，就可将高剂量区通过楔形板的厚端吸收而降低，而低剂量区通过楔形板的薄端使剂量分布基本不变，这样会使高剂量区与低剂量区的剂量分布大致相等，形成一个较均匀的靶区剂量分布。

2. 上颌窦癌楔形板照射的剂量分布   上颌窦肿瘤照射时，加楔形板与未加楔形板的剂量分布图可以看出（图 4-5），调节射线束入射角度及选用正确的楔形板，会使上颌窦腔内的剂量分布均匀，正常组织器官受影响小，尤其是侧眼球可以得到较好地保护。

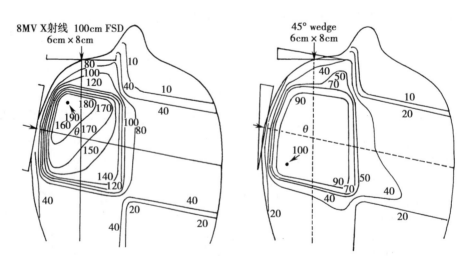

FSD：焦点（F）至皮肤（S）的距离；wedge：楔形板。

图 4-5 楔形板照射技术

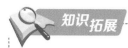

楔形角选取的经验公式

多个楔形野联合应用时,选定合适角度的楔形板可得到较理想的靶区剂量分布。如两楔形野交角照射,楔形角度的选取可参照如下经验公式,即楔形角 $\alpha=90°-\theta/2$(式中 θ 为两楔形野中心轴交角)。如上颌窦癌照射野的两楔形野中心轴交角为 90°,计算得到楔形角选取角度是 45°。

(三)定位技术及摆位要求

以上颌窦癌楔形板照射摆位技术为例。

1. **体位** 平仰卧位时,头垫枕或固定头枕;侧卧位时头垫枕。在摆位时要求患者配合,尽量使患者身体既达到治疗体位要求又感到比较舒适,可采用一些固定措施保证患者在治疗中不发生体位移动。

2. **口腔** 嘱患者张口含瓶或用口含器避免舌头和颊部受到照射。

3. **照射距离** 将灯光野中心对准体表野中心。如用源皮距给角照射时,要求先转好应给的机架角度,再核对照射治疗的距离;如用等中心照射时,要求先对准升床距离,再转好治疗机架角度。

4. **照射野** 对准照射野是放射治疗的关键。如用源皮距照射时,需先对准照射距离后,再用灯光野按体表野大、小、宽、长、方位对好;如用等中心照射,需按医嘱要求,先给好照射野的宽、长及方位角度,再校对源轴距,因为此时的体表灯光野面积是代表靶区中心的照射面积。一般等中心治疗时不在体表描记照射野边框,只勾画照射中心的十字线,因此在给定源轴距后,再核对一下照射野的宽、长及方位角度是否正确,以保证等中心照射时,在体表无射野框的情况下,保证其到达靶区中心的照射剂量准确无误。

5. **挡铅** 在垂直照射或机架角度小于 10° 时,可用铅挡块挡好眼睛(大于 10° 角时,挡铅比较困难),减少半影对角膜、晶状体的照射,或者利用机架角躲开对侧眼球。

(四)放射源的选择及照射剂量

多采用 4~8MV X 射线或 ^{60}Co 射线照射,上颌窦癌亚临床病灶和术前放射治疗剂量为 50~60Gy/(5~6 周);根治剂量为 70Gy/7 周;术后放射治疗可根据残存病灶或切缘等不同情况,放射治疗剂量一般为 60~70Gy/(6~7 周)。

(五)注意事项

应用楔形板时的注意事项:①采用电子线和低于 1MV 的深部 X 射线放射治疗时不宜使用楔形板;②应用楔形板时应注意其剂量分布的热点或冷点问题;③按要求摆位后,放准楔形板,嘱患者不要移动,因此时照射野的灯光野标志全部被挡,不能再核对照射位置;④楔形板装置应距离患者体表15cm 以上,以免散射线增加皮肤表面剂量。

四、切线野照射技术

(一)临床应用

切线野照射技术在临床放射治疗中应用较为广泛,尤其以乳腺癌保乳术后的乳腺切线野照射技术最具有其代表性。为使乳腺组织在保乳术后的放射治疗中,能够得到足够的剂量照射,同时又能够保护好正常肺组织,需对乳腺采用切线野照射技术。切线野照射技术就是在治疗时,使照射野的一侧边缘开放,用放射线束将被照射的部位"切割"出来,这种照射方式就称为切线野照射技术。

(二)照射方法

放射治疗时,嘱患者按照定位时的体位要求和技师摆位时的具体要求,仰卧于治疗机的治疗床上,胸壁可采用 4~6MV X 射线或 ^{60}Co 射线进行切线照射。若切线野包括内乳淋巴结时,则内切线野的后缘(内切线)应设在过体中线 3cm 处;不包括内乳区照射时,可依患者肿瘤的大小及浸润的范围、胸壁软组织的厚度及内乳淋巴结、腋下淋巴结等的情况而定。外切线野的后缘(外切线)多设在腋中线或腋后线处,为了保持此时体位与模拟定位时体位的一致性,治疗时患者背部可放置一个角度适合的楔形垫板,患侧手臂上举或双手抱头。术后预防性照射者,多行常规分割照射,治疗总剂量为 50Gy;

0406

图片:切线野照射技术

笔记

保乳术后手术瘢痕处需追加照射剂量15~20Gy。

（三）定位技术及摆位要求

1. 乳腺癌切线野定位技术

（1）为了减少对患者肺组织的照射，要使胸壁保持水平。通常的做法是在患者的背部放置一个角度适合（一般有5°、10°和15°）的楔形垫板。患者躺下后，其肩部上缘要与垫板的最高一侧对齐，下颌扬起，头部可垫枕，患侧胳膊外展，手揪耳朵或放在头顶，以避免手臂受到照射（图4-6）。

（2）切线野的上界在第二前肋水平，下界在乳房皱襞下2cm，宽度取决于患者乳房的高度和胸壁的厚度，多为5~10cm。如果内切野包括内乳区淋巴结时，内切野的后缘线应过体中线3cm；如果内切野不包括内乳区时，内切野的后缘可在体中线的位置。为了提高皮肤的照射剂量，在有些患者的照射区域的皮肤表面需要加盖1.5cm厚的蜡模，所以内切野的前缘要游离出皮肤外2~3cm。如果皮肤表面不加盖蜡模时，则内切线野的前缘只游离出皮肤外1cm即可。

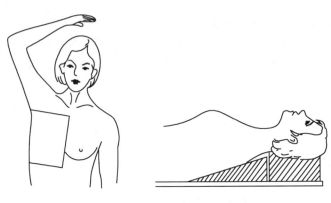

图4-6　乳腺癌体位要求

（3）找出外切线野的后缘，也就是外切线，一般为患者患侧的腋中线或腋后线，沿着这条线贴一条铅丝。如果病变在右侧，可转动大机架到45°。如果照射野不包括内乳区时，可把灯光野的内切线对准已在皮肤上划出的标记上。准备一张白纸板并把白纸板的一边置在内切线野的后缘上，纸板的平面须与模拟定位机头的照射窗口平行，通过左右移动和升降定位床，将放射源到纸板的距离调整为100cm。在移动定位床的过程中，纸板要始终保持在照射野的内切线上，灯光野的内切线也要与皮肤上的内切线相重合（图4-7）。

（4）打开监视器并适当转动大机架，使内切线野的后缘与外切线野的后缘（贴铅丝处）重合。一般大机架角度在45°~60°，少数患者可以适当超出。适当转动小机头使内切线与胸壁走向平行，调整铅丝使它与内切线重合，为了使照射野符合要求，可以适当调整内切线的位置。当内切线野包括胸壁及肺组织在正常范围内时，内切线野的前缘要游离出皮肤2cm。内切线与外切线重合良好时，即可在患者的皮肤上画出内切线野的上下界及其后缘（后界），贴铅丝处可用虚线描出。

（5）确定外切线野时，其上下界不变，大机架旋转180°。当内切线野的大机架角度为50°时，其外切线野的大机架角度可暂为-130°。把

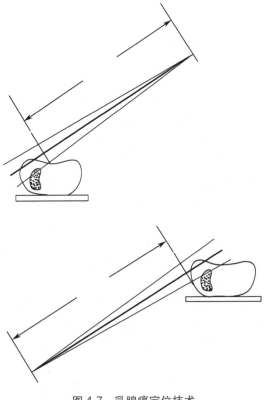

图4-7　乳腺癌定位技术

白纸板的一边放置在外切线野的后缘,也就是外切线上,让白纸板与模拟定位机头窗口平行。通过左右移动和升降模拟定位机床,将放射源到纸板的距离调整为100cm。在已确定好的内切线野的后缘贴一条铅丝,打开监视器,适当转动机架角,使外切线野的后缘与铅丝相重合。外切线野的机架角度与内切线野的机架角度相加之和在175°~180°,照射野所包括的范围同内切线野。画出外切线,记录好大机架角、小机头角、切线野的物理数据,定位过程完成。

2. 乳腺癌切线野摆位要求

(1)摆位:首先按照治疗单的医嘱要求调整好照射野的面积。照射野的宽度(高度)是根据病变乳腺的大小及胸壁的薄厚而定,一般为5~10cm。术后照射者一般确定在4cm左右,照射野的长度即切线野上下界的距离因乳腺大小而定,然后校对源皮距,照射内切线野时治疗机头垂直对距离,照射外切线野时治疗机头水平对距离。

(2)校正照射距离:照射距离在照射内切线野时,用一张硬白纸板,使白纸板的下缘与内切线相吻合;照射外切线野时,使白纸板的下缘与外切线相吻合。纸板平行于治疗机头的照射窗口。此时横移或升降治疗床,将灯光野的下缘与切线野的后缘相重合,使源皮距灯光显示在白纸板上,按照医嘱要求校对其照射距离。

(3)对野:当照射内切线野时,将白纸板的下缘放置于外切线上;当照射外切线野时,将白纸板的下缘放置于内切线上。但白纸板面一定要与治疗机头的窗口平面平行,从灯光野在白纸板上的投影可以看出乳腺及胸壁的照射情况,所需照射的部位是否都在灯光野内,必要时可调整治疗机头的方位角。

由于体表是曲面,故灯光投影在体表上可能形成弧形,因此,灯光野的下界与内切线绝对重合是比较困难的。也有些患者需要加用楔形板,但要注意楔形板的角度和放置的方向,也有的治疗方案需要转动治疗床、加楔形枕或填充物等,但都需要按照医嘱要求严格执行。

3. 设计乳腺照射野时存在的问题及改进

(1)由于乳房的生理形态弯曲不平,可造成治疗剂量分布的不均匀。其改进方法可用等效物代替填充,如小米、石蜡、硅胶等,或者加用楔形板使其剂量合理分布。

(2)由于乳房后面就是胸壁和肺组织,因此大部分乳腺照射时都采用切线野,如果采用电子线垂直照射胸壁时,一定要考虑到电子线的能量问题。

(3)由于用X射线切线照射时,会造成表浅组织剂量的不足。为此可根据所用X射线的能量来决定所需加用蜡块的厚度,并需考虑患者皮肤反应会因加用蜡块而加重,因此要注意医嘱中放置蜡块和取下蜡块的时间。

(4)照射野的匹接问题

1)内乳野和切线野的匹接:由于内乳野一般都用电子线垂直照射,而乳房部位则用高能X射线给角切线照射,这样就会在内乳野和乳房切线野之间,在一定深度处形成一个夹角的低剂量区域。因此最好使内乳野也按切线野给角照射,以消除这个夹角内的低剂量区域。

2)切线野与腋下野的匹接:由于放射线束的几何扩散,以及切线野为了适应胸壁的弯曲,均需要治疗机头旋转一定的角度。因此在这两野之间会形成一个三角形的剂量重叠区,此剂量重叠区可用半野(半束)照射或加挡铅块的办法来解决。

(四)放射源的选择及照射剂量

患侧胸壁及腋窝可采用4~6MV的X射线或^{60}Co的γ射线和电子线混合进行切线照射。术后预防性照射需常规分割,照射总剂量为50Gy。保乳术后手术瘢痕处需追加照射剂量15~20Gy。

(五)注意事项

1. 当描好照射野标记以后,未经主管医生同意不得擅自修改。如有照射野标记模糊不清时,必须由主管医生亲自描记,以免照射部位有误差,影响治疗效果。

2. 射野内的皮肤会随照射剂量的增加而引起一系列的反应。如一般照射至第3~4周前后,被照射部位的皮肤会出现红、肿、热、痒等感觉,此属正常现象。

3. 在放射治疗过程中可以淋浴,但对照射野内的皮肤只可用温水冲洗,且次数不宜过多;也不宜用肥皂涂抹,更不可用力擦搓。照射野以外部位的皮肤可以正常洗浴。

4. 要穿肥大宽松的衣服，免戴胸罩，避免束缚和挤压胸部，最好穿一些纯棉或真丝的开身内衣，方便时可经常将衣服敞开，便于通风且有利于保护皮肤。

5. 若有较严重的皮肤反应，如溃烂面积较大、疼痛较重时，可请示主管医生同意，休息1~2周，好转后再继续治疗。

6. 照射野内不可用油膏、化学药品，不可粘贴胶布，避免过度日晒。照射过程中的皮肤最好任其自然变化，不加任何外界干扰因素，以减轻其皮肤放射反应。

五、半束照射技术

图片：半束
照射技术

（一）临床应用

半束照射是非对称照射野系统中的一种特殊的照射方式，可以使两相邻照射野交界部位的治疗剂量的分布更加均匀。如乳腺癌锁骨上区照射野与乳腺切线照射野之间的邻接；全脑、全脊髓照射，全面照射野与头颈部脊髓照射野的邻接等。此治疗系统不但解决了照射野的面积从体表设计到进入组织内，随放射治疗深度的加深而增加的问题，而且还简化了用其他照射方法来解决相邻野边界治疗剂量分布不均匀问题时所需转床、升床、转机架等烦琐的摆位方式。本节以乳腺癌锁骨上区照射野与乳腺切线照射野相邻为例。

（二）照射方法

以乳腺癌为例，锁骨上区照射野与乳腺切线照射野之间邻接时，如采用常规对称野照射时，则锁骨上区照射野的下缘与胸壁切线照射野的上缘交界处，常会形成治疗剂量分布的重叠或遗漏，造成治疗剂量分布的不均匀，出现剂量分布过高或过低的"冷点、热点"现象，采用非对称准直器行半束照射或1/4野照射技术即可解决这一问题。可根据患者的具体病情而确定其锁骨上区的照射范围，当确定好锁骨上区照射野的下缘和乳腺切线照射野的上缘时，则锁骨上区照射野下缘的中心点即可作为锁骨上区照射野和乳腺切线照射野摆位的中心。该点确定为放射线束中心轴与体表皮肤的交点，称为体表放射线束的中心点，须在该点处作好定位标记，以便治疗前定位和摆位时参考使用。

（三）定位技术及摆位要求

1. 定位 在模拟定位机下将灯光野的中心点对准体表照射野的中心点，核对好源皮距以后，将照射野纵轴（y轴）的上半部（y_2）关闭到零位，只用其下半部（y_1）和其横轴（x轴）来调节其照射野的大小。在透视情况下升降模拟定位机床，转动机架角度（小机头必须置于零位）。在监视器下观察，使内切线照射野的后缘刚好包括胸壁的内侧缘，而肺部尽量少进入照射范围，记录下此时的机架角度和照射野面积。

然后再将机架旋转到外切线照射野的方向，使其外切线照射野的角度与内切线照射野的角度之和等于180°，此时升床高度不宜再动。当确定好外切线照射野的下缘与内切线照射野的下缘在一条直线上时，再将机架角度回复到零位，并记录下此时升床的高度和照射野的面积。由于各家放射治疗机品牌的不同，其x_1、x_2、y_1、y_2的位置也不完全相同，使用时需要注意。

2. 摆位

（1）半束照射锁骨上区野时摆位的要求：首先让患者依照模拟定位时的体位在治疗机的床上躺好，将灯光野的中心对准锁骨上区野下缘已标记好的中心点。核对好SSD以后，将照射野纵轴的下半部（y_1）关闭到零位，即锁骨上区照射野的下缘。再用纵轴的上半部（y_2）和横轴（x轴）将锁骨上区照射野的上缘和此野的两侧边缘对齐即可。

（2）等中心半束切线照射野摆位的要求：按照定位时的体位（乳腺切线固定装置、胳膊外展、按需要或加楔形垫板）躺好，将灯光野的中心对准切线照射野的野间距中心，而在体表照射野中心点处则按照模拟定位时的升床高度进行升床。对准SSD以后，将照射野纵轴的上半部（y_2）关闭到乳腺切线照射野的上缘界线处，将纵轴的下半部（y_1）和横轴开置到切线照射野的照射面积大小。调好机架角度后，可用一硬白纸板在照射野的对侧用灯光野核对切线照射野摆位的情况是否有误。

（3）等中心1/4野切线照射野摆位的要求：要求与半束切线野照射时的摆位要求基本相同，只是校对照射野的方式有所不同。内切线野照射时，须将纵轴的上半部（y_2）关闭，只用纵轴的下半部（y_1）来确定其切线照射野的长度。而横轴（x轴）在照射内切线野时（右乳为例），需将x轴的右半部（x_2）关闭,只用 x 轴的左半部(x_1)来确定其内切线野的宽度。在照射外切线野时,y 轴仍不变,x 轴的左半部(x_1)关闭,只用 x 轴的右半部(x_2)来确定其外切线野的宽度,这一点千万不可忽视。

（四）放射源的选择及照射剂量

乳腺和胸壁切线野及锁骨上区和腋下联合野,均可采用 4~6MV 射线或 ^{60}Co 的 γ 射线照射。由半束照射形成的不对称偏心轴照射野的剂量计算,若源皮距照射时,则仍需用中心百分深度剂量;若等中心照射时,则仍需用组织最大剂量比;加用楔形板照射时,需增加楔形因数;另外还需有输出剂量率和校正因素等有关数据;最后还需再乘以射线野的离轴比因数。锁骨上区预防性照射时剂量为 50Gy,治疗时剂量为 70~80Gy;乳腺切线野预防性照射的剂量为 50Gy,具体治疗剂量可根据肿瘤的实际情况酌情加减。

（五）注意事项

半束照射技术可以解决照射野之间相邻连接的问题,并可以避免照射野之间剂量的重叠或不足。在设置照射野时应使得相邻野共线相接,这样不会出现照射野间的剂量间隔或重叠。在不对称照射野内,每一野的放射线离轴比都可增大,故应注意设置的照射野面积不宜过大,以免导致其照射野内剂量分布的不均匀性也随之加大。

六、相邻野照射技术

（一）临床应用

在临床工作中经常会遇到需要照射的肿瘤靶体积过大,或者有一个以上的照射靶区相邻,需要采用相邻野照射的情况。如肺癌的锁骨上野与纵隔、肺部肿块野,腹主动脉旁淋巴区照射野和纵隔区照射野、斗篷野、锄形野、倒 Y 野、全脑全脊髓照射野等。还有在非共面的照射技术中也有相邻情况。如全脑全脊髓照射时,头部两侧相对平行野和脊髓野的相接,乳腺切线野和锁骨上野的相接,头颈部照射两侧相对平行野和颈前垂直野的相接等,故相邻野照射技术是临床外照射治疗中经常应用的技术之一。

（二）照射方法

应用相邻野照射时,存在着照射野之间相邻和间隔的问题,邻接区容易形成剂量分布的热点或冷点,导致正常组织损伤或肿瘤控制不佳(图 4-8)。因此需要应用一定的相邻野照射技术设计照射野,以便既能有效地控制肿瘤,亦能避免造成正常组织的放射性损伤。下面根据相邻野射线束中心轴的不同,分别介绍此类照射方法:

1. 射线束中心轴平行相邻照射野 对于较大的表浅肿瘤,可以在皮肤表面相接;但对于深部肿瘤靶区照射时,要避免因相邻照射野衔接不妥,而引起的重要器官组织不必要的放射性损伤以及靶区剂量过低而影响其放射治疗效果等问题。在解决相邻照射野布置、计算相邻野间隔距离时,要考虑照射野几何发散、半影及等剂量曲线的形状等因素。

（1）偏转入射角:即在放射源不动的情况下,两共面相邻射线束彼此沿相邻方向向外倾斜,从而使两相邻照射野线束边缘成两相邻平行线,克服射野扩散角的影响。

（2）相邻照射野在体表分开,使热点相交在深部靶区或不重要的组织内。如图 4-9 所示,两相邻野在表面间隔大小是按病灶深度、照射野大小、源皮距等数据,按相似三角形的计算方法而获得的。一般两个照射野相邻发散边缘相交点(图 4-9 中 E 点)多选在两照射野 50% 的剂量水平处,这样相交点处就可以达到 100% 的剂量水平。

两相邻野的长度分别为 L_1 和 L_2,源皮距值分别为 SSD_1 和 SSD_2,如果拟定两野边缘相交在深度 D 点处,则有两野体表间隔 $S = S_1 + S_2 = d(L_1/2SSD_1 + L_2/2SSD_2)$,由于 SSD_1 和 SSD_2 相同,则有 $S = d(L_1 + L_2)/2SSD$。

以上讨论只是几何相接的原理,对实际工作有一定指导作用。但对具体患者的照射,尤其是当靶区剂量分布与危及器官受量

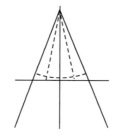
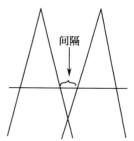

间隔

图 4-8 照射野邻接方法示意图

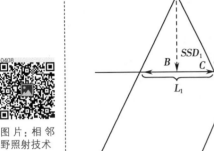

图 4-9 照射野相邻接示意图

相互矛盾的时候,其最终的邻接方案要综合考虑各方面的影响。

2. 射线中心轴成正交相邻野 当相邻照射野的中心线束相互成垂直关系即非共面照射时也会存在上述射野衔接问题。如何克服此种照射野的重叠或间隔问题极为复杂。临床上最常遇到的是头颈部(如鼻咽、口咽肿瘤)两侧野和颈前野的衔接,乳腺癌两胸部切线野和锁骨上野的衔接,以及在进行全中枢神经系统照射时,全颅野和全脊髓野的衔接。

全中枢神经系统照射时,全颅野和全脊髓野的衔接最常用的是半野挡铅技术(或非对称性光栅)。这样在照射全脑和全脊髓时,可以使两放射线束的中心轴不成相互平行关系,图 4-10 所示实线为脊髓野在皮肤上的投照光野,虚线为深部脊髓处的照射范围。

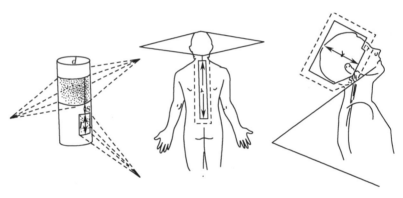

图 4-10 全中枢神经系统照射野

进行脊髓照射时可用半野挡铅技术(或非对称性光栅),使射线束中心轴和治疗床面垂直;而在进行全脑照射时,为了使照射野的脚方向边缘发散和上述射野中心轴成相互平行关系相接,则须将治疗床向射线方向转动一定角度 θ,利用相似三角形原理进行计算,即 $\tan\theta = $ 野宽$/2SSD$。

利用几何方法可以计算出脊髓照射野的上界和全颅照射野的下界在体表的间隔距离(图 4-10),即 $S = Ld/2SSD$,其中 L 为脊髓野长度,d 为脊髓深度。这样全脑照射野的脚方向发散边缘和脊髓野的上界相交。为了避免脊髓剂量热点的存在,可在疗程中的 $1/3$ 和 $2/3$ 剂量时,将脊髓野的上界各缩短 1cm,全脑照射野每次扩大 1cm。因此在摆位照射时,全脑照射野转角(转准直器)$\tan\theta = $脊髓野长$/2SSD$,而治疗床向对侧转动,角度为 $\tan\theta = $全颅野长$/2SSD$。这样可以消减全脑和脊髓野相邻处射线发散所形成的脊髓剂量过高的问题,尤其当中枢神经系统照射剂量达 20Gy 时,照射野的衔接问题就更需引起注意。

(三)定位技术及摆位要求

治疗体位的选择应有利于治疗,如能够维持较长的卧位时间、便于重复摆位、有利于减少正常组织剂量等。为了避免放射治疗时患者的体位发生改变,可以加用必要的固定装置。

1. 头颈部肿瘤多取仰卧位,枕后和颈后垫固定枕,采用两平行相对野照射,机架转至水平位。在同时照射下颈部时,亦应采用照射原发病灶时的体位。如果因为治疗机功能限制,需分别用两台治疗机照射时,则很难保证不出现颈前野上界射野发散和两平行相对野的重叠所导致的剂量热点。

2. 乳腺肿瘤最好仰卧在特殊体位固定板上,使胸骨上下轴水平于切线野并和治疗床面平行,同时用手臂固定架,以保证各照射野不因皮肤移动而移动。在电子线照射筒底部碰到下颊区,不能满足锁骨上区野摆位时,须将头转向照射野的对侧。通常乳腺切线野超过乳房外 1.5cm 左右,如果超过太多,有时会使等中心位置处在体表之外,不利于摆位。剂量计算以切线野中平面为准,锁骨上区多用单野照射,以体表下 3cm 深度计算靶区剂量,内乳淋巴结区深度则按 CT 或超声波检测的胸壁厚度来决定,并选择适当能量的电子线照射。

（四）放射源的选择及照射剂量

相邻野照射时可选择 4~8MV 的 X 射线、^{60}Co 的 γ 射线以及 5~15MeV 的电子线,剂量为 1.8~2Gy/次,5 次/周。照射总剂量依肿瘤部位和治疗目的而不同。预防剂量如全脑全脊髓照射为 36Gy,乳腺癌锁骨上区为 50Gy,脑部肿瘤的瘤床处需 54Gy,淋巴瘤根治剂量为 45Gy,肺癌为 60~70Gy。

（五）注意事项

相邻照射野衔接应遵循以下原则:①照射野相接部位要尽量避开肿瘤或重要敏感器官。②当位于表浅的肿瘤需用相邻野照射时,如果在体表衔接,衔接部位肿瘤的疗效可能受到影响,这时只好将相邻野的边缘相交在深部组织处。但是如果相交处为重要敏感组织(如脊髓),那么就不能采用体表两相邻野间隔的方法;而是保持体表两照射野没有间隔,并用半挡块或转动放射线入射角度的方法来解决。③对于深部肿瘤,在体表两照射野之间可能需要有间隔,此时射线在深部可能相交在中间平面,但必须避开邻近的重要敏感器官。④在放射治疗疗程中可以移动衔接处 2~3 次,以减小衔接处剂量分布的不均匀性。⑤在临床应用相邻野照射技术时,除了上述计算衔接间隔的方法外,还需要注意剂量分布的均匀性。此外,治疗机(模拟定位机)光射野的一致性以及射野半影区域内等剂量曲线的弯曲程度等也是非常重要的。⑥利用增大源皮距扩大照射野的方法也能避免照射野的接野(如大面积照射法)。

七、旋转照射技术

（一）临床应用

旋转照射技术是固定野等中心照射技术的延伸,是以放射源的旋转运动照射代替固定野的等中心给角照射技术。它是将照射野从各个方向上集中照射于患者体内的某一点并以此为旋转治疗中心,这样既可以提高旋转中心处病灶的照射剂量,同时也可以降低其病灶周围的正常组织和重要器官的受照射剂量。在临床上主要应用于位于体内深部且体积较小而比较规则的病灶,如直肠癌、子宫颈癌等,都可以采用 X(γ)射线旋转照射的治疗技术。

（二）照射方法

以宫颈癌的 ^{60}Co 的 γ 射线旋转照射治疗技术为例:

照射野面积约为 8cm×15cm。旋转照射分两种方式进行(图 4-11):一种是以宫颈为中心,做 300°旋转以避开直肠,每周照射 5 次,每次照射剂量为 3Gy,宫颈治疗总剂量为 70~80Gy;另一种是以宫颈两侧 B 点为各自旋转的中心,各旋转 160°(前后各避开 10° 以减少膀胱及直肠的受照射剂量),每周照射 5 次,每次两侧野各照射 2Gy,宫颈区域照射总剂量为 59~67Gy。两种旋转照射方式的 B 点剂量均在 60Gy 以上,疗程总时间为 8 周左右。(注:宫颈癌放疗时选择 A、B 两点作剂量参考点。A 点位于穹窿上 2cm,子宫轴外 2cm;B 点在 A 点同一水平,再向外 3cm。)

在旋转照射治疗的患者中,有近 80% 的患者都补充了不同剂量的腔内照射。以宫颈癌原发病灶

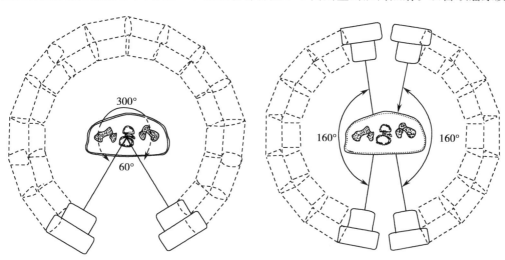

图 4-11　旋转照射示意

的治疗来讲:体外是高能量、大面积、远距离照射,宫颈处所得到的照射剂量较低,正常组织受到照射的范围则较大;而腔内照射是低强度、近距离照射,宫颈可以得到较高剂量的照射,病灶周围正常组织受到照射的范围较小。因此,任何方式的体外照射也不能取代宫颈癌治疗时的腔内照射。但对一些腔内照射有困难的患者,可以采取体外旋转照射的方法,如在适当的时间内补充一定剂量的腔内照射,可以取得更好的治疗效果。

（三）定位技术及摆位要求

首先按照医嘱要求摆好体位,将照射野开置到治疗单上要求面积的大小,再将灯光野的中心十字对准体表野的中心。如等中心旋转照射时,还需将治疗床按照医嘱要求升至等中心的位置。宫颈癌一般以宫颈管腔到耻骨联合表面皮肤的距离作为升床的高度,也就是以耻骨联合表面皮肤做源皮距,按宫耻径的数据升床,将治疗床升至以宫颈为中心后即可做旋转治疗。

（四）放射源的选择及照射剂量

体内深部的肿瘤可以选择 ^{60}Co 的 γ 射线或高能 X 射线照射,而体部表浅部位的肿瘤则需选用电子线照射。如宫颈癌放射治疗时,则宜选择 ^{60}Co 的 γ 射线或高能 X 射线。每周照射 5 次,每次照射 2Gy,B 点总剂量控制在 60~70Gy 以上。必须严格控制肿瘤周围直肠、膀胱等正常组织的受照射剂量。

以往对旋转治疗进行剂量计算时,首先是在患者需要照射的部位上取得人体表面轮廓图,用体膜仪或托体膜的方法均可。由于人体轮廓凹凸不平形状不一,放射源到照射体表各点的距离参差不齐,故欲求得各点的源皮距比较困难。加之各点到旋转中心的距离也深浅不一,因此必须用旋转治疗专用计算公式来计算其照射剂量。即在人体轮廓图上确定好旋转中心,再由此中心每隔 20° 即向体表轮廓连接一直线(分角越小越精确),量出各点直线到中心点的距离(图 4-12)。根据放射线的能量、旋转半径的长度、旋转照射野的等效边长,再利用各连线长度的平均值,查组织空气比(TAR)值或组织最大剂量比(TMR)值并求出 TAR 值。根据医生给出的治疗剂量,再用 TAR 值或 TMR 值求出其 D_{max} 剂量值。

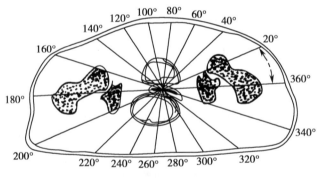

图 4-12　旋转照射剂量计算示意图

（五）注意事项

1. 旋转照射作为一种特殊的治疗技术,在放射治疗中具有重要的地位。但在旋转照射时,肿瘤周围正常组织的受照剂量比固定多野照射时要高,而且靶区以外剂量梯度的下降也不如固定多野照射者。由于受低剂量照射的体积增加,故应注意控制放射敏感组织或器官的受照射体积及剂量。另外由于旋转治疗剂量计算的特殊性,较 SSD 技术和 SAD 技术治疗计划的计算更为复杂,故必须保证其放射治疗剂量计算的准确性。

2. 技师摆好位后不要急于离开治疗室,首先要检查限光装置是否上牢,治疗机头方位钮是否固定。在机器不出束的情况下旋转一次,看周围有无障碍物、患者照射部位有无遮挡和吸收物质。一切稳妥后方可退出治疗室,在控制台上核对照射剂量、时间、方式、向左、向右旋转、起始角和终止角等。治疗过程中应在监视器中密切观察患者和设备的运转情况,如遇异常情况应立即停止治疗。

八、不规则野照射技术

（一）临床应用

不规则照射野是根据病变部位的形状或保护重要器官的需要,在规则照射野中加设铅挡块而形成,如鼻咽癌面颈联合野、肺癌及淋巴瘤、宫颈癌外照射等射野均系为不规则野。其照射野较常规照射野大且不规则,故称之为大面积不规则野照射技术。在霍奇金淋巴瘤的放射治疗中,应用大面积不规则野照射技术较为普遍。故下面以淋巴瘤为例,介绍不规则野照射技术。

（二）照射方法

霍奇金淋巴瘤根治性照射范围包括原发病灶的整个解剖区域与邻近的淋巴引流区域。一般原发肿瘤位于膈上时常采用斗篷野,照射范围包括纵隔、肺门、双腋、全颈以及双锁骨上下等。原发于膈下的淋巴瘤则多用倒 Y 野,包括脾门、腹主动脉旁、髂总、髂内外、腹股沟和腹部淋巴结。

斗篷野,即照射野像斗篷一样,这样就需要一个比较大的照射野才能包括所需要照射的部位。斗篷野的上界由一侧乳突沿下颌骨下缘上 0.5cm 到对侧乳突,下界包括第 10 胸椎下缘,左右两侧上缘由肩锁关节沿肱骨上段内侧缘与肋膈角相连,并到达第 10 胸椎水平（图 4-13）。这样大的照射范围需要 40cm×40cm 左右的面积,一般治疗机在标准源皮距条件下则不易达到。如直线加速器在 100cm 的照射距离时,其最大照射面积也仅有 40cm×40cm 左右,这显然不能满足临床治疗的需要。

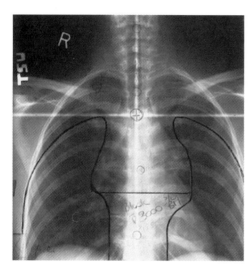
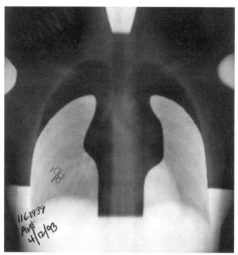

图 4-13 斗篷野示意图

当在标准源皮距条件下,得不到斗篷野照射所需要的照射面积时,就只有利用延长照射距离的方法,以满足斗篷野治疗时所需要的照射面积。需延长多少距离可达到所要求的照射野可用下列公式求得：$D_2 = (D_1 \times F_2)/F_1$。其中,$D_1$ = 标准源皮距离（cm）；F_1 = 标准源皮距离下的最大方野边长的 1/2（cm）；F_2 = 所需斗篷照射野的方野边长的 1/2（cm）；D_2 = 所需斗篷照射野时的源皮距离（cm）。

（三）定位技术及摆位要求

1. 治疗体位的要求 患者取仰卧位,头部后仰,使下颌骨下缘上 0.5cm 处与两侧乳突尖的连线形成一垂直于治疗床的平面。双手掌心放置于两髂前上棘处线,让患者的体中线成为一条直线,可采用激光灯协助摆位。

2. 斗篷野个立式铅挡块照射技术

（1）照射野的设计：由于斗篷野照射范围形状复杂,挡铅部位较多,故需治疗前在模拟定位机下拍摄斗篷野的前后定位片,并需在此定位片上描记出其照射的范围。以胸骨切迹为中心点,左右各一点,下界点,共计四点标记。同时画出需要挡铅的部位,所谓个立式铅挡块就是将每个铅挡块在放射治疗机的托架上独立摆放。

（2）模板的临床应用：定位时,在患者体表上仅标记出其定位的十字标记点。然后用模板代替体表,把照射野的形状及挡铅的部位勾画在模板上。摆位时先将模板的十字标记对准患者体表的十字标记,以确定其照射的部位。然后再用灯光野来校对模板的照射野,最后用个立式铅挡块来遮挡照射野内所应遮挡的部位。

（3）模板制作过程：制作模板需用 45cm×50cm×0.8cm 的有机玻璃板两块,尺寸相同、厚度为 1cm 的聚乙烯泡沫板两块,直径为 1mm 的铅丝,橡皮膏,50cm×110cm 模板托架 2 个。有关参数：源片距 =

130cm+体厚+片盒厚度,源至模板距离为110cm,源皮距为130cm,片盒厚度为4cm,体厚$=d$。其具体过程:

1）将热丝切割机调整到合适的位置(源片距+体厚+片盒厚度)上,看好定位片的正反面后,将其放置在切割机的灯箱上。

2）将45cm×50cm×1cm的聚乙烯泡沫板放置在切割机110cm处的托架上。

3）将热力丝穿过聚乙烯泡沫板,按照定位片上的要求将需要挡铅块的部位用电热丝切割下来,并注明其前后、左右和上下方位。

4）将切割好的聚乙烯泡沫板与同样大小的有机玻璃板叠加在一起,用特色钢笔在有机玻璃板上勾画出需要挡铅的部位,再用铅丝按勾画的线条围好图形,然后用橡皮膏固定。

5）将模拟定位机的源皮距调整至130cm,源至模板距离调整至110cm,以标记中心为准,将其上下左右各点位置摆好,在透视下进行校对。如有变化时,可移动铅丝直至与解剖部位相吻合为止,前后均要核对。把移动后的铅丝粘贴牢固并保存下来,擦去模板上不合适的描记线,再在模板上画出其正确地描记线。反过来再修整其前后的定位基准线,模板修好后要整齐清洁地保留好。

（4）个立式铅挡块的制作

1）切割浇铸挡铅模型:在切割机上校对好模板的中心及各定位点,将源至模板的距离调整至110cm,源至托架表面距离为66cm,上下左右量好其切割范围后做好标记。放置8~9cm厚度的聚乙烯泡沫板进行切割,可先切割肺部挡块,再切割肱骨头、喉咽、脑干等部位的挡块。

当切割到心脏左侧部分时,可先切割肺部挡块,再切割心脏部分的挡块。如遇弯曲或曲折的地方时需要慢切,勿在料边切割,谨防浇铸时漏铅。修模内壁,石膏勾缝,加硬纸板粘牢后再行铸模,聚乙烯泡沫板的厚度为8~9cm。

2）化铅、浇铸铅挡块:熔化足够量的铅液,稍降温后掌握合适温度,压模成型铸造。倒铅速度要慢,防漏铅水,防空心有气泡,表面须堆满铅水,防冷却后凹心。浇灌铅水的高度以9cm为准,4h自然冷却后或设法浸入冷水中给予固定,等全部固定后再一起脱模。

铅块脱出模型后,暂时保留模型备用,同时进行加工打毛刺造型,平整并保持其原形。只允许锉其表面而不要锉其底面。10~12块铅模用铣床加工成约8.5cm厚,保证平面切勿走形,基本上不动铅的底面。对号入座注好标签,填好姓名,前后左右不得有误,必须与摆位时相符。

（5）个立式铅挡块照射摆位技术

1）认真阅读放射治疗单,特别应注意照射剂量、布野位置、照射距离、对铅挡块的具体要求及有无蜡块等。尽量消除患者不良心理因素的干扰,同时将治疗机架角度和小机头角度回复至零位。根据患者体位调节治疗床水平旋转的角度,床的垂直升降根据治疗要求应确保源皮距=130cm。

2）前野取仰卧位,头向后仰,使下颌骨平面垂直于治疗床面,双臂自然垂于体侧,双腿伸直。后野取俯卧位以颏尖着床,头向后仰使下颌骨平面垂直于治疗床面,双侧上下肢体位同前野。应注意头与身体纵轴成一直线,双肩应保持在同一高度水平。对于脊柱侧弯及其他畸形患者,应在模拟定位机下确定其治疗体位。避免强迫性体位,对于体厚的患者,应予以注意其身体曲度及投影对摆位的影响。

3）患者按上述体位要求仰卧或俯卧于治疗床上,首先将隔挡有机玻璃模板的支架放置好。在灯光野的投照下,将有机玻璃板上的定位十字标记与体表的定位十字标记重合;亦可将垂直于身体纵轴的两肩连线作为坐标点,即两定位十字线重合。还应注意喉的位置,在实际工作中往往只注意定位点的重合,而忽略了对喉的保护。

4）运用灯光野检查照射野的覆盖面积,包括颈部、腋下、纵隔及这些部位的淋巴结组织。上界为两侧乳突间的连线,下界为第10胸椎下缘,外界为乳突与肩锁关节连线、沿肱骨上段内侧缘与肋膈角相连。

5）要注意保护好照射野内的重要器官和组织,肺的保护范围为从肋膈角的内侧缘下1cm处向上至第4后肋,再沿第四后肋弧形向内至椎体外侧2cm处,由此再向下至第10胸椎下缘水平。肺门要包括在照射野之内,喉的保护范围为声门上下各2cm,宽2cm。斗篷后野照射时,颈段脊髓全部保护,纵隔剂量达30Gy后再保护胸部脊髓。前后野照射时都需要保护左、右两侧的肱骨头。

6）立式铅挡块的放置：铅挡块厚度为8cm，且不宜碰撞，在放置时应注意其各个规则的曲面。如肺挡块不但要注意其上下面，同时也应注意其左右面。挡块上小下大，不能倒置，同时又有前后左右之分，故在挡前野或挡后野时应适当选择。

7）待上述几项工作完成以后，应撤离有机玻璃模板和支架，以防射线衰减和散射，工作人员即可准备开机治疗。

3. 斗篷野一体式铅挡块照射技术

（1）所谓一体式铅挡块照射，就是将若干个立式铅挡块，按照照射野内铅挡块摆放的要求，将每个铅挡块放置在所需的位置，并将其牢固地固定在同一块有机玻璃板上。每次照射摆位时，只须摆好体位，对准定位标记，对准照射距离后，将固定好摆位铅块的有机玻璃板插入源托架槽内固定即可。此可减少照射摆位时间，减轻患者放射治疗反应，同时增加了照射部位的精确程度和可重复性。

（2）模板的制作和射野的设计

1）一体式模板的制作和照射野的设计基本相同于源皮距等于130cm的斗篷野的设计。其标准斗篷野设计制作的源皮距为100cm，源托距为65cm，两块有机玻璃板的规格为30cm×30cm×0.8cm。

2）将在模拟定位机下用源片距拍摄的X射线片（100cm+体厚+片盒厚度）放在电热丝切割机内，将切割机热丝顶点到源皮距的距离调整至100cm+体厚+片盒厚度，再将源托距65cm处放置的30cm×30cm×1cm的泡沫塑料板固定，然后将切割热丝穿过。

3）根据医生在X射线片上所勾画的遮挡范围及部位轻轻地精确勾画，此时位于源托距上的泡沫塑料板也相应地被切割下同样的图形，前、后照射野各需做一块。

4）将切割好的所需挡铅部位的薄泡沫塑料板放在30cm×30cm×0.8cm的有机玻璃板上，将两块有机玻璃板叠加在一起。对正、对齐后，用一特种铅笔将塑料板上的图形原本的描绘到有机玻璃板上，再用1mm铅丝按图形围好并用橡皮膏固定。同样需要前、后野各做一块。

5）将用铅丝按图形围好的有机玻璃板送回到模拟定位机下，部位是否正确，若有需要更改的地方，应将铅丝移动后再固定好。

6）将模板再放回到热丝切割机上，前野位于有机玻璃板至65cm源托距处。在源皮距100cm（体厚+片盒厚度）的1/2处，放置一张与原X射线片一样大的白纸，通过透视影描画出其欲遮挡部分的轮廓。前野画好后，再换上后野的有机玻璃板，将原白纸反过来对齐，勾画后野应遮挡部分的轮廓。然后将两块有机玻璃板叠加在一起，看前后野遮挡的部位是否一致。如有异议时可在模拟定位机下再进行修改，直到临床医生满意为止，最后将修改后的前后照射野的白纸图保存并以备后用。

（3）一体式铅挡块的制作

1）在源托距65cm处放置一个8cm厚的泡沫塑料，在源皮距100cm（体厚+片盒厚度）1/2的距离处，放置核对好的前野挡铅白纸图，然后按照图形切割出前野所需遮挡的、各个部位为8cm厚的泡沫塑料铅块模型，用相同的方法做好后野的各个部位。

2）将前、后野泡沫塑料铅块模型修整后进行浇铸铅模，待其冷却后再进行加工处理。将加工好的铅块按照前、后野放置，然后在左右各个部位分别对准有机玻璃板上的图形，用强力双面胶带粘牢。治疗前在加速器下照片校对，如有异议仍需修改。

（4）一体式铅挡块照射摆位的要求

1）按照治疗计划单上的要求，分清楚是照射前野还是照射后野。进入放射治疗室以后，要按照患者的姓名及照射前、后野的要求，取其一体式的铅挡插板。铅挡插板放置要有规律，每个患者前、后野的铅挡插板要放在一起，避免出错。

2）照射前野时，患者取仰卧位，采用激光定位仪校正体位，利用左右激光定位灯校正其横轴。其纵轴则只需对准照射野中心的十字线即可，源皮距为100cm。

3）将放射治疗机的机头角和机架角均置于0位置，将一体式铅挡有机玻璃板插牢，再核对患者的体位。利用机头方位角将铅挡上的定位标记对好，铅挡块的方向一定要向上。固定好治疗床后，工作人员即可离开放射治疗机房开机治疗。

（四）放射源的选择及照射剂量

放射源一般选择高能X射线或^{60}Co的γ射线，多采用常规分割照射。即每周照射5d，每日照射1

77

次,每次照射剂量为 1.8~2.0Gy。斗篷野照射的总剂量应限制在 30~36Gy,对于有淋巴结受侵的部位,其斗篷野照射结束后,可于局部增加照射剂量至 40Gy。在综合治疗中,特别是对化疗敏感的肿瘤,其预防照射剂量应减少至 25~30Gy,淋巴结受侵区域为 35~40Gy。青春期患者在综合治疗时,其剂量应减少至 15~25Gy 为宜。

(五)注意事项

不规则照射野在肿瘤放射治疗中应用较为广泛,但由于其剂量的计算比较复杂,而且手工计算量大,故在对其进行治疗摆位时必须看清放射治疗医嘱单,按照其具体要求进行摆位,以确保其源皮距和铅挡无误,而且在初次治疗时应摄片验证。

九、电子线照射技术

(一)临床应用

高能电子线在现代肿瘤放射治疗中占有重要地位。对于 X 射线,沿射线入射方向靶体积后方的正常组织,不可避免会受到一定程度的辐射剂量。高能电子束由于具有有限的射程,可以有效避免对靶区后深部组织的照射,这是高能电子束最重要的计量学特点。但高能电子束因易于散射,皮肤剂量相对较高,且随电子束能量的增加而增加。随着电子束限光筒到患者皮肤距离的增加,射野的剂量均匀性迅速变劣、半影增宽。百分深度剂量随射野大小特别在射野较小时变化明显,不均匀组织对百分深度剂量影响显著,基于以上特点,电子线主要用于治疗皮肤表面及深度小于 5cm 的表浅病变,或者偏中心的肿瘤和浸润的淋巴结,也可用于肿瘤手术中的放射治疗。

(二)照射方法

由于电子线容易散射的特性,影响输出剂量的因素比较多,因此在临床应用时应特别注意:照射时应尽量保持射野中心轴垂直入射表面,即限光筒端面与患者皮肤平行,同时保持限光筒端面至皮肤的正确距离。

以乳腺癌根治术后电子线照射为例,将限光筒安装在机头上,把患者的铅挡块放到限光筒上,让患者躺在治疗床上,患侧的胳膊上举,手抓耳朵,使胸壁充分展开,患者身下一般用乳腺托架(或者 15°斜板及头颈肩架),目的是能够让射线垂直照射胸壁。以左侧乳腺为例:将机架转到 30°左右(右侧乳腺机架转到 330°左右),使限光筒端面与患者胸壁平行,然后升床,使患者皮肤与限光筒尽量贴近,将投影与患者体表的治疗野的边框对齐。注意当边界不能完全对齐时,应该主要以上界和内界为准,如果投影比照射野大得多,可以加铅条挡住多出来的面积,如果投影比照射野小,则需要重新制作铅挡块,去掉一部分铅挡。

图 4-14 显示了 7MeV 和 16MeV 电子束以不同方式邻接时,等剂量曲线分布的情况。可以看出,相同的衔接方式,对于不同能量的电子束,剂量分布会有很大的不同。另外值得注意的是,测量等剂量曲线时,一般是在均匀模体内进行;而在实际治疗中,由于患者表面弯曲及体内组织的影响,剂量分布的变化会更复杂。相邻野衔接必须将靶区内超量、欠量的程度控制在临床可接受范围内。临床治疗中,如果可以在不同治疗分次中经常变换衔接位置,也能降低衔接处的超量、欠量的累积效应。

临床中(特别是在头颈部肿瘤的治疗时)还会遇到电子束和 X(γ)射线照射野的衔接问题。如果使两照射野在皮肤表面共线。由于电子束照射野产生的侧向散射会使得 X(γ)射线一侧出现剂量热点,电子束一侧出现剂量冷点。图 4-15 显示 9MeV 电子束和 6MV X 射线照射野在皮肤表面共线衔接时的剂量分布。

(三)定位技术及摆位要求

一般来说,加速器上的光子束准直器对于电子形状来说,距离患者太远而无法发挥作用。在穿过散射箔以后,电子会充分散射至加速器机头的其他部分以及治疗床和患者之间的空气中,从而产生临床上无法接受的半影。电子束限光筒或锥筒常用于线束的准直,附着在治疗设备头部,加速器一般配置有从 5cm×5cm 至 25cm×25cm 范围内不同大小的几个限光筒。由于限光筒的大小的开关总是固定的,为了适应患者不同靶区形状的需要,限光筒的底部设计了固定电子线挡铅的装置,通过电子线挡块,可以实现对患者靶区的二维适形。

电子线照射技术分为垂直照射和水平照射两种。与 X 射线照射不同,电子线照射时需要使用限

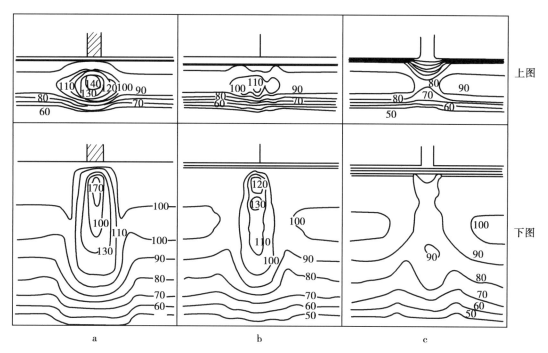

图 4-14　电子线射野衔接

7MeV（上图）和 16MeV（下图）电子束照射野不同衔接方式的剂量分布。a. 相邻野重叠 0.5cm；b. 共线衔接；c. 间隔 0.5cm。

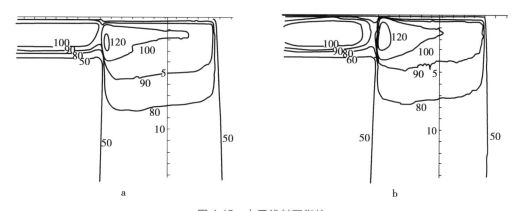

图 4-15　电子线射野衔接

9MeV 电子束和 6MV X 射线相邻共线衔接式的剂量分布。a. 电子束为标称源皮距照射时的情况；b. 电子束源皮距延长至 120cm 时的情况，拉长源皮距时，冷、热点剂量区域变宽。

光筒。限光筒一般分为多个型号，可以形成一系列大小不同的标准照射野，使用的时候常需要附加额外的电子线挡铅，形成实际照射野。患者的病灶被设定有几个照射靶区，就需要有几个铅挡块。摆位时注意患者靶区表面一定要与限光筒底部平行。

每位患者都有自己固定的铅块，患者设定几个射野就有几个铅块。摆位时要注意患者照射野平面与限光筒底部平面平行，患者照射区皮肤尽量贴近限光筒底部，头颈部左右野照射时，注意铅块左右正确使用。

电子线的定位技术以乳腺癌为例：上界是锁骨头下缘水平与锁骨上野下界共线，下界是健侧乳房褶皱下 2cm 水平，包括引流口。内界是体中线，瘢痕外放 2cm，外界是腋中线。

（四）放射源的选择及照射剂量

放射源的能量选择主要由靶深度，最低靶剂量，以及野内危及器官的耐受剂量决定。一般来说靶区后面若没有危及器官存在时靶体被 90% 等剂量线所包罗，而一旦后面有危及器官时则另当别论。如乳腺电子线照射胸壁深度的剂量不要超过野内最大剂量的 70%～80%，方能确保深层组织得到保护。

电子线的常用能量一般有 6MeV、9MeV、12MeV、15MeV、18MeV 电子射线,能量越高,所达到的深度越深。选择具体能量时要根据靶区的深度及靶区后正常组织所能耐受的剂量综合考虑。如果仅考虑靶区深度,可用靶区最深处的深度(cm)乘以 3 来得到电子线能量的 MeV 数。如对于 3cm 深度的肿瘤,可以选择 9MeV。多采用常规分割照射:每周照射 5d,每日 1 次,照射剂量为 2.0Gy、照射 25 次或 2.9Gy、照射 15 次。目前电子线照射的剂量一般以每次 2.9Gy、照射 15 次为主,以缩短总治疗时间。

(五)注意事项

对一些特殊部位的病变照射时,如全脑全脊髓照射中的脊髓野,乳腺癌术后的胸壁照射野等,需要采用多个野相邻衔接构成大野进行照射。由于等剂量曲线随入射深度的变化会有外凸或内凹,相邻野衔接时,等剂量曲线在不同深度上的重合程度不同,因而通常只能在某个深度得到相对均匀的剂量分布,其他深度上的剂量会有一定程度的偏高或偏低,这种不均匀性还与能量相关。

十、电子线全身皮肤照射技术

(一)临床应用

电子线全身皮肤照射(total skin electron irradiation,TSEI)主要用来治疗蕈样肉芽肿、卡波西肉瘤(Kaposi sarcoma)、塞扎里综合征(Sezary syndrome)和皮下的 T 细胞淋巴瘤等全身范围的浅表病变。特别是对于蕈样肉芽肿的治疗,患者 5 年生存率达 90% 以上。

(二)照射方法

在常规照射条件下,加速器产生的电子线,单一照射野不能覆盖患者全身。所以临床上通常采用以下两种方式:①延长治疗距离,利用电子线的扩散和散射特性,以获得足够大的照射野;②采用电子线旋转照射技术或者扫描照射技术,适当延长治疗距离,以满足患者横轴方向剂量分布的需求,而长轴方向则利用机架的旋转或患者的水平运动来实现。相比之下,前一种方式实施起来较为简单,不需要增设特别的辅助装置,应用也较为广泛。

1. 双机架角多野技术(MDAF) 在 20 世纪 70 年代首先由斯坦福大学医学院采用。患者体表处的平均能量为 2.3MeV,合成照射野的集合尺寸为 60cm×200cm,均匀性 ±5%,X 射线污染小于 1%。患者全身各个部位实际接受剂量的差别为 ±11%。

在 MDAF 的基础上,Tetenes 等人在 1977 年提出单机架多野技术(MSAF),进一步延长照射距离,机架角度 90°,机头角度 45°,使单野能完全包含患者长轴,避免了双机架上下野的衔接问题,辐射场更加均匀。缺点是对机房的空间要求高,而且照射距离的延长,对加速器的剂量率要求更高。P P Kumar于 1978 年改进了 MDAF,让患者站立在马达驱动的转盘上,转盘呈均匀慢速旋转状态进行同步照射,可使全身皮肤获得更为均匀的剂量。缺点是对旋转系统要求高,在治疗时必须严格控制转速。

2. 双机架对称旋转技术 于 1979 年由明尼苏达大学医学院创立。考虑到患者体弱,不能长时间保持站立的体位,改立位为卧位,通过旋转机架实施照射。患者体表处的平均能量 4.4MeV,合成照射野的尺寸为 45cm×200cm,皮肤剂量的变化范围 85%~100%,X 射线污染 2% 左右。

双机架对称旋转技术的优点是治疗时间短,没有额外的空间要求;缺点是患者斜侧位不易保持,剂量学复杂。另一种改进形式,机架垂直照射,患者水平卧在一个特制的马达驱动平台上。开始照射时,驱动马达使患者从照射野外一侧平稳进入照射野,按所需累积剂量平台匀速、缓慢前进,形成扫描式照射。

(三)定位技术及摆位要求

1. 双机架角多野技术的定位和摆位技术要求 ①电子线能量为 6MeV。②治疗距离 3~4m。③双机架角度 90°±θ(θ 的角度根据实测剂量调整,对于 25cm×25cm 野,θ 在 10°~20°)。④患者采用站立位,分为六种体位:1 正前位、2 右后位、3 左后位、4 正后位、5 右前位、6 左前位。⑤前两日一个机架角度,分别照射 1、2、3 体位和 4、5、6 体位;后两日更换机架角度,再次照射 1、2、3 体位和 4、5、6 体位;用四日完成一个治疗周期(图 4-16)。

2. 双机架对称旋转技术的定位和摆位技术要求 ①电子线能量为 6MeV。②源皮距 200cm,等中心处照射野大小 9.5cm×40cm。③患者取仰卧位,头脚两端分别为两个旋转野的旋转中心,旋转角度

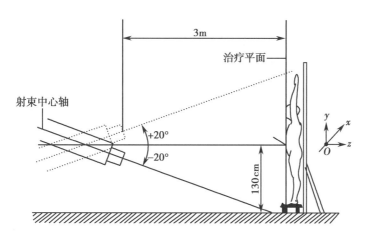

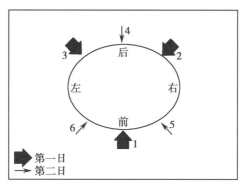

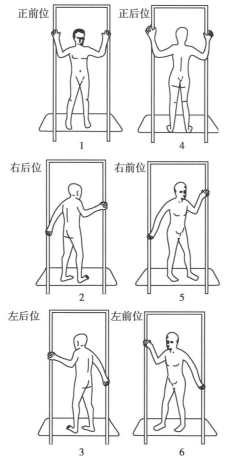

图 4-16　电子线照射全身皮肤照射示意图

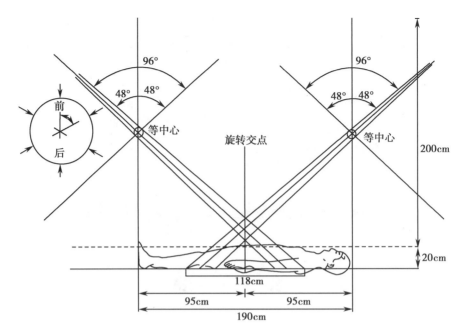

图 4-17 双机架对称旋转技术示意图

±48°。④两旋转野的交点在患者体中心点的上方,射野重合后的最大范围为118cm。⑤每一旋转野一个治疗周期照射 6 次,分别对应患者的翻身角度,间隔60°,共 12 次照射,每日 3 次,用四日完成一个治疗周期(图 4-17)。

（四）放射源的选择及照射剂量

从临床角度考虑,电子线全身皮肤照射应满足:①适宜的电子线能量,以保护皮下正常组织。②足够大的照射野,以保证获得较均匀的辐射场。③足够高的皮肤剂量,以保证靶区的剂量。④适当的防护,以保护如晶体、睾丸和指/趾甲等。⑤足够低的 X 射线污染(<4%),以减少额外辐射。⑥较高的剂量率,以缩短治疗时间。⑦对剂量分布进行模体实验,并在治疗过程中进行实际监测。

全身电子线皮肤照射主要用于浅表病变,电子线能量应为 3~7MeV。由于延长 SSD 以后,电子线能量在空气中衰减。适合作电子线全身皮肤照射的标称电子线能量为 4~9MeV,在患者前面安置 3~10mm 厚的散射屏,来提高患者表面剂量和降低电子线能量。蕈样肉芽肿的双机架角度多野照射技术 TSEI 治疗,常规通常 8~9 个治疗周期,每个周期全身皮肤平均剂量 4Gy,共 32~36Gy 的处方剂量。为缩短治疗周期,可改变标准治疗模式为每日双机架角度同时治疗。即第一日分别治疗两个机架角度的 1 前和 2 侧后野,共 6 个照射野;第二日分别治疗两个机架角度的 1 后和 2 侧前野;用两日完成一个周期 12 个照射野的治疗,可将总治疗时间缩短为 4~4.5 周。

（五）注意事项

单纯依靠延长 SSD 并不能有效降低能量,而且表面剂量的降低不利于治疗。因此,在实施 TSEI 时,需要根据电子线的能量,在患者前方安置 3~10mm 的有机玻璃板,以提高患者的表面剂量并降低电子线的能量。因电子线的散射和扩散作用较 X 射线显著,合成野照射确定双机架角度时,要以实际的剂量分布测量数据为依据,不能以灯光野的衔接来调整和确定机架角度。对重要器官需要进行适当的防护,如晶体、性腺、指/趾甲。用 2~3mm 厚的铅皮制作铅眼镜、睾丸防护罩(病变未累积时)、指/趾甲套。TSEI 治疗副反应轻,治疗期间偶见脱发、少汗及皮肤干燥等症状,一般无须中断治疗;未见晚期并发症报道。

十一、X 射线全身照射技术

（一）临床应用

X 射线全身照射技术(total body irradiation,TBI)最初是作为骨髓移植(BMT)前灭杀白血病细胞的部分准备工作,主要适用于不同类型的白血病、恶性淋巴瘤、再生障碍性贫血。在移植供体骨髓前,需要首先灭活患者体内的肿瘤细胞或基因紊乱细胞。虽然这种灭活机制可以通过化疗单独实现,但大多数的骨髓移植前准备是通过联合应用大剂量的化疗和 TBI 来完成的。

（二）照射方法

当前 TBI 技术主要使用 ^{60}Co 治疗机或高能加速器提供的高能光子线。治疗的方式主要有两种：一种是静态 TBI，主要使用 70cm×200cm 的足够大的照射野覆盖全身；另一种是动态 TBI，使用相对小的照射野，通过某种方式的平移或旋转的方法使射野覆盖患者全身（图 4-18）。

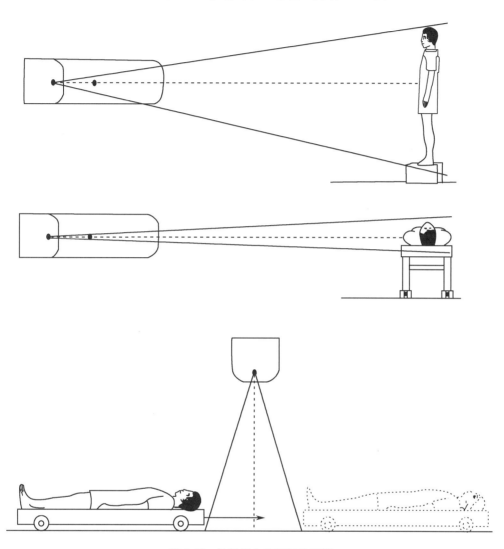

图 4-18　X 射线全身照射示意图

TBI 处方剂量点位于患者体内，通常在体中线平脐处。TBI 照射剂量均需归一到处方剂量点处，且治疗中患者体内剂量分布的不均匀性不能超过处方剂量的±10%。为了获取较为均匀的剂量分布，TBI 照射时常使用补偿膜 bolus 或组织补偿器给予校正。

为减少肺受量，普遍采用了肺挡铅（其透射率一般为 35%～50%）或仅在部分分次治疗中放置挡铅，将肺受量控制为 7～10Gy，这样既减低放射性肺炎的发病率，又不影响移植效果。

（三）定位技术及摆位要求

为获得包罗整个人体的大面积照射野，采用水平照射时，除了机架角置为 90°（或 270°），通常还将准直器角度放置 45°，使对角线与人体长轴一致，在距靶 350～400cm 处照射。患者侧卧在有机玻璃箱体内或以半坐姿坐在特制的辅助构架内进行分次照射，为克服建成效应、提高患者体表剂量，需设置有机玻璃散射屏。肺挡铅需要按身体投影比例加工，位置可调整。

（四）放射源的选择及照射剂量

高能光子线包括 ^{60}Co 的 γ 射线或高能 X 射线，常被用来进行 TBI 治疗，依据不同的临床情况，TBI

技术可以分为以下四类：

1. 高剂量 TBI　总剂量 1 200cGy，单次照射或分成 6 次、每 3d 照射一次。

2. 低剂量 TBI　分 10~15 次照射，每次 10~15cGy。

3. 半身照射　总剂量 8Gy，单次照射上半身或下半身。

4. 全身淋巴结照射　典型的淋巴结照射剂量为 40Gy，分 20 次照射。

TBI 处方剂量点位于患者体内，通常在体中线平脐处。TBI 照射剂量均需归一到处方剂量点处，且治疗中患者体内剂量分布的不均匀性不能超过处方剂量的±10%。为了获取较为均匀的剂量分布，TBI 照射时常使用补偿膜 bolus 或组织补偿器给予校正。

（五）注意事项

TBI 是一种十分复杂的治疗技术，需要精心的计划设计、准确的定位剂量保护（或遮挡）的器官和严格的执行质量保证规范。TBI 的物理学原则、方法的模拟照射结果等与常规外照射不同，许多参数需在实际照射条件下测量并用人形体膜进行验证，如射线质、深度剂量、射野均匀度、输出剂量率等。此外还需要验证散射屏对皮肤剂量的补偿效果、用人形体膜的热释光元件（TLD）比较体外（in vivo）与体内（in vitro）测量的一致性。

十二、全脑全脊髓照射技术

（一）临床应用

全脑全脊髓的照射一般用于髓母细胞瘤，松果体区生殖细胞瘤和分化差的室管膜瘤等易沿蛛网膜下腔间隙的脑脊液循环扩散和种植的患者。

（二）照射方法

1. 全脑照射野　常用两个相对侧野水平等中心照射，包括颅底线以上的脑部和颈椎体水平以上的脊髓部，照射至肿瘤放疗剂量（D_T）3 000cGy/4 周时缩野照射原发灶，使总量达到 D_T5 000 ~ 5 500cGy/（6~8 周）。

2. 全脊髓照射野，常用 4cm 宽，长度可据患者脊髓实际长度，分为 2~3 个照射野，源皮距垂直照射。骶骨部应将骶孔包于野内，故该部位野宽约 8cm。脊髓野全长应给予 D_T3 000cGy/4 周。

3. 投照时体位必须采用俯卧位，躺在特制的垫板上，头部枕在船形枕上，而臂置体侧，体中轴与床长轴一致，调整头枕高度使颈椎呈现水平位（图 4-19）。

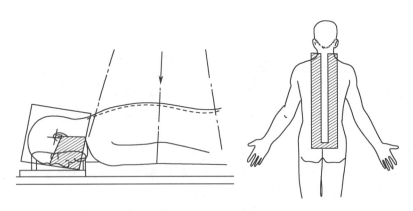

图 4-19　全中枢神经系统照射示意图

（三）定位技术及摆位要求

1. 定位　患者俯卧在垫板上，体中轴与床长轴一致，用纵向激光灯校正投影线与棘突在同一直线上，两臂自然平伸放在体侧，头部枕在"俯卧位头枕"上，调整头枕位置和高度，使头不过分仰俯，颈椎呈水平位患者感到体位舒适。

将机架旋至±90°，机头角 0°置等中心于人体对称平面内。将铅门开至最大，#字线打开包罗全脑，上界至头顶，下界在第五颈椎（C_5）水平，前后界留 1cm 余量，这时野中心大致在外耳孔附近。通过荧屏观察两侧外耳孔影像应重合，不符合时可调整头的扭转角度直至重合，并用尼龙搭勾扎紧固定。头部位置正确后,用彩笔在面颊上将激光灯十字线和焦点画出来并贴铅丝,通过荧屏两铅丝影像应重合。以上步骤保证了头部摆位的唯一性。与此同时将十字线焦点刺上文身做今后摆位的永久参考标志。

2. 用卡钳量出 C_5 的水平宽度,用于估算靶区中心和边缘的剂量偏差。

3. 在面部用铅丝勾出防护区,经荧屏核对后在皮肤上做好标记,为以后摆位放置挡铅做参考。

4. 维持上述体位,为患者拍摄全脑、颈部、全脊髓直至 S_{3-4} 的侧位像,彼此留有重叠余量,沿棘突皮肤表面需敷贴一铅丝,以便在照片上清晰显示体表轮廓。胶片重叠部位也要用铅丝标出以便照片衔接。片盒到体中面距离要保持不变,可让片盒贴靠床沿,保证各段照片对脊髓的放大倍数相同。侧位片用于今后布野时确定各段脊髓深度,测算实际源皮距。

(四)放射源的选择及照射剂量

放射源一般选择高能 X 射线、^{60}Co、γ 射线、17 ~ 22MeV 电子束或混合束照射。照射至 D_T 3 000cGy/4 周时,缩野照射原发灶,使总量达到 D_T 5 000 ~ 5 500cGy/(6~8 周)。

(五)注意事项

实施计划时需注意:相邻两野需有适当间隙,间隙定期上下移动,以避免剂量重叠或过低。全脑照射野需分别测量脑部和颈部两侧宽度,避免上段颈髓剂量过高。治疗初期剂量不宜过高,以免引起急性放射性脑、脊髓病。要密切注意全身反应,尤其注意血象及胃肠道反应。对于女性患者,应尽量避免卵巢受照射。

螺旋断层放射治疗系统(TOMO)可用于至今临床难以解决的全中枢神经系统照射、全脊髓照射、全淋巴结照射等大面积不规则野照射。

十三、术中照射技术

(一)临床应用

术中照射(intra-operative radiotherapy,IORT)是近距离照射的一种特殊治疗方式,主要目的是减少正常组织的放射并发症,同时提高肿瘤的局部控制率。因为术中照射是在精确直视下进行照射,故进一步减少了体外缩野加量照射的范围。通过手术固定或加用适当遮挡物和使用恰当能量的电子线,可更好地保护病灶周围的正常敏感组织(或器官)不受照射,并可能地增加靶区的放射治疗剂量。

术中电子束照射主要适用于肿瘤位置较深或与大血管、重要脏器有浸润粘连,而不能彻底手术切除的患者;肉眼观察肿瘤已切除,但怀疑有微小病灶残留者;病变范围广,手术不能切除,为了缩小肿瘤、缓解症状、延长生命的患者;以及位于不规则或表面不平整的区域和狭窄的窦腔,如眼眶和鼻窦等处的恶性肿瘤患者。

术中照射治疗常用于胃癌、胰腺癌、鼻窦癌、前列腺癌和骨肉瘤等。

(二)照射方法

术中照射为在直视下对手术切除后的瘤床病灶或借助手术暴露不能切除的病灶,或者其淋巴引流区,或者肿瘤原发病灶,进行 15~50Gy 的单次大剂量照射;也可以采用在术中植入放射性核素进行插植照射的方法。

目前术中照射基本上均采用高能电子束照射,利用电子加速器产生的 6~21MeV 的高能电子束,在治疗机头准直器的下端,通过相应的适配器,连接电子束术中照射限光筒进行照射,照射完毕再进行手术缝合。

(三)定位技术及摆位要求

电子束术中照射需要配备专用的限光筒,限光筒通过适配器连接在加速器的治疗机头上,限制出一个大小均匀的放射治疗野,将线束准确地照射到靶体积上,有效地保护了肿瘤以外的正常组织和敏感器官。典型的电子束术中照射限光筒主要由适配器、主限束器和治疗限光筒等三部分组成(图 4-20)。

根据肿瘤的形状及与人体解剖的关系,治疗限光筒除要有不同的形状外,还要有足够的长度,并能插入人体腔内。能够进入人体腔内的限光筒,不管用什么材料制成,都应能便于消毒和清洁,便于更换和选择。电子束治疗限光筒的端面一般都有一定的倾斜度,以更好地适合病变,这会造成治疗筒

图片:全脑全脊髓照射技术

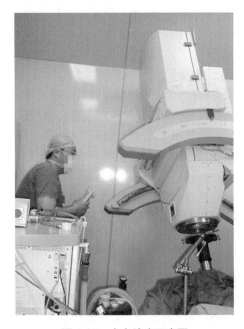

图 4-20　术中放疗示意图

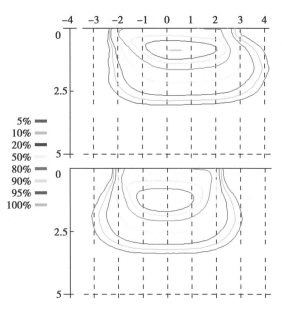

图 4-21　术中放疗示电子线剂量分布

端面的电子束等剂量分布的影响（图 4-21）。筒端倾斜时，电子束 90% 的治疗深度（d_{90}）与靶区的治疗厚度（t_{90}）有较大的差别。因此，在选择电子束能量时，应考虑到靶区的最大治疗深度、处方剂量所在的深度（如 d_{max}、d_{90}、d_{80} 等）位置以及照射所使用的治疗限光筒端面等因素的影响。

（四）放射源的选择及照射剂量

术中放射治疗使用的放射源，可以选用 kV 级 X 射线及高能电子线等。目前多采用 4~21MeV 的高能电子束，也可以使用放射性核素进行术中组织间插植照射。在术中照射的治疗过程中，可采用单次性大剂量照射 15~50Gy 不等。如胰腺癌照射 20~40Gy，胃癌照射 25~35Gy，Ⅲ期肺癌照射 10~20Gy 等，均可取得较好的治疗效果，并且并发症较少。而粒子植入性照射则为持续性照射，其治疗剂量可以高达 50~160Gy。

（五）注意事项

术中照射容易引起手术刀口的污染和感染，所以必须注意治疗室环境、放射治疗设备的消毒和管理等问题。治疗室必须按照手术室的标准严格消毒，操作者必须按照无菌的原则进行操作。术中照射时应注意将限光筒对准肿瘤，避开周围的正常组织和敏感器官。

图片：术中照射无菌环境

第二节　近距离照射治疗技术

近距离放射治疗又称为内照射，是将封装好的放射源，通过施源器或输源导管直接植入患者的肿瘤部位进行照射的一种治疗方法。其基本特征是放射源可以最大限度地贴近肿瘤组织，使肿瘤组织得到有效的杀伤，而邻近的正常组织，由于辐射剂量随距离增加而迅速跌落，受量较低。近距离照射很少单独使用，一般作为外照射的辅助治疗手段，可以给予特定部位，如外照射后残存的瘤体以较高的剂量，进而提高肿瘤的局部控制率。

一、临床应用

近距离照射主要分为以下几种照射方式：腔内照射、管内照射、组织间插植照射、敷贴照射和术中照射等。

（一）腔内和管内照射

腔内和管内照射是通过施源器将放射源直接放入到人体内的自然管腔内进行照射的一种简单易行的放射治疗方法。腔内和管内照射临床应用广泛，如用于鼻咽、鼻腔、气管、食管、宫颈、直肠等部位肿瘤的治疗。一般来讲，腔内和管内的近距离照射只适用于较小且表浅（浸入深度在 1.0~1.5cm）的腔内或管内恶性病变。

1. 治疗剂量参考点的设置　腔管治疗的剂量参考点大多相对于治疗部位而设置,且距离固定。如食管和气管肿瘤的治疗参考点可设置在距源轴 10mm 处;而直肠癌和阴道癌的治疗参考点可设定在黏膜下,即施源器表面外 5mm 处。当然,这并不意味着认定肿瘤靶区的边缘就在这一距离,而是为了施治技术的相对统一和规范化。

2. 治疗剂量梯度变化的影响　在参考点确定之后,正常组织反应有直接关联的黏膜受照剂量将由治疗施源管的外径大小来决定。如当参考点选择在 10mm 时,使用半径为 1mm 的施源器,正常组织反应将会比使用标准施源器(半径 3mm)更为严重,因为此时施源器表面的剂量 D_{s1} 和 D_{s3} 分别是参考点剂量 D_r 的 12.5 倍和 3.5 倍。为此,腔内照射施源器的管径和参考距离的选择须控制 D_s/D_r 之比在 2~3 为宜,必要时还需依患者的反应程度适当减少 D_r 的治疗剂量。

3. 放射源步进长度的影响　现代程控步进式^{192}Ir(铱)源后装治疗机,如图 4-22,所提供的放射源步进长度可在 2.5mm、5mm 甚至 10mm 的等级差中选用,其中选 2.5mm 或 5mm 是等效的。这是因为微型^{192}Ir 源的活性长度在 4.5mm 左右,选用 2.5mm 和 5mm 步长时均可达到模拟等线密度^{192}Ir 丝的效果,只不过后者的线密度减半(即驻留时间加倍),施源管外均可得到连贯的等剂量分布。与此相反,若采用 10mm 步长时将会导致产生高剂量岛和冷、热剂量区交错的状况,在使用外径较粗的施源器时,这一现象可被隐含在施源器内尚不足虑,而使用纤细施源管治疗时,其剂量的葫芦状分布必然会影响治疗效果,故不提倡采用。

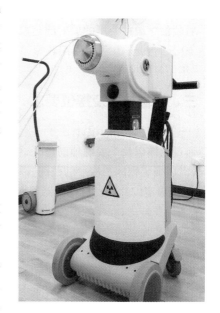

图 4-22　后装治疗机

（二）组织间插植照射

组织间插植照射是指预先将空心针管植入靶区瘤体后,再导入步进源,对肿瘤组织进行高剂量照射的一种近距离放射治疗方法,包括暂时性插植和永久性植入两种。组织间插植照射的应用范围很广,如舌癌、口底癌、颊癌、脑瘤等。

组织间插植照射的剂量分布直接受针管阵列的影响。若使用模板规则布阵可模拟传统巴黎剂量学系统(Paris dosimetry system,PDS)或步进源剂量学系统(stepping source dosimetry system,SSDS)获得较均匀的剂量分布,多用于乳腺癌、软组织肉瘤等插植治疗;也可采用徒手操作,非规则布阵,用于舌癌、口底癌等解剖结构较复杂、无法使用模板治疗的部位,这时可借助优化概念及方法改善剂量分布的均匀度。

立体组织间插植治疗是一种比较特殊的插植照射技术,是与神经外科颅脑手术同期发展起来的近距离治疗技术。其大体步骤:患者戴着与立体定向放射手术(SRS)相同的有创定位头架对病变进行 CT/MR 前立体定位,由医生确定靶区,再由物理师根据病变位置、大小和形状,设置放射源的驻留位置,计算其剂量分布,经医生确定后实施治疗。治疗时换上头环相同,结构不同的治疗框架,由外科医生根据计划设计的角度和深度通过颅骨钻孔,将施源管置入后做暂时或永久性近距离放射治疗。

（三）敷贴照射

敷贴照射主要是将施源器按照一定的规律固定在适当的模子内,然后敷贴于肿瘤表面进行照射的一种放射治疗方法。敷贴照射主要用于治疗非常表浅的恶性肿瘤,特别适用于肿瘤浸润深度小于 5mm。敷贴照射也可以作为外照射后残存肿瘤或腔内残存肿瘤补充照射的手段。

敷贴治疗对于放射治疗医生而言并不陌生,远在镭疗年代就用于表浅皮肤癌的治疗,并发展了著名的 Quimby 和 Paterson-Parker 系统,对镭模布源制订了严格的规范。目前,敷贴治疗可以使用程控步进源,并有先进的剂量分布优化软件相辅,可根据巴黎剂量学原则按单平面插植条件布源。为降低靶区剂量变化的梯度,需避免直接将施源管贴敷在皮肤表面,可用组织等效材料、蜡块或凡士林纱布隔开。另外,切忌用于深层(大于或等于 1cm)肿瘤的治疗。梯度落差有可能导致:在达到控制肿瘤剂量之前,皮肤剂量已经远远超出其耐受水平而产生严重的放射性损伤。

（四）术中照射

术中照射是指术中置管和术中植入放射性核素粒子,如^{125}I对瘤床进行照射的一种治疗技术。其优点是可以将正常组织移开高剂量区域或在照射时进行部分保护。术中电子束照射主要用于不规则或表面不平整的区域或狭窄的窦腔等处肿瘤的治疗。因受解剖部位的限制,同时具有放射线防护的手术室较少,术中照射应用较少。

二、照射方法

经典的近距离照射,参考点的剂量率为0.4~2Gy/h,这种剂量模式称为低剂量率照射。当前近距离照射参考点的剂量率往往大于12Gy/h,称为高剂量率照射。介于两者之间的为中剂量率照射。

现代近距离照射中,基本都采用后装技术。放射源存放在治疗机储源罐内,使用时在计算机的控制下,由步进马达驱动,通过施源器将放射源自动送入到治疗部位,实施近距离放射治疗。目前,常用的近距离后装治疗系统的基本结构包括后装治疗机、各种施源器、治疗计划系统和操作控制系统四大部分。

后装治疗最常使用的放射源是放射性核素^{192}Ir。^{192}Ir放射源具有体积小,活度高的优点,新源活度可达10Ci。但是^{192}Ir源半衰期较短,只有74.02d,临床上高剂量率后装治疗为了保证一定的^{192}Ir源活度,一年需要更换3~4次放射源。

三、定位技术及摆位要求

（一）治疗计划的设计

通过查体以及必要的辅助检查,可以明确肿瘤的大小、局部侵犯的程度、周围重要组织和器官的情况,借以确定靶区及治疗的范围,以便科学合理地设定剂量参考点和选择不同的治疗剂量。

1. 拍摄定位片 先将施源器置入所需治疗的部位并加以固定,再将定位所需的金属标志（俗称假源）送入施源器内,在模拟定位机或X射线机下拍摄两张不同的X射线片。拍片时首先要确定等中心点,再确定过此点的中心轴,则将此点作为三维空间坐标重建的原点。拍片方法有正交法、等中心法、半正交法、变交法及空间平移法等,其中以正交法和等中心法最为常用。

（1）正交法:适用于等中心旋转式模拟定位机或附加有影像增强器、图像重建功能装置的X射线机,拍摄正侧位片各一张,两片线束中心轴线互相垂直并均通过等中心,类似于拍摄正侧位诊断片,但要求两片严格垂直。

（2）等中心法:适用于旋转式模拟定位机或旋转式X射线诊断机,先确定其靶点到中心点的垂直距离,然后左右摆动相同角度,再拍摄两张X射线片即可。

（3）半正交法:近似于正交法,但在某些特殊情况下,拍摄正交片存在困难,可采取半正交法。本方法不要求严格的等中心正交,但经计算机相关的数字处理后,仍可获得准确的重建数据。

（4）交角法:类似于等中心法,但拍摄左右两片的角度可以不相等,焦点至等中心的距离也可以不同。

（5）平移法:系拍摄患者在同一平面的两张X射线片,可将X射线机球管与所需拍摄的平面平行移动一定距离后摄片。但本方法不够精确,故不常用。

2. 放射源空间位置的重建 利用计算机治疗计划系统,给出相关参数(如焦点到中心的距离、中心到X射线片的距离、对称角度、所用管道数、步数及起始、终止点等)后,将X射线片的图像信息输入计算机内,完成放射源空间重建,计算机可在不同平面显示放射源的位置。

（二）摆位

以患者体位舒适易行为原则,可根据病变部位采用合适的体位,如宫颈癌采用平仰卧位,鼻咽癌、食管癌等可采用坐位或半卧位。无论何种体位,均必须保证施源器的位置固定不变。

四、放射源的选择及照射剂量

近距离放射治疗机的放射源多为^{192}Ir,而永久性植入的放射源多为^{131}I、^{103}Pd,血管内近距离放射治疗所用的放射源多为^{32}P、^{90}Sr等。

放射源空间位置重建完成以后,将设置好的剂量参考点与参考剂量输入计算机,然后进行优化处理。如宫颈癌仍以传统的 A 点为剂量参考点,子宫内膜腺癌则以 A 点和 F 点作为剂量参考点,食管、气管癌剂量参考点设在距源轴 10mm 处,直肠、阴道的参考点设在其黏膜下。参考剂量多为每次 5～10Gy,每周 1～2 次,总剂量可根据病情及外照射剂量综合考虑,多数内照射剂量为 20～30Gy。

而单纯永久性植入放射治疗时,所用剂量较高。如前列腺癌近距离放射治疗联合外照射综合治疗时,放射治疗总剂量可达 144～160Gy。

五、注意事项

近距离放射治疗与外照射不同,其剂量分布均匀性较差,在使得靶区获得处方剂量照射的同时,必须保护重要的相邻器官,以避免出现严重地放射并发症。如宫颈癌后装治疗时,需通过填塞隔离的方法,以减少直肠及膀胱的受量,避免发生放射性阴道直肠瘘或阴道膀胱瘘等。同时,由于近距离治疗所选用的放射线能量较低,故需保证放射源固定准确,以确保靶区获得较高的治疗剂量。

本章小结

本章介绍了临床常用的各种放射治疗照射技术及其应用,这些常用放射治疗技术既有各自的特点,互相之间又有着密不可分的联系。它们都有着一个共同的特点,就是在其实施治疗的过程中,都需要体位固定装置或采用辅助摆位设施。由于每一种治疗技术在其临床应用中的侧重面不同,各种治疗技术对其具体摆位与定位的要求也各有侧重。放射治疗技师应当有高度的责任心,努力提高摆位技术水平,细心工作,只有做到准确定位和摆位,才能保证患者的治疗效果,避免重要器官组织的损伤。

（张彦新　符贵山）

扫一扫,测一测

思考题

1. 源皮距照射时,如果机架角有误差,对剂量有什么影响效果?

2. 什么情况下应该采用切线照射技术?

3. 相比于 X 射线照射技术,电子线照射技术有哪些临床特点?

4. 近距离照射技术和术中照射技术各有什么剂量学特点及主要临床应用?

学习目标

1. 掌握：三维放射治疗技术的特殊性和复杂性，以及每一项三维精确放射治疗技术的基本原理、方法和定位摆位的具体要求。

2. 熟悉：三维放射治疗技术实施过程中所需要的一系列精密复杂设备，一整套的工作技术程序，以及不同精确放射治疗技术在临床应用中的适应证和禁忌证。

3. 了解：每一项精确放射治疗技术所使用的不同放射源及生物学特征。

第一节　三维适形放射治疗技术

一、临床应用特点

放射治疗的基本目的是努力提高放射治疗的治疗增益比，即最大限度地将放射线的剂量集中到病变（靶区）内，杀死肿瘤细胞，而使周围正常组织和器官少受或免受不必要的照射。适形放射治疗技术使得高剂量区在三维空间方向上与靶区的形状始终保持一致。其剂量分布有以下特点：①高剂量区的形状与病变（靶区）的形状一致；②靶区外的剂量迅速下降；③靶区内的剂量分布均匀。

和传统的普通放射治疗相比，三维适形放射治疗技术无疑是一个巨大的进步，这已在鼻咽癌、前列腺癌、非小细胞肺癌、颅内肿瘤等三维适形治疗与常规治疗的研究对比中得到证实。靶区剂量分布的改善和靶周围正常组织受照范围的减少，可导致靶区处方剂量的进一步提高和周围正常组织并发症的减低。而靶区剂量的提高，必然导致肿瘤局部控制率的提高；肿瘤局部控制率的提高，必然减少肿瘤远地转移率，进而改进和提高生存率。

三维适形放射治疗的临床应用：

1. 前列腺癌的三维适形放射治疗　在欧美国家，前列腺癌比较常见，所以新技术在临床的应用大多是从前列腺癌开始的。目前三维适形放射治疗在临床的使用一般不包括盆腔淋巴引流区的预防性照射，只针对前列腺和精囊。已有的临床结果显示，三维适形放射治疗明显优于常规放射治疗。

2. 肺癌的三维适形放射治疗　肺癌应用三维适形放射治疗主要是能够在提高肿瘤照射剂量的同时不增加高级别放射性肺炎的发生率，目前的临床经验是尽可能将全肺接受 20Gy 的体积（即 V_{20}）控制在 35% 以下。

3. 头颈部肿瘤的三维适形放射治疗　头颈部肿瘤的放射治疗局部效果比较好，所以在患者接受放射治疗时有较多的区域需要做预防性照射，这些区域往往包绕一些重要器官，如脊髓、脑干，所以三维适形放射治疗在头颈部肿瘤治疗时主要是用于原发灶的治疗、治疗后的残留和复发肿瘤的治疗。

二、需要的设备和技术

三维适形放射治疗的主要形式为多个固定照射野照射（共面或非共面）。早期使用不规则挡铅照射时需将患者摆好治疗体位，并在治疗机头上插入不规则照射野的挡铅，在整个放射治疗过程中，放射治疗技师必须多次进入治疗机房，非常耗费人力和时间。目前三维适形放射治疗主要使用由计算机控制的多叶准直器（multileaf collimator，MLC）也称为多叶光栅，形成的照射野来进行照射，有半自动和全自动两种形式。这类照射必须使用由计算机控制的直线加速器，并用 MLC 来形成各种不同形状的照射野。与挡铅方法相比，MLC 极大地提高了三维适形放射治疗的效率。

半自动照射系统包括由放射治疗计划系统、控制 MLC 的计算机、控制电子直线加速器的计算机、记录和验证所用的计算机形成的网络。物理师通过放射治疗计划系统设计放射治疗计划，然后将治疗计划数据导入网络系统数据库保存。照射时放射治疗技师将对应病号的治疗计划数据从数据库中导出，再将每个照射野特定形状的信息导入到控制 MLC 的计算机内。在整个放射治疗过程中，放射治疗技师始终在控制室内操作，第一个照射野照射结束后，技师通过遥控操作将治疗机架转动至下一个照射野的机架角度再进行照射，依此类推，这种用人工来转动治疗机架角度的照射称为半自动照射。

图片：MLC 射野示意

全自动照射系统在半自动照射系统上再加一个主计算机。它与其他计算机都有双向联系，信息互相反馈，指挥着整个治疗系统。第一个照射野由放射治疗技师按照治疗计划摆好患者的治疗体位，开始照射后其余照射野的治疗都自动进行，即治疗机系统按照治疗计划给出的参数，自动转动加速器机架到预定的角度，MLC 系统自动变换形成一个相应的照射野形状，整个放射治疗过程全部都在计算机控制下完成。全自动照射系统的主要优点是减少放射治疗过程中人为因素造成的误差。

三、临床治疗的流程

三维适形放射治疗的大致流程见图 5-1。

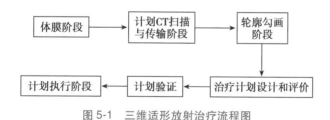

图 5-1　三维适形放射治疗流程图

（一）体位固定阶段

放射治疗体位固定阶段（也称为体膜阶段），是指在确定患者应该接受放射治疗后，根据患者照射部位的不同而选择合适的固定装置及体位。为了保证患者接受治疗时体位和制订计划时尽可能地保持一致，且在每次治疗时体位有较好的重复性，同时还需考虑治疗时布野的要求以及患者的健康状况。一般须选择使患者感觉相对舒服的体位，通过个体化体膜，保证肿瘤照射的精确度。目前有多种商业化的设备供临床使用，如热塑面罩（头部、体部）、真空垫/发泡胶（头部、体部）、乳腺托架等。体位固定的方法很多，头颈部固定用热塑面罩，体部常用真空垫加上热塑体膜等。具体内容第二章放射治疗体位固定技术。

图片：头颈、胸腹体位固定

常用的体位固定装置需满足以下要求：①能够保持理想的治疗体位，在此体位患者能够舒适放松、长久支持；②应安全可靠；③应有良好的塑形，在整个治疗期间，长时间维持其形状不变；④不能影响到放射治疗计划设计与执行以及治疗机的运动；⑤不能引起皮肤照射剂量的增加；较好的热塑材料或聚氨酯泡沫对皮肤剂量影响不大；⑥费用不宜过高。

图片：CT 扫描标记物——铅点

（二）模拟定位阶段

放射治疗模拟定位阶段（也称为计划 CT 扫描与传输阶段），主要通过 CT 模拟定位扫描，获取患者的外部轮廓、内部解剖结构和肿瘤位置、形状、体积等三维影像信息，这些影像信息数据将传输到治疗计划工作站，作为后续阶段（如治疗计划设计以及实施）的依据。早期的二维模拟定位方法只能得到

笔记

肿瘤、器官和人体外部轮廓的解剖结构的叠加图像,不能确定内部的精确解剖位置和靶区形状体积,是难以适用于三维适形放射治疗技术的。因此,就现代意义上的三维适形放射治疗而言,CT模拟定位扫描是非常重要的一步。

CT模拟定位扫描前要在患者肿瘤部位的前/后、左、右三个方向设置标记点,并放置标记物,这些标记物用来在TPS上建立患者坐标系的中心。常用的CT扫描标记物有以下要求:①射线不易穿透,能清晰显示;②伪影较小,不会明显影响CT影像的观察;③体积较小,有利于减少定位的误差。

按照治疗计划的要求,对相应部位进行CT模拟定位扫描,必要时采用增强扫描。扫描中应注意以下几点:①扫描的范围要包括所有的病灶及引流区,扫描层要尽可能薄。一般头颈部扫描层厚为1~3mm,体部扫描层厚为2~5mm。②增强扫描可以提高正常组织结构与病变组织结构的对比度,如肿瘤组织密度与周围正常组织密度相似,增强扫描时可使肿瘤组织密度增高。位于血管周围的病灶,为了更加清楚地显示肿瘤的轮廓范围,如肝癌增强扫描时,绝大多数都有强化表现。③扫描时要求患者自然平静呼吸,CT诊断要求患者扫描时屏气,以避免呼吸运动造成伪影。而CT模拟定位扫描时,则要求患者自然平静地呼吸,这是因为放射治疗过程中时间通常较长,患者不可能长时间屏气。

三维适形放射治疗技术的模拟定位,还可以采用MRI、PET/CT扫描实现。关于模拟定位扫描更详细的内容见第三章肿瘤放射治疗模拟定位技术。

模拟定位扫描结束后,通过网络系统直接将所有模拟定位扫描图像传送到治疗计划工作站,传输的格式有医学数字成像和通信(DICOM)标准和医学数字成像和通信放射治疗(DICOM RT)标准等。早期的三维适形放射治疗还有用扫描仪扫描CT片的方式,在使用时要注意到此方式传输数据有CT数据的传送不完整、图像失真以及图像之间需要花费很多时间对齐等问题存在,这必然会给靶区勾画、剂量计算和治疗中心的确定等带来误差,现在基本不再使用。

(三)轮廓勾画阶段

轮廓勾画是指勾画体表轮廓建立假体、勾画靶区周围剂量限制性器官的轮廓及勾画靶区轮廓等。轮廓勾画是实现精确放射治疗的关键。因此人体外轮廓、体内器官轮廓以及靶区体积轮廓都要勾画出来。有些可以通过系统自动勾画加上适当的修改完成,如外轮廓、肺、脊髓和脑干组织;也有一些由于其电子密度和周围器官差别不大,只能手工勾画,如视神经、肝脏、心脏、肾脏等。目前,绝大部分肿瘤体积只能用手工勾画完成,因此不但要求要有高质量的图像显示,还要求有高水平的肿瘤诊断医生配合。目前,研究人员正开发基于人工智能的自动勾画技术,未来可能代替手工进行勾画。在肿瘤体积勾画完成后可以对肉眼GTV、CTV加上边界生成PTV,边界的大小可以在三维坐标的正负方向各不相同。

对某些肿瘤组织,如脑瘤、鼻咽癌等肿瘤,在CT片上通常不能和周边正常组织显著区分,需要对照MRI勾画肿瘤区域,一般可以由临床医生根据解剖结构在CT图像上勾画。为方便起见,目前的计划系统大多带有融合功能,即通过数字匹配技术在显示CT时,可以显示相同位置的磁共振图像。在磁共振图像上勾画靶区,投影到CT图像上,再进行治疗计划设计。目前PET/CT和PET/MRI也开始通过融合功能应用于放射治疗肉眼肿瘤区的勾画,可以更清楚地判断肿瘤范围。

如果没有配置磁共振模拟定位机,影像科的磁共振扫描时,一般患者没有携带体膜固定装置,所以磁共振图像和CT图像的体位会有稍微差别,融合时可能变形,临床医生勾画靶区时要注意鉴别。

CTV的确定是一个比较复杂的问题:肿瘤的恶性生长使得它周边必然存在一些目前的影像学手段尚无法诊断的浸润性微小病灶。临床上常常根据以前的临床经验来判断,如鼻咽癌的鼻咽部靶区要包括上颌窦的后三分之一、蝶窦的下一半等就是根据以往的临床经验得到的结论。还有一些相关的淋巴引流区是肿瘤转移的主要途径,所以也应考虑在CTV内。各个CTV的剂量可以根据临床需要有所不同。还应该根据它存在亚临床转移灶的可能性被分为高风险CTV和低风险CTV。如鼻咽癌、原发灶和阳性淋巴结附近的区域一般为高风险CTV,锁骨上淋巴引流区为低风险CTV,但显然这也是根据以往多年的临床实践总结出来的经验。

对需要限制剂量的危及器官(organ at risk,OAR),同样需要加上适当的边界以产生计划的危及器官体积,以保证危及器官在接受放射治疗时确实受到保护。为了能对器官的并发症的发生率有全面的了解,有关器官尤其是并联型器官(如肺和肾)应完整地勾画。

（四）治疗计划设计和评价

三维适形放射治疗计划通常由放射治疗医生与放射治疗物理师(或剂量师)共同完成。在外部轮廓、内部解剖结构和各个靶区体积勾画完毕后,TPS就建立起各个结构的立体模型。计划设计的过程就是针对靶区组织并考虑到周边正常组织使用BEV设定照射野,在BEV的帮助下可找到合适的射线入射角度,要求每个照射野既要包括肿瘤又要尽可能地避开肿瘤周围的正常组织,合理地选择射线的性质、能量、射野的多少、入射方向、组织补偿等,最后计算剂量分布,分析、评价并修改计划。在大多数情况下,这是一个尝试与纠错的过程,最终要使计划的结果符合临床剂量学要求。由于现在的计算机速度提高,在显示轮廓线的同时可以给出相应角度的数字化放射图像重建,可以更加直观地了解当前角度下靶区的空间位置,并可以参考以往常规模拟定位机的透视定位的经验,避免出现不正常偏差。

治疗计划设计的第一步是确定等中心的位置,适当的等中心可以方便治疗时摆位,减少摆位误差。一般选择肿瘤中心为治疗的等中心位置,设置等中心的原则为:①等中心应尽量选择在皮肤平坦光滑处,在倾斜或有皱褶的地方,治疗机的测距灯发出的距离标尺会发生畸变,从而导致摆位SSD的误差。②确定等中心时应尽量设置摆位SSD为整数,在放射治疗设备上摆位时,整数距离不需技师做判断,可以避免摆位时出现判断误差。

治疗计划设计的第二步是设计照射野,合理的射野设计是为了使剂量分布符合临床剂量学四原则:①肿瘤剂量要求准确,放射治疗是一种局部治疗手段,照射野应对准所要治疗的肿瘤区域即靶区;②治疗区域内的剂量分布要均匀,剂量变化不能超过±5%,即要达到95%的剂量分布;③照射野的设计应尽量提高治疗区域内的照射剂量,降低受照区域内正常组织的受量范围;④保护肿瘤周围重要器官免受照射,至少不能超过其允许的最大耐受剂量。更具体的照射野设计原则详见第六章放射治疗计划设计与实施。计划设计的关键是设计照射野,三维适形放射治疗和以前的二维计划相比,最重要的进步之一是在设计照射野时可以使用完整的BEV,通过BEV可以完整地了解在各个方向上靶区和正常组织的空间关系,所设置的照射野能照射到哪些器官,全部还是部分,角度的调整是否可以避让等。

治疗计划设计的第三步是剂量计算,得到剂量分布。在计算放射治疗剂量时,原则上应将根治性放射治疗的靶区中心剂量归一为100%,通常选择90%的等剂量面作为处方剂量治疗区,理想状态应使该等剂量面和靶区形状一致,但在实际工作中不可能做到,其符合程度是评价计划的主要指标。

治疗计划设计之后,进行剂量评价。剂量评价的方法有两大类:剂量的空间分布和剂量统计,前者利用图像的方法,后者主要利用剂量体积直方图(dose volume histogram,DVH)。

最常用的图像评价方式是利用等剂量线显示评估,可以是绝对剂量显示,也可以是相对剂量显示。在CT图像上显示之后可以清楚地看出靶区有多大的等剂量线包绕,边缘剂量的跌落是否陡峭,对周围正常器官可以看出最大剂量大体上在什么范围内,多少面积受到多少剂量的照射,设置足够多的等剂量线可以全面地显示剂量分布,但是太多的等剂量线会干扰内部器官的显示。

剂量云图也是显示剂量分布的一种常见方式,该方式是在CT图像上用连续分布的颜色来表示连续分布的剂量,颜色半透明,可以透过剂量云看到CT图像的内容。

以上两种显示剂量分布的方式皆是二维剂量分布,用它评价计划除了逐层研究剂量分布外,还要仔细观察冠状位和矢状位CT图像上的剂量分布,以利于对计划结果的全面掌握和评价。

除了上述二维剂量显示方式外,还有一种三维剂量面显示方式,在一张立体图上显示等剂量面和正常器官,可以对靶区体积和器官体积的大体受照剂量有一定的了解,尤其是在研究某些串联器官是否受到某一剂量的照射时,通过立体空间的旋转和平移,可以看出这两个体积是否有重叠。由于立体判断不太方便,所以尽管计划系统有此功能,一般不常用。

用图像显示剂量空间分布的方式评价治疗计划是不全面的,仅仅对每张CT层面的剂量分布有了解是不充分的,整个治疗区域体积的剂量统计分布尚不知道,现代三维计划系统开发了计算DVH的功能。现在通常所称的剂量体积直方图是指积分DVH图像,其横坐标是剂量,纵坐标是受到该剂量以上剂量照射的体积,从DVH上可以很清楚地了解各个靶区的体积和各个器官体积受到的照射剂量情况,积分DVH图像对同一治疗计划中不同器官间的剂量分布的评估非常有用,也可以很方便地把

图片：剂量
体积直方图

多个计划的 DVH 放在一张图上，比较不同计划的优劣。

当然 DVH 也有自身的弱点，如可以在 DVH 上看出靶区有冷点或危及器官有剂量热点，但是它不能指出冷点或热点的具体位置，在体积的边缘还是在中间；也不能提示这些高低剂量区是聚集在一处还是呈分散状态。这些信息对评估计划的优劣非常重要，所以治疗计划的评价要同时研究剂量的空间分布和剂量体积直方图，才能确保选择出比较满意和符合临床要求的计划。

（五）计划验证

治疗计划评价、确认之后，还要对计划做一定的验证，以保证治疗的精度。三维适形放射治疗的计划验证主要指照射野的验证和治疗体位的验证。

1. 照射野的验证　三维适形放射治疗的照射野由计划系统根据 BEV 生成，实施时有 MLC 和挡铅两种方式。大多数电动 MLC 的精度相当高，只需要定期质量检查就可以满足临床的精度要求。照射野的验证主要是针对手动 MLC 和低熔点挡铅。三维适形放射治疗所用的个体化低熔点挡铅制作阶段的每一步都可能产生误差，即使使用全自动切割机也不能完全避免，尤其在泡沫成型和在挡野板上安装铅块阶段最容易带来较大的偏差。手动 MLC 在加工成型时也会存在一定的误差，所以在治疗实施前一定要在治疗机或模拟定位机检查验证实际照射野和设计照射野之间的符合性，纠正存在的误差，最终使误差小于 2mm。

2. 治疗体位的验证　体位验证是三维适形放射治疗中最重要的环节，如果不能保证治疗体位的正确，要想取得好的治疗结果的可能性不大。在体位验证时，要求头颈部肿瘤的体位偏差不大于 2mm，体部肿瘤的偏差应小于 3mm。做治疗计划时患者的 CT 扫描体位就可能和治疗时不完全一致，随着时间的推移，患者固定体膜或面膜也会有一定的变形，治疗中患者的体重会有大的变化，一些靠近体表的肿瘤治疗过程中的消退也会导致变化，所以在治疗前以及治疗中利用模拟定位机或加速器做体位检查是必需的。

体位验证的目的是检查患者在模拟定位机或加速器上的体位和扫描计划 CT 时是否一致，比较方法有二维和三维两种比较方法，后者是利用锥形束 CT 扫描结果和计划 CT 扫描比较，属于 IGRT 的范畴，本书将在以下章节详细讲述，本节重点介绍二维比较方法。

DRR 是三维计划系统的一个基本功能。通过对患者 CT 数据的处理，建立了 3D 假体。有 3D 假体可以计算出任意方向模拟 X 射线透视片，犹如患者在模拟定位机上透视，这也是 CT 模拟的基本功能。

图片：二维
验证图

治疗计划设计完成后，要把治疗中心的坐标参数及正侧位 DRR 传输至模拟定位机（或定位 CT 机）及激光灯系统，患者在模拟定位机（或定位 CT 机）上，首先根据计划 CT 扫描时设置的皮肤（或体膜）标记点找到等中心，然后移动激光灯至治疗中心位置，取得正侧位透视图像，与计划系统的 DRR 比较，判断治疗中心位置的偏离情况，根据偏离情况移动治疗床使治疗中心吻合。如果偏差较大，需要排除各种差错或重新调整患者体位，再决定是否需要移动治疗床。

（六）计划执行阶段

放射治疗技师是治疗计划的主要执行者，按照医生及物理师已经确认的治疗计划，遵守治疗规范实施治疗流程。

关于放射治疗计划的设计、评价、验证和执行等更详细的内容见第六章放射治疗计划设计与实施。

四、放射源的选择及照射剂量

三维适形放射治疗多采用 6~15MV 的高能 X 射线作为放射源，一般采用常规分割放射治疗的方法。其照射剂量可依据肿瘤所在的部位、病变的类型、病变的范围、分化的程度、既往治疗的方法和患者的身体状况等而各不相同。

五、注意事项

1. 必须保持制膜的体位、扫描体位和治疗体位一致，患者最舒适的体位和治疗时最容易操作的体位就是最佳的照射体位。可利用三维激光定位系统以及人体骨性标记来确定摆位的位置。如头颈部

笔记

肿瘤定位、治疗摆位时,两侧激光灯应对准双侧外耳孔,室顶激光灯对准体中线,这样 CT 图像和治疗计划三维重建的图像就能准确吻合。

2.为了保证定位的精确性,其治疗床、激光灯、灯光野与实际照射野的一致性等物理参数必须准确可靠。医生、物理师、放射治疗技师应同时参与患者的模拟定位、CT 扫描、首次治疗摆位等全过程,以减少重复摆位的人为误差。

3.模拟定位时,在固定体位的真空袋或体膜上标记垂直竖线的激光线,有利于减少其重复摆位的误差。

4.如果 CT 室没有激光定位灯,可用 CT 机自身的固有激光灯,借助水平仪用直尺测量距床面的高度来确认两侧水平对穿野的激光等中心。

(侯立霞　迟锋)

第二节　调强放射治疗技术

一、临床应用特点

要使照射野的形状在任何方向上均与受照射靶区的形状相一致,就必须从三维方向上进行剂量分布的控制。X 射线立体定向放射治疗和高能质子放射治疗成功的经验证明,采用物理手段不仅能够改善病变(靶区)与周围正常组织和器官的剂量分布,而且还能够有效地提高其治疗增益比。适形放射治疗是一种提高治疗增益比较为有效地物理方法,可使得高剂量区分布的形状在三维方向上与病变(靶区)的形状相一致。

为了达到剂量分布的三维适形,就必须满足下述的必要条件:①在照射方向上,照射野的形状必须与病变(靶区)的形状一致;②要想使得靶区组织内及表面的照射剂量处处相等,就必须要求对每一个照射野内诸点的输出剂量率能够按照要求的方式进行调整。能够满足上述两个必要条件中的第一个条件的三维适形放射治疗称之为经典(或狭义)适形放射治疗;能够同时满足上述两个必要条件的三维适形放射治疗称之为调强(或广义)适形放射治疗,或者称为调强适形放射治疗(IMRT)。

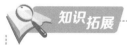

调强放射治疗的原理

调强放射治疗的基本原理是将一个常规的照射野分割成许多个微小照射野,这些微小照射野称为射线束或子野。然后根据肿瘤靶区和周围正常组织的分布情况,将非均匀的剂量强度分布(如权重)分配给每一个子野,然后,进行优化和合并一些子野,因为子野数太多的话会造成治疗时间太长。因此,调强放射治疗具备优化生成每个子野的各个子野剂量强度的能力。这种能力极大加强了对其射野辐射通量的控制,使按需要生成最优剂量分布成为可能。这一改进后的剂量分布有可能在提高对肿瘤控制的同时降低正常组织损伤。由于需要对构成治疗计划的数十个子野的相对强度进行优化设置,调强放射治疗需要运用专门的计算机辅助的优化方法,仅靠人工难以完成。

调强放射治疗技术多用于解剖部位结构复杂或邻近有放射敏感组织和器官且需要高剂量照射的肿瘤。对于局部复发和未控的肿瘤采用 IMRT 具有更重要意义,目前利用 IMRT 全身各部位的肿瘤已取得了较好的临床疗效。如鼻咽癌和前列腺癌的 IMRT 在国内已经成为一个治疗常规,在临床上取得良好的治疗效果。

理论上,任何适合放射治疗的患者都可以从 IMRT 中得到剂量学的益处,但是在临床上应该考虑的重要方面是:

是否能给患者带来疗效获益?是否适合使用 IMRT 应该符合以下几条标准:①对放射治疗有肯定的疗效(剂量提高有可能提高肿瘤局部控制);②接近重要的正常结构(利用调强放射治疗的陡峭剂量梯度);③摆位或器官运动不确定因素小(增大治疗边界将减少调强放射治疗的功效)。

在决定对某类肿瘤实施 IMRT 之前,临床医生应该要搞清楚这类肿瘤的亚临床靶区范围,包括淋巴引流区范围、周边可能涉及的正常组织,并确定各个靶区体积所需要的治疗剂量以及正常组织的剂量限制。物理师应该研究这类肿瘤的目标函数的大体设置方法。因为优化结果和设置条件之间存在差异,还要预先掌握此类肿瘤可能存在的靶区剂量和危及器官剂量之间的折中取舍,并和临床医生研究折中的大体范围。同时医生和物理师应共同研究此类肿瘤的内部移动范围和摆位随机误差,以确定在设置 PTV 时需要增加的边界大小。

二、需要的设备和技术

开展调强放射治疗所需要的设备一般有:①固定野物理方式调强,采用固定或动态式的楔形板(一维调强)或二维补偿器;②断层(CT)螺旋式调强或治疗床步进式调强;③控制击靶前电子束的击靶方向和束流强度,产生所需要的笔形束(pencil beam,PB)电子线和 X 射线强度,即扫描式调强。根据调强的原理,调强方式基本上可以划分为五种方式,即物理补偿器、MLC 静态技术、MLC 动态技术、断层扫描技术、电磁和机械扫描技术等,从原理上都可以实现其临床要求的二维剂量的强度分布。

三、临床治疗的流程

调强放射治疗是三维适形放射治疗的一种高级形式,两者有很多相似之处,临床治疗的具体流程如图 5-2 所示,除了目标函数及逆向优化、剂量验证外,其余均和三维适形放射治疗大致相同,但是两者又有本质的区别。三维适形放射治疗是人工尝试纠错找到可以接受的或比较好的方案,而 IMRT 是由计划系统根据设定的条件找到最佳方案,其中逆向优化是 IMRT 计划设计的核心。

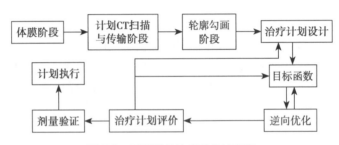

图 5-2 调强放射治疗实施流程图

(一)目标函数及逆向优化

放射治疗实践中,使用物理和生物两种目标函数。物理目标函数是通过限定或规定靶区和危及器官中应达到的物理剂量分布,实施准确的优化的治疗。生物目标函数是通过限定应达到要求的治疗结果,如无并发症的肿瘤控制概率等,实施最佳的治疗。物理目标函数目前最为常用。生物目标函数是描述疗后患者生存质量的量化指标,是治疗的最高原则。

治疗方案的优化,就是治疗方案的个体化。优化的过程就是治疗方案的不断改进的过程。传统的治疗方案的优化过程,是医生或计划设计者按治疗方案的要求根据自己的经验选择射线种类、射线能量、射野方向、射野剂量权重、外加射野挡块或楔形板,计算在体内的剂量分布,利用临床剂量学原则,对计划进行评估,最后确定治疗方案。这是一个正向计划设计的过程,又称人工优化。

放射治疗计划设计的真实过程是一个逆向设计的过程,是由预期的治疗结果来决定应使用的治疗方案。因为计划设计的过程应该是不断寻找最好的布野方式,包括射线能量、射野方向、射野形状、剂量权重以及每个射野的强度分布等,使肿瘤得到最大可能的控制而保持正常组织的放射损伤最小。

正向计划设计与逆向计划设计的基本区别在于:前者是先设计一个治疗计划,然后观察剂量分布是否满足治疗的要求;后者是根据治疗要求确定的剂量分布再去寻找一个治疗计划。显然,在整个计划设计过程中,对一个较为复杂的治疗,为得到一个较好的治疗方案,前者更多地依赖于设计者的经验;后者不仅符合任何医疗实践,而且能够为放射治疗提供较为客观的优化的治疗方案。

如上所述,逆向计划设计就是根据预期的治疗结果去确定一个治疗方案,而预期的治疗结果是用靶区及其周围的三维剂量分布表述的,而三维剂量分布是由物理目标函数或生物目标函数来限制的。

通过预期要求的三维剂量分布,求得射野入射方向(包括能量选择)和每个射野的形状及射野内的射线强度分布。由于每个射野内的射线强度分布一般是均匀的,必须将射野缩小,变成单元野。然后利用 MLC、物理补偿器或其他手段,对每个单元野的强度进行调节,使计划得以实施。目前,大部分逆向优化算法只针对射野剂量权重的计算,其他方面包括射线能量、射野方向等仍靠人工的经验设置。

调强放射治疗的射野入射方向的选择应遵循的原则:由于调强放射治疗能够调整射线强度并通常使用多个射线束,平行对穿照射野的作用相互抵消,因此,应避免直接使用相对平行的对穿野。当使用射野数目较多时(如 8 个野或更多),射线角度优化可能并不非常重要。已有的临床经验证明射野数量少而方向优化的计划,其结果与射野数量多而方向不太理想的射野制订的计划相当,甚至前者优于后者,说明射线方向优化可以提高调强放射治疗的效率。

（二）剂量验证

对于调强放射治疗,计划制订和剂量分布均比常规三维适形放射治疗复杂得多,每个照射野都是经过调制的动态或静态 MLC 照射野,或者是个体化单独制作的补偿块,如果没有完善的剂量验证,很可能造成较大的剂量误差,影响治疗的疗效。

剂量验证的内容包括绝对剂量的验证和相对剂量分布的验证,首先要把设计的计划移植到模体上,计算其剂量分布,再在治疗机上测量该模体的剂量分布和计算结果比较。

1. 绝对剂量的验证　由于电离室稳定性、剂量线性度、方向性及能量响应等较佳,调强剂量验证中一般采用电离室测量进行绝对剂量的验证,临床上常用的电离室有指形电离室和平行板电离室,用作调强剂量验证测量的是指形电离室。对于电离室的体积一般建议使用小体积探头,以符合点剂量的测量要求,同时测量点要选取模体内剂量梯度相对平缓的区域,以减少位置偏差造成的剂量测量误差。

2. 相对剂量的验证　对于调强剂量的验证,绝对剂量验证一个点或几个点是不够的,完整的剂量验证必须包括剂量分布的验证。相对剂量验证目前主要使用的测量方法有胶片法和二维测量矩阵法,二维测量矩阵法有半导体矩阵以及电离室矩阵。

3. 调强照射的其他验证方法　调强验证还可以运用计算软件的方法加以验证,简单的一种方法是独立机器跳数(monitor unit,MU)计算软件,较为高级的方法是蒙特卡洛剂量计算方法。

四、放射源的选择及照射剂量

和三维适形放射治疗一样,调强放射治疗也多采用 6~15MV 的高能 X 射线作为放射源。若在调强放射治疗计划设计中,进行原发灶的高剂量照射的同时,给予亚临床病灶较低剂量的照射,那么传统的时间-剂量常规分割方案已经不适用,必须采用新的分割治疗策略。调强治疗的照射剂量可依据肿瘤所在的部位、病变的类型、病变的范围、分化的程度、既往治疗的方法和患者的身体状况等而各不相同。

五、注意事项

1. 校对两侧激光定位仪的十字线、热塑面罩或真空袋的标记点、治疗床的标记点与激光十字线的偏差,患者身体的正中线必须与激光定位线的纵轴重合。在调强放射治疗实施过程中,由于治疗时间比常规放射治疗时间长,故必须采取有效的方法固定患者的照射部位,使患者在照射过程中体位限制在允许的范围内。对头颈部肿瘤患者可采用个体化专用泡沫垫加热塑面罩固定,对胸腹部及盆腔的肿瘤患者宜选用真空袋固定,以保证每次治疗的精确度和摆位的可重复性。

2. 头颈部肿瘤患者治疗中因佩戴面罩时间长,可能导致各种原因的不适(如有轻微呼吸困难、咳嗽、憋气等),甚至有的患者精神高度紧张,会引起烦躁不安、心动过速等。因此在首次放射治疗前应耐心细致地向患者做好解释工作,介绍调强放射治疗的基本知识及放射治疗中、放射治疗后可能出现的不良反应,解释患者对调强放射治疗的惧怕和陌生感,消除其心理恐惧,保持其情绪稳定,以良好的心态与医务人员配合治疗。

3. 在摆位过程中,放射治疗技师既要尽量考虑患者的舒适度,又必须让面罩、体罩等固定装置将患者的治疗部位固定。戴面罩时,双手抓住面罩两侧,以下颌为基点轻轻罩上,注意其下颌、鼻尖、鼻

图片:十字线摆位

梁、鼻根、眉弓、额骨、两侧颞骨等处应与患者面部向吻合。胸、腹部肿瘤患者在固定体膜时,应注意 CT 模拟定位标记点、照射野的中心点、体膜的服帖度等应与模拟定位时的体位固定相适应。因此,胸、腹部及盆腔肿瘤患者在每次治疗摆位时,其膀胱的充盈程度、胃内容物的多少以及呼吸动度的大小等都会影响其摆位的精确度,所以要交代患者在每次治疗时,都要与制作体膜及模拟定位时的体位保持一致,以免产生摆位误差。

4. IMRT 是一个精准的治疗技术,但目前仍然存在着一些不确定的因素。如医学影像不能显示病变的确切范围,剂量计算的不确定性以及剂量分割方案中生物学剂量的不确定性,放射治疗技师在每次治疗摆位的准确性和分次治疗时患者解剖部位的变化,治疗时患者内脏器官的运动、肿瘤的增大或缩小等,都会对肿瘤靶区和周围正常组织的物理和生物剂量的分布产生影响。IMRT 的有效程度取决于能否全面准确地判断靶区体积,对一些特殊部位的肿瘤(如脑瘤)由于边界不明确,靶体积的描绘有困难,不同的医生对靶体积的认识也不一样,因此在制订治疗方案时,应尽量有一组医生一起讨论,以减少治疗方案的误差。

5. 在靶体积内,癌细胞的分布也是不均匀的。由于肿瘤细胞的异质性不同,不同的癌细胞对放射线照射的敏感性也不同。如果给整个靶体积均匀剂量的照射,也必然会有部分癌细胞因剂量不足而存活下来,成为复发和转移的根源。目前以 PET、单光子发射计算机断层成像(single-photon emission computed tomography,SPECT)和磁共振波谱(magnetic resonance spectroscopy,MRS)为代表的功能影像技术,可通过先进的图像融合技术更好地显示肿瘤的图像改变,为生物适形和物理调强适形放射治疗技术的开展提供了良好的条件。

(迟锋　侯立霞)

第三节　影像引导放射治疗技术

一、临床应用特点

三维适形放射治疗和调强放射治疗系通过高度适形照射野使得剂量分布与靶区形状和位置高度匹配,以减少正常组织和危及器官的受照体积,进而改进靶区的剂量分布,尤其是对那些具有复杂和凹凸形状的靶区,可以达到较高的肿瘤治疗增益比,其在提高肿瘤控制概率和降低毒副反应等方面取得了具有划时代的意义。

随着影像技术、计算机技术、放射治疗设备以及肿瘤放射治疗理念的不断发展,由于放射治疗分次间和分次内的患者移位,器官运动和解剖形变等导致的几何、剂量方面的不确定性逐渐引起了业界的高度重视。因为在理论上,治疗计划的剂量分布在治疗时会以高几何精度的形式被传递到患者体内,但是在实际操作中这些不确定性影响了实际照射,导致靶区的漏照射和危及器官的过量照射,从而降低肿瘤的局控率,增加放射并发症的发生,限制了高精度放射治疗的临床实践,在某种程度上影响了放射治疗的临床疗效。临床上,为了保证靶区的剂量覆盖,补偿治疗过程中的不确定因素,于是对治疗靶区增加了一个安全边界 PTV,显然 PTV 必须尽可能小,以减少对正常组织的照射。技术上,则需通过特定的手段和设备进行靶区定位和跟踪以减少治疗误差。在进行治疗计划设计时除了优化剂量分布以外,更重要的是确定治疗靶区和治疗机器等中心之间的空间位置关系,以保证患者的计划体位在每次的实际治疗中有很好的几何精度和重复性。因此,采取一定的技术确保靶区的治疗精度是放射治疗过程中很重要的质量保证环节。传统上,靶区的位置是通过体表标记点和相应的体位固定装置来确定,然后在治疗前拍摄射野验证片进行验证。

当下是工程技术飞速发展的时代,通过影像设备来引导调强放射治疗的技术,即影像引导放射治疗(IGRT)已成为当下肿瘤放射治疗的主流。IGRT 技术将放射治疗机与成像设备结合在一起,在治疗时通过获取组织的容积图像或者动态图像或者跟踪植入靶区内或其附近的粒子等方式确定和评估靶区及相邻重要正常组织的位置、形态变化、运动情况,在必要时进行位置和剂量分布的校正。这对于放射肿瘤学来说无疑是让人振奋的时代进展,IGRT 技术不仅使得患者放射治疗过程中的分次内和分次间的不确定因素得到更直观更自动化的控制,而且也促使了其他放射治疗理念的进展,包括自适应放射治疗(adaptive radiotherapy,ART)和立体定向放射治疗(stereotactic radiation therapy,SRT)。下面将进一步阐述 IGRT 临床应用的必要性和其实现方式。

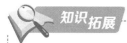

IGRT 的重要性

有一个放射治疗科主任想说服主管部门领导购买 CT 模拟定位机。为了强调影像对放射治疗的重要性,这位主任就形象地对领导们说:"今晚你们驱车来这里的时候,多少人开了车灯?当然,为了看清道路你们全部开灯了。这也是我需要的。"如果不能确定目标,所有工作如同在黑暗中摸索。现代影像技术提高了放射治疗靶区定位的正确性,从而得到了最优化的治疗结果。IGRT 主要特点是能够进行四维的靶区定位。如每日摆位的重复性可以得到验证,减少误差。

(一)IGRT 临床应用的必要性

1. 分次治疗的摆位误差 摆位误差分为系统误差(systematic error)或治疗准备误差(treatment preparation error),以及随机误差(random error)或治疗执行误差(treatment execution error)。系统误差为实际治疗位置和模拟定位时位置的差异,发生在治疗计划准备期间,体现了在放射治疗机器上重复模拟定位时技术上的难度,可采取相应措施纠正使之减小。随机误差为每日治疗重复性的差异,发生在治疗计划执行期间,多由患者位置及器官运动的变化引起,具有偶然性。两者对剂量分布的影响是不同的,系统误差存在于整个治疗过程当中,其结果是导致等剂量线整体移离靶区。随机误差在治疗过程中随机分布,其结果是使靶区边缘剂量变得模糊。因此,治疗摆位的目的是通过固定装置重复模拟定位时的体位,使其与计划设计时确定的靶区、危及器官和射野的空间位置关系尽可能保持一致,以保证靶区的精确照射。

但实际上,尽管采用了各种辅助摆位装置,并严格按照相关操作规程进行摆位,但是摆位误差仍可能有数毫米、甚至更大。原因:①人体非刚体,其每个局部都有一定的相对独立运动的能力,因此虽然对准了体表标记,但是只能说明标记处的局部皮肤位置重复到模拟定位时的位置,而皮下的脂肪、肌肉,甚至更深处的靶区位置则有可能是没有对准的;②摆位所依据的激光灯和光距尺本身就可能有1~2mm 机械误差;③治疗床和模拟定位机床的差别、体表标记线的宽度和清晰程度等因素均可能影响到摆位的准确度。

2. 治疗分次间的靶区移位和变形 主要表现:①消化系统和泌尿系统的器官充盈程度会明显影响靶区位置,如膀胱充盈程度会改变前列腺癌靶区的位置;②随着疗程的持续进行,患者很可能由于消瘦导致体重减轻,进而改变靶区和体表标记的相对位置;③随着疗程的持续进行,肿瘤可能逐渐缩小、变形,靶区和危及器官的空间相对位置关系也随之发生变化,从而有可能导致靶区的漏照射,以及危及器官的过量照射。因此,对于有较大解剖体积变化的肿瘤患者有必要在放射治疗期间采用 ART技术,及时调整治疗计划实现个体化的自适应放射治疗,才能达到最佳治疗效果。

3. 治疗分次内的靶区运动 呼吸运动会影响胸部器官(肺、乳腺等)和上腹部器官(肝、胃、胰腺、肾等)的位置和形状,使它们随呼吸频率做周期性运动。心脏跳动也有类似呼吸作用,只是影响范围较小、程度较轻。另外,胃肠蠕动和血管跳动也会带动紧邻的靶区。针对上述器官运动摆位产生的误差。目前最常用的处理方法就是在其临床靶区边缘外放一定的间距,形成内靶区和计划靶区,间距的宽度要足以保证在有靶区运动和摆位误差的情况下靶区不会被漏照。这种处理方法虽然简易行,但却是非常消极的,因为它是以其周围内的正常组织,尤其是危及器官的过量照射作为代价。

如果采用 IMRT 技术,这种处理方法还会引入一个新问题:射线照射和靶区运动的相互影响(interplay),即射线照射和靶区运动有可能玩"猫抓老鼠"的游戏。更积极的处理办法应是采用某种技术手段探测摆位误差和/或靶区运动,并采取相应措施予以应对。对于摆位误差和分次间的靶区移位(以下合称摆位误差),可采用在线校位或自适应放射治疗技术。对于同一分次中的靶区运动,可采用屏气、呼吸门控、四维放射治疗或实时跟踪技术。在治疗期间进行图像获取、靶区跟踪和运动管理是非常具有挑战性的,然而这些过程最终将可能为治疗验证提供最佳的技术手段。该平台目前存在于被植入基准标记的三维射线跟踪和植入交互式的射频跟踪。在锥形束 CT(cone beam CT,CBCT)中应用的技术平板上,为在 kV 级与兆伏级(MV 级)能量下监测解剖学上的基准点提供了可能。为了在线自动监测靶区的运动或基准点,利用锥束技术的算法是目前正在开发中。这些技术的发展甚至有可能整合成由计算机直接决定何时停止治疗和在偶尔需要的情况下进行自动调整。kV-CBCT 与 MV-CBCT 图像的质量已足够在这些过程中使用,而且这些技术转移到临床的应用是不久将来会实现的目标。

(二)IGRT 临床应用的实现方式

1. 校正摆位误差　是指在每个分次治疗过程中,摆位后采集患者二维或三维图像,通过与参考图像(模拟定位图像或计划图像)比较,确定摆位误差和/或射野位置误差,实时予以校正,然后实施射线照射。该技术是最简单的 IGRT 技术,开展研究最早,报道也最多。采用电子射影影像装置(electronic portal image device,EPID)系统采集正侧位图像的方法检查每次摆位。当误差大于允许值时,通过移床予以校正,然后再做治疗。为了解决体部靶区图像不清楚问题,中国医学科学院肿瘤医院早自 1995 年采用在靶区附近预埋金来标记,每次治疗前拍正侧位片重定位的方法开展体部立体定向放射治疗。预埋的标记物靠近靶区甚至在靶区内,因此可认为标记物与靶区位置是相对不变的,通过探测标记物就可确定靶区位置。近年新的发展主要体现在以下三个方面:①射线探测装置从胶片到 EPID 系统,提高了在线校位的自动化程度,缩短了在线校位造成的附加治疗时间。②成像用射线源由治疗用的 MV 级 X 射线发展到 MV 级 X 射线与 kV 级 X 射线并用,或者只用 kV 级 X 射线源。③校位图像从二维发展到三维。获取三维图像可采用螺旋 CT 技术、在轨 CT(CT-on-rail)技术或 CBCT 技术。在治疗开始前做 CT 扫描,根据 CT 断层图像和三维重建图像确定摆位误差。与二维图像相比,其优势表现为:三维图像可提供 6 个自由度(3 个平移和 3 个旋转)的摆位误差数据,而二维图像最多只能提供 5 个自由度(3 个平移和 2 个旋转)的数据;如果考虑到组织器官形状变化,采用变形匹配(deformable registration)技术,三维与二维提供摆位误差数据的差别更大;如果将患者治疗计划移到校位的三维图像上重新计算剂量分布,可得到每个分次治疗时患者实际受照剂量分布,根据实际受照剂量可对后续的分次治疗做适当调整。

图片:CBCT
校正

除了上述 X 射线成像方法外,对腹部肿瘤还可用超声图像做在线校位。在每次治疗前采集矢状位和横断位的超声图像,通过将计划系统产生的组织结构轮廓(如膀胱、直肠)叠加到超声图像做比较,可确定摆位误差,并实时予以校正。

2. 自适应放射治疗　一般而言,设计患者治疗计划时,通常 CTV 和 PTV 的间距是每个放射治疗中心依据自身的放射治疗设备以及患者群体性的摆位误差和器官运动情况而设定的。但是实际上由于个体差异,每位患者实际需要的 CTV 扩边是不一样的,对于一些患者,群体扩边过大,对于另一些患者扩边却又过小,因此需要考虑个体化的 CTV 扩边。目前在临床上设想有一个软件程序,能够根据患者的具体情况来自动地设计照射的边界-自适应放射治疗。

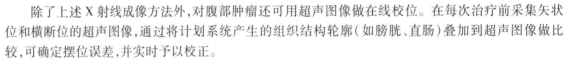
知识拓展

自适应放射治疗

自适应放射治疗是一个广义概念。一种方法是要求自疗程开始每个治疗分次均需获取患者二维或三维图像,采用离线方式测量分析患者体位、器官运动和每次的摆位误差,然后计算机根据最初数次(5~9 次)的测量结果来预测整个疗程的摆位误差,以此调整 CTV 与 PTV 的间距,进而修改治疗计划,并按修改后计划实施后续治疗。另一种方法是根据监测治疗过程中肿瘤或重要组织器官的几何变化,然后来调整治疗计划中靶区的几何形状。这两种方法的调整过程是持续进行,如果依靠人工来调整,工作量巨大,临床上不可能完成,都是需要通过计算机程序来自动完成。目前,自适应放射治疗商业化的程序还在研制开发中。

3. 屏气和呼吸门控技术　对受呼吸运动影响的靶区,屏气可使靶区暂时停止运动。如只在此时照射靶区,则在治疗计划设计、由 CTV 外放生成 PTV 时,可设定更小的间距,此时靶区运动对间距的贡献可以忽略不计。另外,如果在吸气末屏气,可显著增大肺的统计,减少肺的受照射体积。

屏气技术有主动呼吸控制(active breathing control,ABC)和深吸气屏气(deep inspiration breath hold,DIBH)技术两种。其中 ABC 是通过特定的计算机程序以及辅助装备包括气流监测装置等来控制患者呼吸运动。当患者的呼吸动度达到某一特定时相时,通过仪器使呼吸暂停而强制屏气,进行定位和放射治疗的方法,以达到减少由于呼吸运动导致肿瘤移动的目的。由于需要患者的配合和治疗前适当的呼吸训练,故要求患者能够承受适当时间的屏气动作。该技术仅适用于呼吸功能好且愿意配合的患者,因为它需要训练患者的呼吸,治疗时需要医患默契配合,且治疗时间较长,存在患者体质差、易疲劳,肺功能差而不能耐受等缺点。DIBH 技术与 ABC 相似,只不过将患者的呼吸状态控制在深吸气状态下。

图片:主动呼吸控制

呼吸门控技术是指在治疗过程中,采用某种方法监测患者呼吸,在特定呼吸时相内触发放射线束的照射。时相位置和长度就是门的位置和宽度。门的宽度是残余运动范围和治疗时间增加两个因素折中选择的结果,一般是呼吸周期的 20%~50%。监测呼吸的方法可分为体外和体内两类:体外监测方法有肺活量计、红外线照相或摄像、腹带压力传感器、激光测位等;体内监测采用 X 射线透视监测靶区及周边解剖结构,或者监测预先植入的金属标记物。将金属标记植入肿瘤内或置于患者体表,患者在治疗过程中自由呼吸,用呼吸探测装置。如立体定向影像系统等从多个方向监测标记物,如果进入了相同的呼吸时相或呼吸振幅就实施治疗,而当呼吸动度超出限定范围时,照射自动停止,即射线在呼吸周期中一个特定的时相反复短暂输出。该技术的优点在于患者可以自由呼吸,缺点是对医疗设备条件要求较高,需要呼吸监控系统及同步放射治疗系统及相应的软硬件等,由于并非直接监测肿瘤运动,且加上呼吸运动的复杂性,肿瘤运动与外部监控信号在时间、空间上的一致性难以保证。

图片:红外体表监测示意

不管是 DIBH 技术还是呼吸门控技术,都只在 1 个呼吸周期中的某个时段实施照射,因此治疗时间会拉长,继而减少治疗人数。这个问题制约了此两种技术的推广应用,尤其是在繁忙的放射治疗中心。

4. 四维放射治疗　是相对于三维放射治疗而言的,其定义为在影像定位、计划设计和治疗实施阶段均明确考虑解剖结构随时间变化的放射治疗技术。它由四维影像定位、四维计划设计和四维治疗实施三部分组成。

(1) 四维影像定位:四维影像是指在一个呼吸运动周期或其他运动周期的每个时相(一般划分为 4~12 个时相)采集一组三维图像,所有时相的三维图像构成一个时间序列,即四维图像。目前 CT 的四维影像技术已经成熟,并且市场上有了呼吸门控、心电门控等四维影像的 CT 系统。在图像采集的同时,利用一个呼吸监控装置(如腹压带)监控患者呼吸,可保证采集到的每层图像均带有时相标记,然后按不同时相分为多套三维图像,从而得到图像采集部位在 1 个呼吸周期的完整运动图像。

(2) 四维计划设计:是根据四维影像数据,优化确定一套带有时间标记的射野参数的过程。该过程包括以下步骤:①输入四维图像数据,主要指 CT 图像,也可能包含其他模式图像。②以某个时相作为参考,建立不同时相的三维图像的空间坐标变换关系。由于呼吸引起的器官运动不是简单的刚性物体运动,需要采用变形匹配算法。③类似三维计划设计,在参考图像上定义靶区、危及器官等解剖结构。④利用已建立的空间坐标转换关系,将已定义的解剖结构映射到其他时相的三维图像上。⑤设计参考时相的三维计划。⑥为所有其他时相设计类似计划,类似是指射野方向相同或接近。只有射野形状、权重或强度分布根据靶区、危及器官的变化做相应调整。⑦为了评价靶区、危及器官等解剖结构在不同时相的累积受照剂量,需要将所有其他时相的剂量分布映射到参考时相上。⑧计算所有时相的合成剂量分布,采用与三维计划设计类似的方法评价合成剂量分布。⑨如果步骤⑧的评价满意,输出四维计划,包括输出不同时相的射野参数至治疗记录验证系统;如果评价不满意,回到步骤⑤、⑥修改计划(图 5-3)。

(3) 四维治疗实施:在患者治疗时,采用四维影像所用的相同的呼吸监测装置监测患者呼吸。当呼吸进行到某个呼吸时相时,治疗机即调用该时相的射野参数实施照射。因为从监测到呼吸时相变化、调用新射野参数、完成新参数设置需要时间,也就是治疗实施对呼吸时相的变化有响应时间,所以需要预测软件以减少响应时间引入的误差。

目前,四维影像定位技术已较为成熟,并已商业化。而四维计划设计和四维治疗实施还处于研究阶段,因此开展四维治疗还有待后两者的发展成熟。

5. 实时跟踪(realtime tracking)技术　尽管四维治疗技术可完成运动靶区的不间断照射,但使用

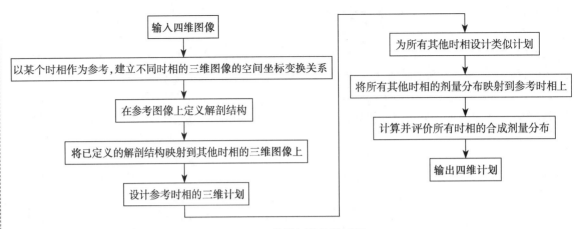

图 5-3 四维计划的设计过程

它有一个前提条件,即治疗时靶区运动以及周围危及器官的运动完全与影像定位时各自的运动相同。这个前提只能近似成立,至少有两个原因:首先,人的呼吸运动并不是严格重复的,即使是连续的两个周期之间,也会有周期长度、呼吸幅度等差别;其次,由于治疗时间往往要比影像定位时间长,尤其是采用复杂技术(如 IMRT)或大分割技术(如 SRT)时,患者身体会发生不自主运动,难以保持固定姿势。对于这些不能预先确定的运动,只能采用实时测量、实时跟踪技术,即实时跟踪治疗技术。

目前最常用的实时测量方法是 X 射线摄影。由于不断地摄影,可能使患者接受过量照射,该方法往往与其他方法(如体表红外线监测装置)结合,以减少摄影频率,减少累积剂量。为了完全避免辐射剂量,其他方法(如交流电磁场和超声)也开始应用于临床中。Calypso 4D 定位系统就是一个 AC 电磁场实时定位系统,该系统利用置于患者体外 AC 电磁场阵列诱导植入靶区或靶区附近的转发器,并接收转发器发回的共振信号,从而确定转发器的位置,也就是靶区的位置。转发器大小为 1.8mm×8.0mm,通常植入 3 个,系统测量频率 10Hz,测量准确度达亚毫米级。

实时跟踪要求实时调整射线束或调整患者体位,以保证射线束与运动靶区相对不变的空间位置。射线束调整有三种方式:①对于配有 MLC 的加速器,可实时调整 MLC 叶片位置,改变照射野形状,保证照射野始终对准靶区照射;②对于电磁场控制的扫描射线束,可调整电磁场,改变射线束方向,保证照射野对准靶区照射;③对于安装于机器手上的加速器,可调整整个治疗机,改变射线束的位置和方向,保证照射野始终对准靶区照射。三种方式中第一种最容易实现,用途也最广;后两种只适用于一些非常规的治疗机上。患者体位调整可通过治疗床的调整实现,该方法只适用于缓慢的间断性的运动,不适用于呼吸引起的连续运动,因此其应用价值有限。

综上所述,IGRT 技术的作用在于解决运动靶区的准确适形治疗问题,其具体实现方式有在线校位、自适应放射治疗、屏气、呼吸门控、四维放射治疗技术和实时跟踪技术。在线校位和自适应放射治疗技术可处理摆位误差和分次间的靶区移位。屏气技术可使靶区暂时停止运动。呼吸门控技术保证射线照射时靶区只在一个小范围运动。四维放射治疗技术以按计划跟踪的方式处理呼吸或其他原因引起的靶区运动。实时跟踪技术可实时探测、实时跟踪各种原因引起的靶区运动,代表放射治疗的理想境界。

二、需要的设备和技术

IGRT 系统简单地说就是在 3DCRT 或 IMRT 系统上,增加了一套图像信息采集系统,以用来采集患者治疗体位时的体积信息,目前 IGRT 设备已有数种。

(一)电子射野影像装置

电子射野影像装置(EPID)是当放射线束照射靶区时,采用电子技术在放射线射出方向获取图像的工具。它分为荧光摄像、液体电离室和非晶硅平板阵列等类型。

非晶硅平板阵列是目前商用较先进的成像装置,具有探测效率、空间分辨率和对比分辨率高的优点,但使用寿命偏短(约 5 年),意味着在加速器的正常使用期限内(10~15 年)需要更换 1~2 次成像装置。基于非晶硅平板探测器的 EPID,可用较少的剂量获得较好的成像质量,且具有体积小、分辨率高、灵敏度好、影像范围宽等优点,并且是一种快速的二维剂量测量系统,提高了在线校位的自动化程度,缩短了附加治疗时间。它既可以在线或离线验证照射野的大小、形状、位置和患者的摆位,使误差得以及时纠正,也可以直接测量照射野内的剂量。目前EPID系统广泛用于患者治疗前或治疗中的位置验证,通过对照射野影像与模拟定位片或者治疗计划系统产生的DRR进行比较,验证患者治疗时照射野的正确性。然而由于EPID应用的能量为MV级X射线,在射野片上骨和空气的对比度都较低,而且骨的对比度低于空气,此外软组织成像也不清晰,因此激发了电子直线加速器上能量为kV级的X射线成像设备的发展。

图片:EPID
验证图

（二）X射线摄片和透视系统

由于在低能量范围,X射线与物质发生的作用主要是光电效应,其相对于MV射线能够提供更高对比度的成像质量。因此,有许多kV级X射线摄片和透视设备与放射治疗设备结合在一起的尝试,有的把kV级X射线球管和其对应的探测板成交角式的安装于治疗室的地板和吊顶上,有的安装在加速器的机架臂上,无论直线加速器的机架臂如何旋转,都可以进行持续的立体监测。用金属颗粒植入体内作为基准标志,应用治疗室内的X射线透视系统实时跟踪标志,是治疗时监测肿瘤和正常组织运动的有效方式。

安装在直线加速器机架臂上的单球管X射线成像系统,只有在机架臂旋转的过程中才能获得这些结构的三维信息。kV级X射线摄片清晰,足以辨认这些结构,但是却难以监测放射治疗过程中软组织形态的变化。

其中射波刀治疗系统就是使用治疗室内两个交角安装的kV级X射线成像系统。它主要由安装在机械手上的直线加速器,具有5个运动自由度的治疗床,诊断X射线源和一对非晶硅图像探测器组成,此外,还可以配置具有红外探测功能的同步跟踪系统。在实施治疗时,系统的等中心的投照到患者的治疗部位,并根据探测到的金属标志的位置变化,或者根据拍摄的低剂量骨骼图像,与先前储存在计算机内的图像进行对比,以决定肿瘤的正确位置,并将此数据输送至控制加速器的计算机内。该系统具有六个自由度运动功能的机械臂,可随时调整6MV X射线束的方向,从非共面的不同角度照射肿瘤,机械臂非常灵活是该治疗系统的突出优点。

（三）kV级CT系统

诊断用kV级CT系统扫描速度快,成像清晰,具有较高的空间分辨率和密度分辨率,软组织成像清晰。因此,在治疗室内安装kV级CT机引导放射治疗,也是一种很好的选择。模拟定位机、kV级CT和直线加速器都安装在同一个治疗室内,共享一张改进过的治疗床。患者通过治疗床沿轨道移动可在这三者之间转换,进行在线校正,其几何精度可达1mm左右。由于该系统不是在治疗位置成像,故无法对治疗时的肿瘤运动进行实时监测,但是该系统所采集的CT图像具有诊断级别的水平,可以直观的评估治疗靶区和危及器官的形态、位置变化,进而为基于影像引导技术的自适应放射治疗的开展提供了强有力的工具。传统kV级CT的环形探测器排列和相对小的孔径决定了其不可能直接安装在加速器上,故此系统所占用的空间较大。

（四）锥形束CT系统（CBCT）

第一批商业化的CBCT影像引导治疗系统由垂直于射束方向安装的可伸缩的X射线放射源和非晶硅平板探测器,具有体积小、重量轻、开放式架构等特点。机架按照预设的角度（在180°~360°采集足够的数据）绕着患者旋转扫描就能获取和重建一个体积范围内的CT图像,这个体积内的CT影像重建后的三维模型,可以与治疗计划的图像进行手动或自动（采用软组织算法或者骨密度）配准并比较,得到治疗床需要调节的参数。根据采用放射线能量的不同分为两种,即采用kV级X射线的kV-CBCT和采用MV级X射线的MV-CBCT。

1. kV-CBCT　系统提供了大视野,y轴（头—脚）方向的最大重建长度可达到27cm,轴向重建直径可分别达到26cm、40cm和50cm,最小的像素尺寸可达到1mm,为准确定位患者提供更多充分的细节。板探测器的读数装置和探测器结合在一起,本身就具有提高空间分辨率的优势,因此,kV-CBCT可以达到比传统CT更高的空间分辨率,密度分辨率虽然与CT相比还有差距,尤其是低对比度密度分辨率,但是也足以分辨软组织结构。

在临床应用中以利用造影剂和低密度物体（如已经在临床实践中出现的插入直肠的气囊）来增加

低对比度的结构,从而实现与 MV 级能量相当的对比度。另外,该系统的射线利用率高,图像采集通常只需要 0.5~2.0min 的扫描时间。同时患者接受的射线剂量少,成像剂量通常为 0.5~3cGy。对于高对比度结构(如骨组织),可以生成剂量值在 0.05cGy 剂量水平的图像,对于低对比度的物体(如软组织靶区,前列腺),剂量仍然可以保持在 2~3cGy。总之,使用更高或更低的剂量水平取决于所需的图像质量。

图片:CBCT
验证图

kV-CBCT 系统具有在治疗位置进行 X 射线透视、摄片和容积成像的多重功能,对在线复位很有价值,已成为目前 IGRT 开发和应用的热点。目前,锥形束 CT 已经应用于各种各样的研究当中:如乳腺肿瘤和术前放射治疗的肉瘤患者的靶区定位,通过 kV-CBCT 可直接确定这些患者的软组织肿瘤。对于胸部肿瘤,由于呼吸运动而造成的伪影,需要通过各种技术(门控,屏气)或者是通过四维的 CBCT 技术来控制,然而肺的高对比度成像,使其在脊柱,肝脏和肺部病变的应用中更体现 kV-CBCT 在体部立体定向放射治疗中的潜在应用价值。对于前列腺肿瘤,关于 kV-CBCT 相对于常规体表标记的定位优势也有了很多相关研究。

2. MV-CBCT 其成像剂量依赖于临床应用,但通常范围在 2~10cGy。当图像用于肿瘤形态变化研究或修改计划等应用时,成像剂量需要 6~10cGy。用于患者每日的靶区定位时,图像采集常使用低剂量成像。用低剂量的 MV-CBCT 可获取无脉冲伪影的肿瘤病灶的三维图像,通过融合治疗计划内的 kV 级 CT 图像,并进行位置校正后,可使椎管和鼻咽等部位的融合精度精确到 1mm 左右。MV-CBCT 的 X 射线源于放射治疗线束同源是其优点,而且 MV 级的 X 射线具有旁向散射少的特点,适用于评估精确电子的密度,故可以同时作为剂量学的监测设备。但与 kV-CBCT 相比,它在图像分辨率、噪声比和成像剂量均处于明显劣势。

无论采用何种的 CT 扫描技术,如果在 CT 扫描和加速器照射之间加进了时间变量因素,就称其为四维放射治疗(4DRT)。相应的加进了时间变量的 CT 扫描,称为四维 CT(4DCT)扫描。4DCT 扫描截取患者在某一段时内不同时刻的 CT 扫描系列,即可得到该时段内肿瘤和重要器官 3D 图像随时间变化的序列。应用 4DCT 模拟定位后,治疗时再应用将 CBCT 获得的肿瘤 3D 图像与 4DCT 扫描得到的 3D 图像进行比较后的结果,来控制加速器进行实时照射并完成 4DRT 的治疗。

(五)螺旋断层放射治疗系统

螺旋断层放射治疗是在 1993 年提出来的,目前商用设备是断层放疗(TomoTherapy)公司的 Hi-ART 系统。该系统有人称之为影像引导的螺旋刀,是加速器和螺旋 CT 技术的结合,外观和诊断与断层扫描仪很相似。该系统是由 6MV 的直线加速器安装在患者通过的源轴距为 85cm 的环形机架上,可从多角度治疗患者肿瘤的部位。

螺旋断层放射治疗系统由 360° 旋转光子入射角与同步治疗床的移动,使光子在人体内犹如螺旋般前进,在执行 IMRT 时,同步采集螺旋断层 CT 图像,使得断层放疗系统具备较一般 IGRT 更先进的适应性影像引导放射治疗执行能力。与螺旋 CT 相似,其治疗野的螺距定义为机架每转过 1° 床前进的距离除以沿 y 方向射野的宽度,而沿 y 方向射野的宽度定义为一对固定叶片的距离,对于任何特殊患者的治疗,有三种规格可供选择(1cm、2.5cm、5cm)。随后,治疗野由 64 个二进制多叶准直器调制而成,这些叶片在开野和闭野状态之间迅速运动并在孔中心形成尽可能有 40cm 大的开野。因此该系统可对范围较大的多部位肿瘤同时进行照射,照射范围广泛(1.2~180cm),尤其是可执行高难度的全骨髓放射治疗。

系统优点在于能够在实际治疗位置对患者采集图像,所以断层放射治疗非常适合高剂量、高精度的大分割治疗。此外,螺旋断层 CT 图像具有良好的密度分辨率,空间线性,空间分辨率和图像均匀性,但是其软组织对比度小于 kV 级的 CT 图像,然而对于患者治疗摆位来说,其图像质量远远优于二维的平面图像(kV 级或者 MV 级)。如对于典型的 30 次分次(照射分 30 次进行)的治疗疗程,患者每治疗分次获取一帧图像的剂量估计是 0.015~0.03Gy,因此,患者整个疗程下来在治疗前多接受的图像剂量大约只有 0.9Gy。

(六)超声引导系统

在某些情况下,软组织对比度的成像相对于金属标记植入法,或者骨标记法可以更好地提供靶区的位置情况。超声系统不仅实惠,而且在一些临床情况下可以很好地展现软组织的解剖结构。

通过在患者的腹盆部放置超声探头来获取治疗位置下前列腺和其邻近器官的图像,进而将计划系统产生的组织结构轮廓(如膀胱、直肠)叠加到超声图像上做比较,可确定摆位误差,并实时予以校正。为了保证系统测量摆位误差的精度,超声探头获取的图像中心与治疗等中心的一致性需要进行严格的质量控制。目前超声系统已成功地应用于前列腺肿瘤和上腹部肿瘤的治疗中,然而对于一些骨组织和气腔所产生的反射信号会混淆从软组织靶区发出的超声信号,从而限制了超声引导的临床应用。

(七)集成图像系统

引导放射治疗的成像设备应该同时具备容积成像位置校正和实时靶区监测三维对比的功能,近年来集成图像系统正在发展起来。这将是一个高度结合的系统,多种成像和放射治疗设备被安装在同一台机器上,可以根据需要,在治疗位置进行实时透视、摄片、容积成像、红外线监测等,并可提供限制患者主动呼吸控制和限制机器的呼吸引导门控等多种模式,照射受呼吸运动影响较大的肿瘤。但是复杂的成像设备与加速器的结合,在机械学上难度加大,制造和维护成本提高。四维 IGRT 系统,集成了直线加速器、四维 kV-CBCT 容积成像系统、六维治疗床、超声引导系统和 Sentinel 激光定位系统等,使放射治疗实现了在精度、速度和控制上的统一。

三、临床治疗的流程

(一)IGRT 系统

IGRT 系统通常由三部分组成,即医用直线加速器、成像设备以及控制平台。大致通用的 IGRT 临床流程如图 5-4 和图 5-5 所示。在不同的放射治疗单位,不同的使用者,不同的影像系统和应用规程,形成不同的治疗流程。

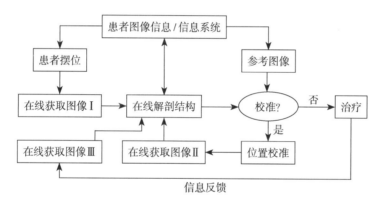

图 5-4 在线影像引导流程

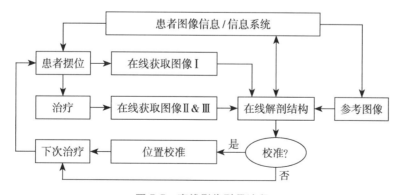

图 5-5 离线影像引导流程

1. 在线校正　基于定位图像的解剖结构进行位置校准后再获取图像,是为了确认是否校正成功;而在治疗结束后获取的图像是用于核对患者在治疗过程中是否出现体位的移动,如果有较大移动,则可以作为离线校正的指导。

2. 离线校正　在治疗前和治疗结束后快速获取患者的体位信息,扫描图像与参考图像比较得到的摆位偏差可以在治疗前或治疗后进行分析,若发现患者在治疗过程中出现较大的移动度,则可以选择下一次治疗时进行位置校正。可以用于指导离线校正。

总之,IGRT 技术主要包括三个步骤:①摆位后进行图像扫描;②误差校正后再进行图像扫描;③治疗时或治疗结束后进行图像扫描。其中步骤②和③各个放射治疗单位依具体情况而选择性的开展。另外扫描图像与参考图像的比较既可以选择手动方式,也可以选择自动方式,这里建议可先进行自动方式进行图像配准,然后由具备一定专业素质的资深人员进行手动调整。

以临床应用最广泛和技术比较成熟的 kV 级 CBCT 为例简述其工作流程:该系统是利用集成在直线加速器上的 kV 级 X 射线源在 EPID 上获取的一系列低剂量曝光的二维图像,再利用这些二维图像数据重建三维体积图像,然后与治疗计划内的 CT 图像配比,对靶区移位进行计算和校正,从而达到 IGRT 的目的。

（二）治疗步骤

1. 基于 CT 影像引导的治疗包括患者的首次定位 CT 图像的采集。放射治疗技师在临床医生的指导下确定患者的扫描范围,完成扫描后将图像传输至计划系统或者医生工作站。临床医生完成勾画靶区和相关危及器官的勾画工作。

2. 治疗计划完成并经审核确认后将包含靶区和危及器官的 CT 图像以及相应的计划参数传输至治疗控制系统,以此作为患者治疗时的参考图像。

3. 治疗时借助激光灯,运用体位固定装置使患者处于治疗体位。对于需要进行运动管理的患者则需安装相关的呼吸控制系统以获取呼吸信号。调整各项图像获取参数,使加速器处于 CBCT 获取模式,然后将加速器机架旋转一定角度（如 360°）,每旋转 1° 即可获取一幅照射野的图像。这个过程受一种独特的触发获取控制,可以有效地增强对比度/噪声比值,减少照射光束脉冲伪影。成像剂量为 0.01~0.1Gy,时间约需 1min。

4. 所有二维图像在重建以前都要经过自动修正过程。这主要包括三个方面:①修正成像过程中的暗电流（可产生噪声）;②修正每个像素的敏感性,使其均质比;③修正失活像素,用其周围邻近像素的平均值取代之。修正后便开始重建三维体积图像,实际上重建过程自第一幅二维成像获取后便开始了,重建一个 256mm×256mm×274mm 的体积图像约需要 110s。大部分 CBCT 重建方法都是假设重建中心是固定不变的,放射源至探测器平面的距离也是不变的,但实际不然。由于重力的作用,机架在旋转的过程中,中心是不断变化的,因此需要经过特殊的校准方法来纠正。

5. CBCT 可以从任何角度任何位置重建断层图像,因此可以与参考图像很好的匹配。由于 CBCT 重建图像的中心跟加速器中心一致,故其提供的患者解剖结构信息相对加速器等中心来说,与实际治疗体位的信息是一致的。因此可以直接用其与参考 CT 图像进行校对,使患者的治疗体位与治疗计划 CT 保持一致。

图像融合过程实际上就是通过平移和旋转某些解剖结构两种图像吻合的过程,通过特定的软件可以从三个垂直平面显示其不同的断层图像（横断面、冠状面、矢状面）,可以用不同的颜色显示两种 CT,也可以通过调整两种 CT 的透明度来显示两者中的任何一个或混合图像。CBCT 图像既可以通过手工移动可识别的解剖标志来实现两种图像的校对,也可以通过相互信息最大化算法自动校对,校对的两种图像不需要包含完全相同的解剖结构。

6. 图像融合完成后,IGRT 系统便可自动计算出患者的当前体位与计划体位在其三维空间上的位移偏差,并将这些数据传送到治疗控制系统,以重新调整治疗床,使治疗体位与计划体位保持一致,然后对患者实施治疗。

7. 主管医生需根据图像扫描,安排定期对患者的图像进行浏览检查。检查包括了对不同时间扫描的图像进行比较,观察摆位是否存在系统误差,靶区或危及器官是否出现形态变化,并适时与放射治疗技师进行沟通。

8. 患者治疗结束后,可对其扫描图像和配准信息进行数据存储或者打印。

以上为 IGRT 的大致流程,其体位固定、模拟定位、治疗计划制订过程与 3DCRT 或 IMRT 几乎完全一样,不同的是在放射治疗实施前或实施过程中,可实时获取患者治疗体位的体积信息。放射治疗单

0513
图片:CBCT
图像融合配准

位只要具备相应的 IGRT 设备和工作团队即可参考以上步骤开展 IGRT 的临床工作。其中具有过硬专业素质的医学物理师在开展 IGRT 的工作中起着至关重要的作用。

四、放射源的选择及照射剂量

1. 对于头颈部肿瘤,放射源的选择多为小于 8MV 的 X 射线。对靶区和危及器官的照射剂量以鼻咽癌进行举例说明:一般临床要求处方剂量覆盖至少 95% 体积的靶区。原发灶 GTV 和颈部淋巴结在考虑摆位误差和器官移动后,外扩的 PTV_1 应接受 70Gy 的照射剂量,分割剂量为 2.12Gy,治疗 33 次。鼻咽部和颈部的高危亚临床病灶在考虑摆位误差和器官移动后,外扩的 PTV_2 应接受 59.4Gy 的照射剂量,分割剂量为 1.8Gy,治疗 33 次。此外,要求 PTV_1 接受 110% 处方剂量照射的体积不大于 20%,接受低于 93% 处方剂量照射的体积不大于 1%。PTV 以外的正常组织接受大于等于 110% 处方剂量照射的体积应小于 1% 或 1cm^3。

在设计放射治疗计划时除了考虑靶区的剂量覆盖以外,还应该严格限制危及器官的受照剂量,如表 5-1 所示。

表 5-1　危及器官的剂量限制目标(RTOG 0225)

危及器官	剂量限值
脑干	$D_{max} = 50Gy$ 或 $V_{60} \leq 1\%$
视交叉/视神经	$D_{max} = 50Gy$ 或 $V_{60} \leq 1\%$
脊髓	$D_{max} = 45Gy$ 或 $V_{50} \leq 1\%$
下颌骨/颞合关节	$D_{max} = 70Gy$ 或 $V_{75} \leq 1cm^3$
颞叶	$D_{max} = 60Gy$ 或 $V_{65} \leq 1cm^3$
腮腺	至少单侧 $D_{mean} = 26Gy$ 或双侧 $V_{30} \leq 50\%$
舌	$D_{max} = 55Gy$ 或 $V_{65} \leq 1\%$
内耳	$D_{mean} = 50Gy$
眼睛	$D_{mean} = 35Gy$
晶体	尽可能低
喉	$D_{mean} = 45Gy$

2. 对于胸部肿瘤,X 射线的能量必须根据肿瘤的解剖部位和光束路径进行个体化的设定。一般不建议高能 X 射线,RTOG 建议 4~12MV,以使射线穿过低密度的肺组织进入肿瘤组织。如果患者有大的纵隔肿瘤或者肿瘤靠近胸壁,且光束进入肿瘤的路径上没有间隔空气,可考虑使用 15MV 或者 18MV 能量的 X 射线以获得更佳的剂量分布。对靶区和危及器官的照射剂量以肺癌进行举例说明:目前标准的靶区剂量一般是 60~66Gy,单次分割剂量为 2.0~2.2Gy。随着 IGRT 技术的发展和应用,在保证正常组织受照剂量的前提下,逐渐增加晚期肺癌靶区的照射剂量至 74Gy,甚至更高。而对于危及器官的剂量限值如表 5-2 所示。

表 5-2　常规分割放射治疗的危及器官剂量体积限值

危及器官	单纯放射治疗	化疗+放射治疗	化疗+放射治疗+手术
脊髓	50Gy	45Gy	45Gy
肺	平均肺剂量<20Gy	平均肺剂量<20Gy	平均肺剂量<20Gy
	$V_{20}<40\%$	$V_{20}<35\%$	$V_{20}<20\%$
		$V_{10}<45\%$	$V_{10}<40\%$
		$V_5<65\%$	$V_5<55\%$

续表

危及器官	单纯放射治疗	化疗+放射治疗	化疗+放射治疗+手术
心脏	$V_{40}<50\%$	$V_{40}<50\%$	$V_{40}<50\%$
食管	$D_{max}<75Gy$	$D_{max}<75Gy$	$D_{max}<75Gy$
	$V_{60}<50\%$	$V_{55}<50\%$	$V_{55}<50\%$
肾	双肾 $V_{20}<50\%$	双肾 $V_{20}<50\%$	双肾 $V_{20}<50\%$
	或单肾 $V_{20}<75\%$	或单肾 $V_{20}<75\%$	或单肾 $V_{20}<75\%$
肝	$V_{30}<40\%$	$V_{30}<40\%$	$V_{30}<40\%$

对于一些不能手术的淋巴结阴性的周围型肺癌患者,可考虑在影像引导下实施体部立体定向放射治疗。其分割方案目前实际应用有较大差异,范围从单分割到3分割、4分割以及5分割不等,单次照射剂量随分割次数不同而不同,最大可达到30Gy,甚至更高。由于相关证据有限,目前对于正常组织的剂量限值仍建议采用保守的剂量限制。

3. 对于腹部肿瘤,由于入射路径较长,可采用15MV或18MV高能X射线。对于靶区的照射剂量以前列腺癌进行举例说明:随着放射治疗技术的发展,可以借助影像引导设备每日对前列腺肿瘤进行定位跟踪,降低急性毒性风险的同时提升了靶区的照射剂量。一些研究发现常规照射剂量67~70Gy已经不够,对低风险癌症患者适合针对前列腺采用75.6~79.2Gy的传统分割放射治疗,中等风险和高风险患者应接受的剂量可达到81.0Gy。

五、注意事项

1. IGRT技术增加了从治疗计划设计到执行过程中的复杂性,不仅对计划靶区的定位精度提出更高的要求,而且对在治疗过程中如何保持较高的几何精度也提出更严格的质量控制。因此这对于放射治疗团队的成员角色和作用来说是一个新的挑战,他们必须通过继续教育、参观学习、业务培训和学术交流等方式来提升自身的业务水平和科研素质,以更好地迎合新技术带来的需求。对医生来说,尤其需要他们提高影像学专业水平,因为IGRT涉及了多种影像学手段,如CT、CBCT、MRI和PET等。此外还要提高计算机水平,因为IGRT技术必将引入更完善更强大的放射治疗信息网络管理系统,从传统的书面档案记录过渡到电子记录。对物理师来说,他们在IGRT技术开展工作中发挥着关键性的作用,他们需要在成像物理原理方面的专业基础和应用培训方面进行更多的努力,因为随着4D螺旋CT和其他多种成像设备在治疗计划设计和执行过程中的广泛应用,必将涉及图像融合、图像配准、图像质量处理等工作。此外数据传输和获取以及计算机网络知识对放射肿瘤临床来说是非常重要的,物理师应该具备扎实的影像学和计算机网络基础。对于剂量师来说同样需要医学影像和解剖学方面的专业基础和应用培训,而且应该更加熟练于逆向计划的优化设计。对于放射治疗技师,他们在IGRT技术开展工作中同样需要更系统化的关于影像学和解剖学方面的专业知识,同时还应具备操作复杂程度更高的治疗系统的能力,包括定位跟踪系统、成像系统。

2. 对于不同的IGRT系统、不同的病种,在临床实践中会有不同的实施规范。因此开展IGRT的放射治疗中心,应迅速建立适合本中心的IGRT临床应用规程。其内容应涵盖病种选择,获取图像的射线能量、mAs,图像采集范围,频率,图像配准算法,误差校正阈值,是否采用呼吸干预措施等相关内容,以做到有章可循,规范治疗。

3. 随着影像引导治疗工作的开展,每日都会增加大量的影像学资料和相应的误差信息,这就要求这些信息得到既安全又合理的存储和管理。同时,患者的治疗计划数据一般是以某种特定的格式存储在计划系统上,这时也要求能够以另一种易读取的通用格式进行存储,以便在进行关于临床治疗流程、疗效和基础研究等课题研究时可以随时调用。

4. IGRT系统的硬件和软件都会影响到图像质量、定位精度、成像剂量,在使用过程中务必做好常规的质量保证(QA)工作,使得系统的各项参数指标与安装验收时的系统状态一致。因此每个开展

IGRT 技术的放射治疗中心都应该根据各自的具体情况严格制订相应的每日、每月和每年的 QA 规程。其中对于图像系统：每日的 QA 应该包括安全联锁、定位精度和校位精度的测试，同时还应包括检测成像系统与治疗系统两者之间的坐标一致性，即等中心的重合度；每月 QA 除了应包含等中心一致性的检测外，还应考虑图像的对比度、均匀性、重建精度、几何精度、图像噪声等系列影响图像质量的检测项目；每年 QA 则应考虑所有的机械和图像方面的项目，包括机械精度、图像质量、成像剂量以及成像射线的能量、mAs 线性度等内容。

（迟锋　侯立霞）

第四节　旋转调强放射治疗技术

一、临床应用特点

自从 Brahme 提出 IMRT 及逆向优化概念以来，IMRT 计划优化设计和治疗实施技术得到了迅速发展。1993 年由 Carol 等人开发了第一个商业化的 IMRT 计划系统（NOMOS 的孔雀系统）投入临床应用。在同年 Mackie 等人提出了螺旋断层放射治疗，在经过 10 年的研究后于 2002 年推出了商业化产品。大量的研究已经表明 IMRT 技术可提高肿瘤剂量、减少危及器官和正常组织的剂量，从而提高肿瘤控制率、降低危及器官和正常组织的副反应。但目前 IMRT 也存在着治疗时间较长、机器跳数多、低剂量照射范围大，可能导致第二原发肿瘤增加等问题。

在 NOMOS 的孔雀系统、螺旋断层调强概念出现后不久，Yu 于 1995 年提出了旋转调强放射治疗（IMAT）技术概念。IMAT 综合了旋转治疗和 MLC 动态调强治疗的速度和剂量分布的优点，具有在照射过程中机架连续旋转、动态 MLC 连续运动、通过机架单弧或多弧的旋转方式来实现不同射野方向上射束强度调整的特点。IMAT 提出之时，人们试图实现断层放射治疗的剂量分布，但不同于断层放射治疗使用的旋转的扇形束，IMAT 使用的是旋转的锥形束，通过多弧叠加的方式实现强度调整，一个弧内的剂量率和机架转速是不变的。受到当时软、硬件的限制，没有 TPS 可以实现 IMAT 计划以及没有相应的实施硬件，IMAT 在临床上没有得到推广。随着软、硬件设备的升级及各种 IMAT 优化算法的开发，IMAT 技术的计划质量和实施效率得到证实。2007 年美国和瑞典分别相继推出了相应产品 RapidArc 和容积旋转调强放射治疗（VMAT）。两者加速器在机架旋转过程中剂量率和机架转速都是可调的，由此，IMAT 大规模临床应用才开始启动。

当前，IMAT 已经得到了越来越广泛地应用。国内外文献报道显示，IMAT 在前列腺癌、脑瘤、头颈部肿瘤等病症的治疗中，不仅具备了 IMRT、3DCRT 的技术优势又在其基础上进行优化，具有实现最高计划质量和实施效率的可能性。IMAT 最大的优势是显著缩短了治疗时间，由原来 IMRT 计划的十几甚至二十几分钟缩短到十分钟以内，提高了计划执行效率，可缓解医疗资源紧缺的现状。治疗时间的缩短提高的靶区的生物学剂量，减少患者在治疗过程中由于不自主运动带来的误差引起的剂量差异，有望提高肿瘤控制率和治疗精度。由于治疗时间的缩短使得患者的舒适度也得到了一定程度的提高，同时治疗时间的缩短对 IGRT 和大分割治疗的开展具有重要意义。

二、需要的设备和技术

IMAT 技术能够得以实现的关键技术在于治疗计划系统和动态 MLC。

IMAT 技术不同于固定野调强放射治疗（IMRT）技术，该技术是在机架等中心旋转照射的同时，通过改变多 MLC 的射野形状、剂量率和机架转速，完成在不同射野方向上的线束调整，实现逆向计划的优化强度分布。IMAT 计划的基本概念与常规 IMRT 计划区别不大，逆向优化的原则几乎相同。然而由于 IMAT 计划中的自由度比较多，其计划的优化计算也更加困难。加速器机架的重量和惯性限制了其转速不能频繁和急剧的变化，各子野权重的变化主要通过改变机器的剂量率，相邻子野现状之间的转换通过 MLC 叶片动态运动形成。由于机架围绕患者旋转时加速器一直出束，所以相邻子野间叶片的运动范围不允许过大是非常重要的。

IMAT 计划优化要比普通的 IMRT 计划复杂得多，因为它的求解空间大、变量参数多。如 VMAT 的实施参数主要有旋转弧的数目和角度范围、机架旋转速度、叶片运动速度以及剂量率。从计划优化的角度上讲，确定 IMAT 旋转弧数目和角度范围、机架旋转速度、叶片运动速度以及剂量率问题实质是固定机架角 IMRT 中子野形状和强度优化问题，不同的是 IMAT 优化过程中还需要将相邻射野方向的子野链接成弧，并考虑机架旋转、叶片运动、剂量率约束及其相互配合。在 IMAT 中，子野形状和权重的最初优化使用较少的射野方向，较少考虑相邻子野的链接，优化集中于获得最佳剂量分布，该剂量分布具有较大 MLC 位移和 MU 权重变化的灵活性；随着算法收敛，射野方向逐渐增加，并在初始化子野形状和优化过程中考虑相邻子野的链接；最终，新插入的射野方向的 MLC 位置从它们的相邻子野形状线性内插。以上由粗到细采样的整个过程称为渐进式采样，可以实现快速优化，同时保证了计划质量，大部分病例可在 2min 内完成。

三、注意事项

在临床实施之前，评估任何新设备和技术都需要严格的质量保证（QA）。IMAT 的质量保证包括硬件（加速器）、软件（治疗计划系统）以及针对患者的剂量验证。影响 IMAT 实施精度的主要因素是叶片到位精度，可以采用胶片、EPID、探测器阵列、加速器治疗日志文件等进行叶片的到位精度验证，除此之外影响 IMAT 实施精度的还有剂量率和机架旋转速度的精确控制。鉴于 IMAT 计划和实施的复杂性，针对患者的剂量验证要比常规 IMRT 更严格些，不能只进行零度机架角的单野剂量验证，必须进行整个计划的剂量验证，而且要考虑到模体和探测器的方向性问题。IMAT 技术本质上是复杂的，涉及机架旋转速度，MLC 速度和剂量率的同时变化，患者特异性 QA 对于评估这些参数的协调性和照射准确性非常重要。用于患者特定 QA 的设备有 ArcCHECK、Compass 系统和 Delta4，这些设备可以测量三维剂量分布，验证 IMAT 计划的准确性。

（迟锋 侯立霞）

第五节 立体定向放射治疗技术

1951 年瑞典神经外科医生 Leksell 提出了 SRS 的概念，采用单次高剂量精确地对肿瘤靶区进行照射，而靶区外剂量快速地降低，类似于对肿瘤进行手术。1968 年他和他的助手 Larsson 等研制成功了世界首台颅脑 γ 刀。1975 年第二台 γ 刀装置在瑞典 Karolinska 研究所临床试用，形成现在的第三代用 201 个 ^{60}Co 源集束照射的 γ 刀装置。1985 年 Colombo 等将改进的医用直线加速器引入到立体定向放射外科领域内，发明了颅脑 X 刀。1996 年瑞典的 Karolinska 医院研制成功了世界首台体部 X 刀。1996 年由美国斯坦福大学医学院研发的 cyber knife 治疗系统开始应用于临床，称"射波刀"或"赛博刀"。从此放射治疗学引入了立体定向技术，创立了立体定向放射治疗（SRT）的新技术体系。X（γ）射线立体定向治疗的经验证明，采用物理手段能够改善靶区与周围正常组织和器官的剂量分布，有效地提高治疗增益。

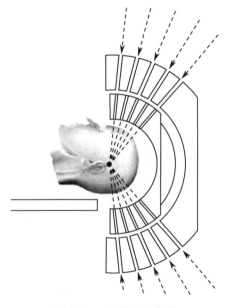

一、γ 刀治疗技术

瑞典推出了将 201 个 ^{60}Co 源的射线汇聚于中心靶点来治疗颅内病变的立体定向放射外科装置，称为伽马刀（γ 刀），如图 5-6。

γ 刀治疗过程包括体位固定、放射治疗计划设计和放射治疗实施等主要步骤。

1. 体位固定 建立患者治疗部位的坐标系，对靶区和周围正常组织及重要器官进行三维空间定位和摆位。

2. 放射治疗计划设计 制订一个优化分割治疗病变和保护重要器官及组织的治疗方案。

3. 放射治疗实施 实施立体定向放射治疗。

4. γ 刀的特殊定位技术和摆位要求

图 5-6 γ 刀原理示意图

（1）基础环:对头部 γ 刀而言,基础环是利用局部麻醉,通过特定的固定支杆和螺丝固定到患者的颅骨上,成为人体颅骨的一部分而与颅骨形成刚性结构,从而在患者的治疗部位建立起一个保证从定位、计划设计到治疗的整个过程中不变的三维坐标系统。基础环属于手术固定型或有创型,能达到很高的体位固定精度,是联系影像定位和治疗摆位两大部分的核心部件。

（2）定位和摆位框架:定位框架包括定位标尺和定位床。

定位标尺用于对病灶的诊断定位,可沿床两侧沟槽上下作纵向滑动。定位标尺顶板内嵌有 CT 和 MRI 可成像的 N 形或 V 形标志线,与设在定位床底部的标记线对应,形成决定靶区位置的定位坐标系。计划系统借此可计算出病灶在坐标系中的坐标值及治疗焦点的坐标关系。

定位床是治疗床的一部分,床沿外侧沟槽用于安放摆位架和定位标尺,床边刻度用于摆位架和定位标尺位置的确定。床板底部有两条 CT 和 MRI 可成像的纵向标记线,与定位标尺的 N 形线一起构成确定靶区位置的定位标记系统。头部 γ 刀的摆位框架是直接安装在治疗机的床头上,由带有 x、y、z 的标尺和坐标指示器组成。摆位框架与定位框架相同,均以基础环为坐标的参照物,由治疗计划系统计算出来的靶区中心坐标,通过治疗床的运动置于 γ 刀治疗的焦点位置。摆位框架的坐标指示器都采用毫米分度尺,若用电子指示器,则每次摆位时必须注意将其调整到坐标原点。

5. γ 刀系统的质量保证和质量控制

（1）焦点剂量检测:焦点处的剂量率不确定度<5%,应在装源和换源后或每月进行。治疗计划计算的吸收剂量值与实测吸收剂量值误差应小于±5%。

（2）照射野检测:准直器直径小于 6mm,照射野测量尺寸与标称尺寸的偏差小于 1mm;准直器直径大于 6mm 并小于 10mm,照射野与标称尺寸的偏差小于 1.5mm;对于准直器大于或等于 10mm 并小于 20mm,照射野尺寸与标称尺寸的偏差应小于 2mm;直径大于或等于 20mm 准直器,照射野与标称尺寸的偏差应小于 2.5mm。

（3）机械中心与照射野中心的距离:偏差应≤0.5mm。

二、X 刀治疗技术

X 刀是以医用电子直线加速器为辐射源,通过在直线加速器上采用三级准直系统等形成非共面多弧照射使剂量集中于靶点的立体定向放射外科装置。X 刀高剂量集中在靶区,靶区外剂量递减迅速,靶区周边正常组织剂量小的效果,起到手术刀的作用,其特点是小射野、聚束、大剂量。

X 刀系统主要包括直线加速器、可调式治疗床、立体定向装置系统、影像验证系统、治疗计划系统及计算机控制系统,如图 5-7。

X 刀是一种非侵入性的治疗方法,以非手术方式治疗颅内肿瘤和动静脉畸形。其适用范围:①脑

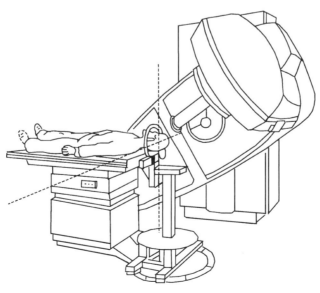

图 5-7　X 刀系统示意

血管疾病,如颅内动静脉畸形和颅内动静脉瘤,特别是小、中型动静脉畸形。②颅内肿瘤,如颅脑、颅颈部良性、非浸润性肿瘤。尤其是位于功能密集区、手术危险性大的较小肿瘤,如垂体腺瘤、听神经瘤、脑膜瘤、松果体区肿瘤、脑干肿瘤及颅内转移瘤。③功能性神经外科疾病,如锥体外系疾病,如帕金森综合征和其他基底节疾病;以及通过损毁病灶来治疗三叉神经痛等。

近年来,随着 X 刀立体定向放射治疗技术的发展,其适用范围从颅内扩展到颅外,从头部扩展到体部;照射方法从单次大剂量照射发展到分次剂量照射;固定方法从有创固定到无创固定;与三维适形等其他放射治疗技术结合使用。

X 刀的治疗流程包括体位固定、CT 模拟扫描、放射治疗计划设计、计划验证、治疗实施。

图片:定位标识球

1. 体位定位　头部治疗采用头部特定的立体定位装置进行固定,有条件应剃光头发再进行面罩制作,头顶和鼻尖标出至少 3 个标识点,用于放置定位标识球。体部体位固定无特殊要求,可按常规选择合适的固定方法即可。胸腹部患者摆放至少五个定位标识球。

2. CT 模拟扫描　按 CT 定位的常规要求做相应的识别点,标十字。扫描参数:层距选择<3mm,若不是应该跟医生确认 CT 扫描完后,识别点上打激光,然后在贴纸圈周围用红笔描圈。

3. 治疗计划设计　将 CT 扫描图像资料传送到三维治疗计划系统。物理师根据患者的 CT 影像进行解剖结构及组织密度三维重建,医生勾画出靶区以及要保护的重要器官。物理师参照等剂量曲线以及剂量体积直方图来调整照射野的入射方向及权重,制订出最佳治疗计划,并将治疗计划传送到治疗操作室计算机工作站。

4. 治疗计划实施　治疗时,放射治疗技师调出患者放射治疗计划,将患者摆好位,粘上定位标识球,进行位置校准,医生确认后可进行出束治疗。

三、射波刀治疗技术

射波刀(cyber knife)治疗系统由 John R. Adler 教授于 1987 年在斯坦福大学研发出的一种无须立体定位框架的全身肿瘤立体定向放射治疗技术,并于 2001 年获得美国 FDA 批准成为可治疗全身病灶的放射外科医疗设备。该系统与其他治疗系统比较,具有更广泛的治疗应用范围,更精确的影像引导定位,更高的治疗效率,以及更舒适的患者治疗体验。

射波刀系统将 6MV 能量的小型的直线加速器安装在机器人治疗臂上,可以在一个预置的工作空间里进行不同平面多方位投照,结合实时的影像监控、追踪技术系统对治疗过程中的肿瘤运动进行实时的修正及追踪,更加高效、准确的避开正常组织器官,对运动肿瘤靶区进行精准的追踪照射治疗。

图片:射波刀示意图

射波刀治疗系统主要由治疗系统、治疗床、影像引导系统、靶区追踪系统、数据管理系统、治疗计划系统构成。

射波刀系统的小型直线加速器输出能量为 6MV 的 X 射线,采用无均整器技术(flattening filter free,FFF),在等中心 80cm 处,剂量率可达到 10Gy/min。智能化的机械臂能把小型直线加速器准确地运送到指定的安全空间位置上进行多方位非共面治疗,可自由选择多达数百条射线束进行治疗。其治疗床能实现六个自由度运动,最大承重 227kg。准直器系统提供不同规格的固定准直器,产生不同的射野尺寸。影像引导系统使用 kV 级 X 射线成像系统,包含 2 个安装在天花板上的 X 射线球管和相对应的 2 个内嵌安装在地面上的影像探测器,产生相互正交的射束,生成的实时影像进行数字化重建处理并和患者定位 CT 影像(DRR 图像)进行配准。靶区追踪系统主要有以下六种:呼吸追踪系统、自适应成像系统、标记点追踪系统、脊柱追踪系统、肺部追踪系统和六维颅骨追踪系统。

由于射波刀系统的高精确性,一般射波刀治疗可使用较高的分次剂量,从而大幅缩短整个治疗疗程,同时减少对患者日常生活的干扰。

(迟锋　许森奎)

第六节　螺旋断层放射治疗技术

螺旋断层放射治疗系统(TomoTherapy system,TOMO),是一种在 CT 影像实时引导下、采用螺旋 CT 扫描方式来进行治疗癌症的放射治疗方式。TOMO 将 6MV 的加速器集成在 CT 架里,治疗时,加速器

笔记

工作在5~6MV,机头随机架绕患者进行360°旋转照射,同时治疗床缓慢前进,以螺旋照射的方式进行调强治疗。治疗前或治疗中间,加速器工作在3.5MV,通过螺旋扫描获取患者的兆伏级CT(MV-CT)影像,用于治疗的影像引导,是一种集影像引导、形式特别的旋转调强为一体的放射治疗设备。简单地说,螺旋断层放射治疗就是把直线加速器放在CT的滑环机架上,使用扇形光子束实施治疗。TOMO的连续螺旋断层照射消除了层与层相连处可能产生的冷点、热点问题。

一、临床应用特点

放射治疗的目标就是在保护正常组织的基础上,尽量提高肿瘤剂量。然而很多因素会对放射治疗精度产生影响,其中摆位误差和组织解剖结构的改变对放射治疗精度影响最大。螺旋断层放射治疗系统采用辐射源和影像源集成设计,可以同时提供治疗和成像功能。其搭载了MV-CT扫描系统,该系统图像质量高,扫描剂量低的特点,不仅可以利用患者治疗前的MV-CT进行影像引导摆位和内部器官移动变化校正,而且可以通过剂量重建,把实际剂量投影到患者定位CT上,通过系统自带的自适应软件计算肿瘤实际剂量分布,进而评估分次治疗计划是否需要调整和如何调整。

TOMO于2002年获得美国FDA批准,2003年正式投入应用于临床。它的临床应用非常广泛,既可以用于颅内外的小肿瘤病灶,也可以做到对40cm直径的横截面和160cm长的全身范围的病灶进行调强治疗。其适应证几乎涵盖了所有适合放射治疗的病例。

由于机架的螺旋旋转方式和影像引导功能,可以实现更好的靶区剂量覆盖,避开危及器官,可以用于治疗头颈、胸腹部、盆腔、脊髓等部位的肿瘤。在TOMO上也可以实施立体定向体部放射治疗或者立体定向外科放射治疗,尤其在大分割照射方式上TOMO具有巨大的潜力和优势。另外,螺旋断层放射治疗系统的临床应用特点还有:

1. 和常规调强比较,TOMO更容易实现放射治疗理想剂量分布的要求,达到"雕刻式"的剂量分布,同时实现适形度和均匀性都高的要求。特别对于靶区复杂、多靶区甚至全身照射的复杂病例,TOMO的剂量调节能力更显突出。

图片:TOMO剂量分布图

2. TOMO是从CT发展而来,本身就是一台MV级CT,天生具备IGRT的能力。其成像和治疗采用同一个球管,实现同源双束,成像中心和治疗中心完成重叠,减少系统影像引导时的系统误差。每日治疗前的MV-CT扫描,保证患者治疗位置的准确。

3. TOMO机架结构简单,与治疗床、患者均无碰撞的风险,保证治疗过程中机器以及人员的安全。

目前国内外已经有大量的文献对螺旋断层调强治疗系统和传统直线加速器放射治疗做了详细的比较研究,在大多数案例当中螺旋断层调强治疗放射治疗计划的适形度和均匀性要优于传统加速器计划结果。

二、需要的设备和技术

(一)螺旋断层放射治疗系统构成

螺旋断层调强治疗系统主要由四大部分构成:治疗主机、集群服务器、治疗计划系统工作站和操作台。

1. 治疗主机 包括加速器、治疗机架、CT滑环、二元MLC、治疗床、探测器、三维激光定位系统及必要的附属设备等。

图片:TOMO主机

在TOMO的治疗机架内安装了一台6MV的医用加速器,用于产生放射治疗和CT扫描的射线。在加速器射线出口处,安装了气动二元MLC,对射线强度进行调制。在加速器对面还安装了CT探测器,用于采集通过患者的射线信号并重建患者的CT图像和剂量信息等。机架和机头安装在CT滑环上,等中心精度可以达到0.1mm。这样就无须考虑楔形板角度、挡铅、机架角度、准直器角度、床角度、电子线限光筒还有机架和治疗床相互碰撞等这些常规加速器需要考虑的一些问题。

TOMO的机架孔径为85cm,旋转围绕y轴连续旋转,从床尾方向看为顺时针方向,控制精度为0.5°。加速器治疗治疗出束时能量为5MV,最大治疗长度为150cm,中心处的射野宽度有1cm、2.5cm、5cm三挡,即在等中心处形成1cm、2.5cm、5cm的治疗射野宽度。

TOMO的机头内由64片叶片组成的二元MLC,安装在初级准直器的下方。每个叶片高10cm,在等中心的投影宽度为 0.625cm。准直器的叶片采用高压气体作为动力，只有"开"和"闭"两种位置状态，所以称为二元 MLC。高压气体由空气压缩机提供，中间经过干冷机的干燥和冷却后进入机器，持续为叶片的运动产生动力。叶片通过开关时间来调制子野的强度，开关组合来调整射野的形状。每个放射治疗计划可以产生几万个子野，精细的调制靶区以及周边危及组织器官的照射剂量。

全碳素纤维治疗床可以伴随机架旋转过程中而按照特定的速度连续进床，设计最大承重为 200kg。

TOMO 进行用于影像引导的 MV-CT 成像时与治疗出束为同一球管，能量为 3.5MV，二元 MLC 全开，形成扇形光子束，单次扫描的剂量为 1~3cGy，由于采用的是 MV 级光子束，所以在扫描过程中就不存在金属伪影的影响。利用治疗前和治疗过程中获得的 MV-CT 图像不但可以与计划设计中采用的计划 CT 图像进行配准分析得到患者的摆位误差，监测治疗过程中由于肿瘤、危及器官等变化引起的解剖部位和结构的变化，还可以根据 MV-CT 图像精确计算和记录每日的照射剂量分布，这种重建得到的剂量分布代表了患者实际接受的剂量，有研究表明根据 MV-CT 图像计算出来的实际剂量分布，其精度与根据普通 kV 级的 CT 图像计算出来的结果相当。

三维激光定位系统包括固定激光灯定位系统（绿激光），一般物理测量校准用，表示机架等中心的空间坐标系；还有可移动激光灯定位系统（红激光），其基准坐标与固定激光灯定位系统重合，用于确定患者在床上的初始定位，计划设计时预先需设好每个患者的摆位激光位置，在断层图像匹配后也可实现修正患者位置。

附属设备包括空气压缩机、储气罐、干冷机、精密空调、抽湿机等。

2. 集群服务器　是整个断层放射治疗系统的"大脑"，所有计划设计以及治疗记录等数据均存在于此服务器，主要用于治疗计划的优化和计算、控制断层治疗系统的运行、存储患者和机器系统的数据资料并进行管理。它主要包括配有 RAID 系统专用服务器的数据硬件和计算机集群。计算机集群是由 7 个基于 Linux 系统的直接链接到数据库上的 Blade 计算机。

3. 治疗计划系统工作站　主要完成患者放射治疗计划的优化处理和计划的 QA 验证工作，是放射治疗医生和物理师的工作平台和界面。

4. 操作台　主要执行患者每日的摆位 CT 扫描验证以及治疗工作，是放射治疗技师的操作平台和界面。

（二）螺旋断层调强治疗系统治疗原理

1. 螺旋照射方式　用扇形光子束进行螺旋照射是它的最大特点。螺旋断层调强治疗不同于传统直线加速器的角度射野照射，被设计成围绕患者螺旋照射，无论是外观上还是原理上都更接近于 CT 机。TOMO 把 6MV 直线加速器安装在 CT 滑环上，在治疗床前进的时候窄扇形射线束可以围绕机械等中心做 360° 连续螺旋照射。治疗过程中机架按照特定的恒速旋转，每旋转一圈有 51 个方向的调制射野（机架每旋转 7° 算一个射野方向），这种连续螺旋照射消除了层与层相连处能产生冷热点等剂量不均匀问题。由于采用动态螺旋照射放射，照射野的微小改变都可以导致动态剂量分布的变化。

2. 气动二元 MLC　TOMO 采用气动二元 MLC 设计，64 片互锁设计的二元叶片最大可以调制宽40cm，长 160cm 的照射野。每个叶片高 10cm，在等中心的投影宽度为 0.625cm。所谓二元是指在治疗过程中，叶片只有开和关两种状态，通过开和关的时间来调制子野强度。

3. 射线强度　Sinograms 是旋转圈数（或床的位置）与机架角度的函数所表示的射线强度。它是连续的螺旋照射中 MLC 叶片打开时间的模式。其一个元素代表一个子野的强度，正是有这几万个子野强度组成了一个治疗计划的完整 Sinograms，在众多子野叠加后 Sinograms 呈现一个正弦波图像。

三、临床治疗的流程

螺旋断层放射治疗系统的治疗流程，包括体位固定、CT 模拟定位扫描、靶区和周围重要器官的勾画、治疗计划设计、治疗计划验证和实施放射治疗。治疗步骤和一般调强放射治疗基本无区别，只在上述最后一步即实施过程中，有图像配准和影像引导。

1. CT 定位模拟定位扫描　使用体膜或者真空袋固定患者，利用放射治疗专用的 CT 模拟定位机扫描患者肿瘤部位，获取患者 CT 图像。

2. 勾画　放射治疗医生在定位 CT 图像上勾画肿瘤靶区和危及器官,给出靶区剂量和危及器官剂量限值。

3. 计划设计　物理师把患者 CT 图像和医生勾画轮廓结构通过网络传输到 TOMO 计划工作站,根据医生给出的处方设置不同的约束条件,选择铅门大小、螺距和调制因子,优化放射治疗计划实现医生给出的处方目标。

4. 计划验证　放射治疗计划完成后,物理师与医生共同确认计划,使用胶片或者电离室矩阵验证放射治疗计划,评估实际测量剂量分布与计划计算剂量分布一致性。

5. 临床治疗　首次摆位需要医生和放射治疗技师共同确认,把治疗前的 MV-CT 与定位 CT 图像进行配准,修正患者摆位或者调整治疗计划,完成放射治疗。

四、放射源的选择及照射剂量

螺旋断层放射治疗系统产生 6MV 的光子线进行治疗,治疗时机头进行 360° 旋转形成扇形束照射,同时治疗床缓慢跟进,可实现全身各部位的调强治疗。气动马达驱动叶片进出形成扇形束,叶片一次开闭的时间约为 20ms,叶片开、闭时间很短,剂量调节能力强,能够更好地保护靶区周边的正常组织。

五、注意事项

1. 日常质量控制和质量保证　螺旋断层治疗精确的剂量分布,适用于对剂量分布要求苛刻的治疗计划上,精确的剂量控制需要严格执行规范的日检、月检和年检。放射治疗技师对于日常开机以及日检必须熟悉掌握,日检必须完成球管预热、空气 CT 值校正、固体水模 CT 值校正、输出剂量校正等。另外 TOMO 机器对环境的要求较高,需保持相对稳定的温度、湿度,每日对于空调系统、抽湿机要进行例行检查。

2. 附属设备的维护　TOMO 的附属设备包括冷却系统、空压机、干冷机。这些附属设备对于机器的稳定运行非常重要,需要定期进行检查保养和维护。

3. 影像引导的重要性　TOMO 的优势病种在于长靶区计划、多发靶区计划等。这类的计划实施治疗时,对体位的准确性要求更高,需要针对不同的计划制订相应的影像引导策略,特别对于大剂量分割的计划,需要每日给予 IGRT。

（迟锋　许森奎）

第七节　质子重粒子放射治疗技术

一、质子治疗技术

1946 年 Robert Wilson 首次提出用质子和更重的粒子治疗肿瘤的思想,1954 年 Tobias 等人在美国加州大学 Lawrence Berkeley 实验室进行了世界上第一例质子射线治疗晚期乳腺癌的临床试验。此后瑞典和苏联也先后开展了质子治疗的临床研究,美国麻省总医院在质子治疗的发展中起到了非常重要的推动作用。1961 年开始在哈佛大学回旋加速器实验室治疗脑垂体等有关疾病,如肢端肥大症、Cushing 综合征、糖尿病引起的视网膜病、动静脉畸形等。1975 年开始试用质子治疗眼球脉络膜恶性黑色素瘤、颅底软骨肉瘤、脊索瘤前列腺癌等。

1985 年成立了国际性的质子治疗合作组织(PTCOG),进行了世界范围内的质子课题的合作研究,从 20 世纪 50 年代开始到目前,世界上已有质子治疗装置 30 多台,收治患者 4 万多人,取得良好的疗效。近几年在国内也掀起了一股"质子重粒子放射治疗热"。

（一）临床应用

1. 质子束的物理学特性　质子束的最大特点是:它进入到人体内以后可形成尖锐的 Bragg 峰,在峰形成之前的低平坦段称其为坪,峰后则是一个突然减弱陡直的尾,如图 5-8。由于 Bragg 峰太尖,所以一般都将它扩展成与肿瘤大小相吻合的扩展的 Bragg 峰。

图片:质子治疗机

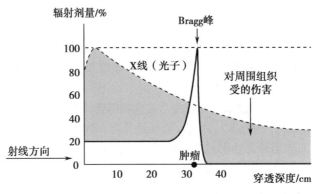

图 5-8　Bragg 峰示意图

由于质子束的能量巨大,在到达靶区的途中与组织形成的散射远小于电子线,故而在照射区域周围的半影非常小。而且由于质子束峰后面的剂量锐减,所以在肿瘤后面与侧面的正常组织可以得到较好的保护。而肿瘤区域前面的受照射剂量也只有高能 X 射线和电子线的一半,其正常组织损伤也非常小。

2. 质子束的生物学特性　虽然质子的放射生物学特性与高能 X 射线相似,但其生物学效应却高于 X 射线。一般认为用于医学治疗的质子束,其相对生物学效应(RBE)应为 1.00~1.25。RBE 与质子能量和测定方法不同略有差别,但其实际应用中均将其考虑为 1.10。由于质子线束的 LET 要比 γ 射线高,故其照射后所产生的潜在致死性损伤的修复也要比 γ 射线小,这一优点已经成为解释质子治疗肿瘤疗效良好的理论基础。

剂量分布均匀并不代表组织内的 LET 都是一致的,组织内 LET 的不一致可能导致其放射生物学效应的不一致,从而导致肿瘤的未控和复发。质子射线治疗使用扩展的 Bragg 峰时,就存在着放射生物学效应不均匀的现象,故采用质子线束治疗肿瘤时,不应只是单纯地去考虑其剂量分布的均匀性,从而忽视了其 LET 潜在的生物学效应,质子的 OER 与高能 X 射线相似,约为 1.0。

3. 质子治疗的适应证

(1) 神经系统病变:对于脑胶质瘤、脑膜瘤、垂体瘤、动静脉畸形等,特别是对儿童或当病变邻近关键器官或组织结构时(如位于视神经通路上的病灶),质子治疗的优势就凸显出来。而对于其他病变如颅咽管瘤、髓母细胞瘤、癫痫、帕金森病、三叉神经痛以及脊髓病变等,质子治疗的效果还有待于临床观察。

(2) 头颈部肿瘤:质子对于颅底脊索瘤、颅底脊髓肉瘤,以及其他肿瘤如鼻咽癌、鼻窦嗅神经母细胞瘤或神经内分泌性瘤、听神经瘤、脉络膜恶性黑色素瘤、脉络膜血管瘤和老年性黄斑变性的治疗效果仍有待于临床研究。

(3) 胸腹部肿瘤:对于非小细胞肺癌、食管癌、纵隔肿瘤、肝癌、胃癌、胰腺癌、腹膜后肿瘤、前列腺癌、直肠癌、宫颈癌、乳腺癌、皮肤恶性肿瘤等的质子治疗效果也有待于临床探讨。

(二) 照射方法

1. 质子立体定向放射治疗　①SRS,即给予靶区高剂量的一次性照射将肿瘤杀死。SRS 主要适用于颅内良性肿瘤、血管畸形、功能性疾病以及体积小的恶性肿瘤。②SRT,即每次给予相对高剂量的分次照射。

质子刀的原理:质子线束以定的角度射到患者的体内并到达肿瘤组织,此时可通过调整质子线束的能量,使其 Bragg 峰落在肿瘤组织内,然后使机架按其旋转轴旋转。在其旋转治疗过程中,根据在不同方向上肿瘤深度的不同,可不断调整 Bragg 峰的深度,使其始终包括肿瘤组织。

由于采用的是旋转治疗方式,其照射的路径即皮瘤距在不断发生变化,故正常组织所承受的剂量很小。而肿瘤组织却一直处于质子束的 Bragg 峰区内,即高剂量区,这样即可使肿瘤区域比正常组织获得高得多的照射剂量。

2. 质子适形及调强放射治疗　质子适形放射治疗的实现主要依据 CT 和 MRI 所提供的靶区和周围正常组织在三维方向上的位置、大小和形状等资料,利用旋转治疗床、治疗机头、准直器、适形挡块以及治疗床的相互协调运动来完成。对于线束直径较小的单能质子束来说,它的 Bragg 峰区很窄,故不能用于适形放射治疗,为此需要增宽 Bragg 峰值得峰区,即进行束流的扩展。

在横向上,可利用一系列散射器和准直器构成的系统,在 x 轴和 y 轴的方向上进行适形扩展,使其扩展到束流能够覆盖整个肿瘤组织,达到横向扩展的目的。在纵向上,可按照肿瘤的厚度增加束流的能量分散范围。其目的就是使靶区内及表面处的剂量生物学效应处处相等,这就必须对照射野内各点的输出剂量率或照射强度按照要求进行调整,因此便引入了调强的概念,称之为质子调强治疗技术。

3. 质子扫描照射技术 主要有光栅扫描(线扫描)照射和像素扫描(点扫描)照射两种。它们与前面所说的适形放射治疗不同。适形放射治疗是通过散射方法将束流扩展并均匀,而质子扫描照射是将从加速器引出的笔形束,通过偏转磁铁实现扫描。线扫描是利用 x 和 y 方向两块二极偏转磁铁扫描;点扫描是利用一块脉冲磁铁和一块扫描磁铁,配合治疗床的机械运动进行的扫描。

（三）定位技术及摆位要求

在每一个治疗室中,无论是旋转治疗机头用的治疗床,还是固定治疗机头用的治疗椅,都需要有一套患者用的精密定位和准直系统,其定位精度要求小于 0.5mm。定位系统的精度决定了肿瘤的治疗精度,精确定位是发挥质子治疗优越性的关键,为此必须解决以下三个方面的问题。

1. 固定患者的肿瘤部位,要求在 CT 诊断和质子治疗时,患者的肿瘤部要都要固定好,不能发生有任何变化(除不可避免的生理因素,如呼吸时肺的容积变化等),在多次的诊断和治疗中,每次都要求患者的肿瘤位置相对于治疗床都有一个相对固定的坐标。

2. 治疗床与治疗椅的精密机型定位装置能将肿瘤体积中的任一点,移动安放在治疗机头的等中心处,并能精确调整该点与治疗机头等中心点的位置误差小于 1mm。旋转治疗用精确移动治疗床的方法来定位,固定头部治疗用精确移动治疗椅的方法来定位,为完成此项任务,要求治疗床本身需带有一个完善的六维精密调整装置,有一个确认肿瘤病灶体积与剂量照射体积完全相符的定位信息。前一个任务由治疗床和治疗椅的精密机型定位装置完成,后一个任务由数字图像精密定位系统完成,这样就可以将患者的肿瘤部位正确地定位在治疗机头的治疗空间。

3. 上述定位步骤仅适用于肿瘤体积大小不变的情况,对于有体积动态变化的部分肿瘤,如肺癌等,则还必须再加一个呼吸门控装置,利用呼吸规律来反映肿瘤的变化规律,从而再用此规律来同步于加速器的质子束,借此达到同步治疗的目的。

（四）放射源的选择及照射剂量

根据肿瘤在体内的深度和厚度的不同,可选择不同能量的质子线束。加速器引出的质子线束的能量为 230MeV 固定值,因此需在加速器的治疗机头之间加一个能量选择系统,这个能量选择系统由降能器和离子光学用的各种磁铁与测量组件所组成。当质子线束通过该系统的石墨层时,石墨层的厚度越大,其降低质子线束的能量也就越多,质子线束通过不同厚度的石墨层后,就可以得到不同能量的质子线束。当加速器引出的 230MeV 固定能量的质子线束进入能量选择系统后,通过调节降能器的不同厚度,就可以得到从 70~230MeV 的连续可调的不同能量的质子束流。

（五）注意事项

1. 与立体定向放射治疗比较 近年来,立体定向放射治疗(γ 刀、X 刀)已经广泛用于中枢神经系统肿瘤和良性疾病(如 AVM)等的治疗中。从目前的研究情况看,质子治疗对小的肿瘤(<26.0ml)无明显剂量分布优势。而对较大的肿瘤、形状不规则的肿瘤和肿瘤位于脑组织周围者,质子治疗则优于其他治疗方法,即可减少正常组织的损伤,而且治疗计划设计时间也明显缩短。

2. 与调强适形放射治疗比较 IMRT 是普通高能直线加速器的基础上,通过 MLC 的运动,在三维治疗计划系统的控制下,实现照射野内高剂量区域与肿瘤或靶区的形状基本一致。此减少了周围正常组织的受照射剂量,提高了靶区的治疗剂量。当然,目前质子治疗也已经发展到多野照射、三维适形计划、补偿器的束流调强等照射技术,从而利用质子束 Bragg 峰的优越性,大大超过了高能 X 射线的治疗效果。

3. 与负 π 介子放射治疗比较 国际上从 1974 年开始了负 π 介子的治疗研究,负 π 介子为带电粒子,具有快中子的生物学特性的质子的物理学特性。目前认为负 π 介子并没有比常规高能 X 射线治疗获得更多益处,其肿瘤的局部控制率和生存率与常规高能 X 射线相同,且负 π 介子治疗设备成本高,而疗效并无明显改善,目前已经停止临床研究。

4. 与其他粒子放射治疗比较 其他粒子也具有类似于质子束 Bragg 峰的特性,而且 LET 也比较高,对肿瘤控制比较有利,对乏氧细胞同样具有较强的伤力。但高 LET 射线对各种细胞杀伤力的差别较小,且高 LET 射线的损伤不易修复。重粒子在体内进行传输时,一些粒子由于核碰撞而碎裂,此碎片具有较强的射程,导致 Bragg 峰后尾较大而长,很不利于保护肿瘤区域前后的正常组织。从剂量学方面看,高 LET 射线对肿瘤前后的正常组织保护不利。

5. 与 MM50ARTSTM 装置比较 MM50ARTSTM 装置是新近开发的回旋加速器,其电子线和高能 X 射线的能量都能达到 50MeV,而且可以装置两个以上的多个治疗机头。加大电子线能量的主要目的是既能利用高能射线通过剂量深度,又能利用电子线高剂量峰值后锐减的特性保护肿瘤后面的正常组织。而提高 X 射线能量的目的主要是减少射线入射处浅层的剂量,但 50MeV 的电子线和 X 射线的生物效应与常规高能 X 射线治疗的结果相似。

二、中子治疗技术

中子治疗技术是一种特殊的放射治疗技术,是一种融核物理学、放射生物学、自动化控制、计算机技术等多门学科为一体的较新高科技肿瘤治疗设备。在确定肿瘤的位置和体积后,用特别的施源器插入人体腔道或植入组织间,再通过自动控制系统和送源装置将中子源送入施源器中,准确地置于肿瘤病灶的部位,按照治疗计划系统所规划的治疗方案,对肿瘤组织实行确定剂量的照射,从而达到既能最大限度地杀灭肿瘤组织,又不伤害人体正常组织的目的,目前多用于后装近距离腔内放射治疗技术。

(一)临床应用

1. 中子束的物理学特性 中子属于高 LET 射线,但本身不带电,不具有其他高 LET 射线的物理学特性。当质子射线通过人体组织时,中子与人体组织中的原子核相互作用,在轨迹上发生电离现象而传递部分或全部能量。与原子核作用方式的概率取决于中子的能量,当中子作用于细胞核的原子时,它与核外电子几乎不发生作用。其与原子核发生三种类型的反应,即弹性散射、非弹性散射和中子俘获。

中子穿过物质时其能量降低变成热中子。热中子可被氢原子核(即质子)俘获,产生激发态的氘核,回到基态时放出 2.2MeV 的光子,人体内深层组织的治疗剂量主要来自这种相互作用。人体不同组织的氢原子含量是不同的,能量吸收也有差异,在同等条件下,脂肪组织、肌肉组织吸收的能量较多,而骨组织吸收的能量则仅占脂肪组织和肌肉组织的 60% ~ 70%。

2. 中子束的生物学特性 ①中子对肿瘤乏氧细胞比较敏感,其 OER 低,在常用能量范围内为 1.1 ~ 1.6,因此,能有效杀伤乏氧肿瘤细胞。另外,中子对细胞周期依赖性小,对细胞周期各个时相的细胞均有杀伤作用,因此比较适合治疗增殖较慢的肿瘤。再者,中子照射后产生的亚致死性和致死性损伤的修复几乎没有或很少,高 LET 射线是一种密集电离辐射,不仅可以直接破坏肿瘤细胞核内的 DNA,而且还可以损伤细胞的其他结构,导致复杂的不易修复、错修复或损伤固定的 DNA 损伤群。②中子可使不同类型细胞的放射敏感性一致,因此,如果肿瘤组织对光子比危及器官敏感时,则可用光子治疗而不宜用中子。如果肿瘤的致死剂量高于其周围正常组织的耐受剂量时,中子治疗可降低两者之间的差异而获益。中子治疗时,肿瘤细胞的生存曲线几乎成指数下降,在一定范围内肩区非常狭小,因而中子的相对生物学效应可随其分割次数的降低而升高。分割次数的变化不会导致其治疗总剂量的变化,所以中子射线更适用于大分割、短疗程的放射治疗。

3. 中子治疗的适应证 目前,经临床确认适用于中子治疗的肿瘤有:

(1)妇科恶性肿瘤:子宫颈癌、子宫内膜腺癌、阴道癌。

(2)头颈部肿瘤:鼻咽癌、鼻窦腺癌、腮腺癌、口咽癌、扁桃体癌。

(3)神经系统肿瘤:胶质细胞瘤。

(4)胸部肿瘤:乳腺癌、食管癌、肺癌。

(5)泌尿生殖系统肿瘤:膀胱癌、前列腺癌、男性尿道癌。

（6）消化系统肿瘤：肛门癌、直肠癌。

（7）其他肿瘤：皮肤癌、恶性黑色素瘤、软组织肉瘤。

（二）照射方法

1. 中子后装设备的基本结构

（1）中子源：采用^{252}Cf（锎）作为放射源。

（2）屏蔽体：主要是用作中子源的存储和射线屏蔽，保障医患安全。

（3）主机：主要有机头和传动部件构成，传动系统由两套完全对称的机构组成。一套用以模拟治疗，以探测送源通道是否畅通及检测设备工作状态是否正常，确认无误后收回模拟源，然后用另一套相同机构送出真源，实施治疗。

（4）施源器：一种用来容纳放射源体并引导放射源进退方向的特制管容器，治疗前由医生插入或置入病灶部位，主要用于治疗中引导中子源的进退方向。

（5）电气控制系统：包括放射源驱动系统、同步摄像监视系统、双向对讲系统、控制计算机、控制操作面板、安全连锁装置及紧急故障处理装置，主要用于治疗过程的控制。

（6）治疗计划系统：包括计算机工作站硬件系统和中子治疗计划软件系统，主要用于治疗剂量的计算和治疗方案的设计。

2. 治疗流程

（1）将患者送入治疗室，常规消毒后，按照治疗计划，向病灶内置入施源器，并固定好，然后关好治疗室的防护门。①合上开关给不间断电源（UPS）供电，这时 UPS 指示灯亮。②用钥匙在控制盒上开启电源开关，控制盒上的电源指示灯亮。③按下启动按钮，使驱动器通电，这时启动指示灯亮。④这时防护门和源屏蔽状态的指示灯亮。如不亮，说明防护门未关好或源未处于屏蔽状态，应予检查。⑤打开计算机监控系统，按任意键，计算机上将出一控制按钮选择菜单。

（2）将治疗计划的数据磁盘插入驱动器中，用鼠标或选择键选择装入病例选项，这时菜单上有一虚线框以示与其他选项区分开来。按下 Enter 键后，再在屏幕界面上选择驱动器、目录和文件名。确认后，此时屏蔽上出现画面。这时医生可核对患者治疗计划，如有差错，将取消重装，否则按确认键退出模拟治疗。

（3）用选择键选择模拟治疗后按 Enter 键，这时屏幕上显示要模拟的数据。选择确认后，如驱动器无问题，将进行模拟治疗。模拟治疗时，屏幕上将以直线点的形式显示模拟放射源的位置。如果出源受阻，屏幕将显示阻源信息框，将阻源的位置标出，同时伴有声音报警，并将放射源自动送回屏蔽罐。

（4）当模拟成功后选择退出，进入主菜单中选择治疗并按 Enter 键确认。此时屏幕将显示治疗过程，即放射源从出源到终点再返回，依次停留在各个驻留点，并驻留相应的治疗时间，同时在屏幕上以数码形式显示其放射源的位置和驻留时间。

（5）在整个治疗过程中，如果防护门被打开，治疗将会自动终止，放射源自动返回屏蔽中心。正常治疗结束时，将有清脆的音乐提示医生治疗结束。治疗结束后取出定位尺和施源器，对患者再次消毒并送回病房。

（三）定位技术及摆位要求

1. 肿瘤定位　①施源器及定位尺消毒后，有医生及助手将其准确置入病灶部位，并穿过病灶区。②患者带着施源器和定位尺进行 X 射线摄片或模定位机下采集图像，确定好肿瘤的空间位置和体积大小，并加以标记。③将照片、图片或图像信息传输至中子后装治疗计划系统，进行图像归一化处理。

2. 制订治疗计划　①在"患者信息管理"模块中，输入患者有关病例档案资料，启动图像处理软件，对输入的照片、图片或图像信息进行定位点和参考点（包括周围重要器官）的标记和定义。②启动^{252}Cf中子"治疗计划系统"软件，在上述已处理好的图像基础上采用正交、半正交、变角、插针、直接法等，进行冠状面、矢状面、轴状面的三维重建。③在"剂量分布计算"模块中，可以人机交互的选择治疗计划参数包括放射源的驻留点位置、数目和驻留时间，对不同的治疗计划给出不同的等剂量分布曲线。观察等剂量曲线的方便是否和病灶靶区吻合，如不吻合，需要重新调整治疗计划参数，直至等剂

笔记

量曲线与靶区基本吻合。④在"治疗方案确定"模块中,可以观察每一种质量方案的DVH,并计算靶区、周围重要器官和组织剂量所占的百分比,评估治疗方案的优劣,最终给出一个优化的符合数据格式的治疗计划。⑤在"治疗计划输出"模块中,可将治疗计划输出到电气控制系统的接口,并从打印机上打印备案。

3. 治疗摆位　摆位的要求与定位的要求应该尽可能地一致,同时还要充分考虑患者身体的实际情况,可以根据患者的实际情况采用不同的治疗体位。

（四）放射源的选择及照射剂量

目前所用的中子源均为^{252}Cf,其半衰期为2.65年,平均能量为2.13MeV,相对生物学效应为2~3,OER比光子低,在常用能量范围内为1.1~1.6。其治疗方式多采用后装腔内活组织间照射的方法,既可采用一次性大剂量照射或大分割放射治疗的方法,也可将其作为术后或常规分割照射后的补充性治疗方法。其照射剂量可依据肿瘤所在的部位、病变的类型、病变的范围、分化的程度、治疗的性质、既往治疗的方法和患者的身体状况而各有不同,肿瘤靶区治疗总剂量可根据病灶实际情况实施。

（五）注意事项

中子束流有着与X射线和γ射线截然不同的衰减特性,在物理阻体中形成的高剂量区的衰减非常尖锐,这是中子射线最吸引人的地方。同时,中子射线对于一般的耐光子射线照射的乏氧癌细胞有着良好的抑杀作用。但是中子射线难以获得,同时对正常组织细胞的杀伤作用难以修复,这两个因素实际上也令中子的衰减特性无法有效的利用,精确放射治疗的效果不及γ刀,区域照射的精度不及X刀。因此,中子治疗本质上只是简易γ刀的升级,更换了放射源而已。

总之,中子治疗是对已有放射治疗技术的补充而不是革命性的升级,在技术层次上,它低于三维调强适形放射治疗,而与X刀和γ刀处于同一个级别。患者治疗应根据适应证合理选择,而不应仅仅因为它"先进"就作出关键的治疗性选择。但是不可否认的是中子治疗技术,已经成功地应用于临床的治疗,如子宫颈癌、子宫内膜腺癌、阴道癌、食管癌、直肠癌、皮肤癌等,都取得了较好的治疗效果。该技术具有适应证广、治疗简便、使用安全、疗效明确等特点。

（迟锋　戴振辉）

本章小结

本章重点介绍了三维放射治疗技术的基本原理及技术特点。

近数十年来,三维放射治疗技术飞速发展,从3DCRT发展到IMRT、IMAT、IGRT,再到质子重粒子治疗,放射治疗技术逐渐向精确化方向发展,使得放射治疗的治疗增益比逐步提高。本章围绕这一发展脉络介绍了这些技术。

CT以及MRI在模拟定位中的应用、MLC代替铅挡以及三维治疗计划的技术进步,极大地推动了3DCRT的发展。从技术发展的角度看,3DCRT是一个巨大的进步。和传统的普通放射治疗相比,该技术使得对靶区以及周围正常器官的空间位置及图像有了立体的、精确的了解;照射野的形状与靶区的形状可始终保持一致;多个角度照射成为现实,从而使剂量分布更加精确和优化,大大提高了治疗增益比。该技术是发展其他精确治疗技术的基础。

IMRT在前者的基础上使得靶区组织内及表面的照射剂量更加均匀,对每一个照射野内诸点的输出剂量能够按照要求的方式进行调整,成为继3DCRT之后的另一重要技术进步。

在逆向优化放射治疗计划和动态MLC技术发展的推动下,IMRT由静态调强向动态调强发展,发展出了IMAT和TOMO。IMAT大大提高了调强放射治疗的效率,TOMO则大大扩展了放射治疗适合的靶区形状,使得长靶区、多发靶区、复杂形状靶区肿瘤的放射治疗易于实现。

影像设备在放射治疗系统上的集成以及运动监测和控制技术的运用,使得各种形式的IGRT得到了快速的发展。在治疗时通过获取组织的容积图像、动态图像、跟踪植入靶区内或其附近的粒子等方式,确定和评估靶区及相邻重要正常组织的位置、形态变化、运动情况,在必要时进行位置和剂量分布的校正。IGRT技术不仅使得患者放射治疗过程中的分次内和分次间的不确定因素得到更直观更自动化的控制,提高了治疗增益比,而且也促使了其他放射治疗理念的进展,包括 ART、SRT 和 IMAT 技术的发展。

精确定位(尤其是头部)技术的发展,非共面多角度照射,γ 刀、X 刀、射波刀等装置的出现,推动了 SRS 和 SRT。SRS 采用单次,SRT 采用少数分次。他们精确地对肿瘤靶区进行高剂量照射,用以杀死肿瘤细胞。他们在提高肿瘤局部剂量,降低周围正常组织损伤,有效提高治疗增益方面极具优势。

随着加速器技术的发展和临床应用的深入研究,质子重粒子治疗得到了巨大的发展。由于质子重粒子具有高 LET 特性和剂量分布的 Bragg 峰特性,与使用光子和电子的放射治疗相比,质子重粒子治疗可以提供更优的剂量分布和更高的治疗增益。

本章对数十年来三维放射治疗技术的多种发展做了粗略的介绍,现在及未来,放射治疗技术正在发生而且仍旧会有更新的进步,如朝着精准化、靶向化、智能化、个性化及效率更高等方向发展。学习本章知识,不应止于对现有三维放射治疗技术的了解,更应对技术发展趋势有些把握。

扫一扫,测一测

思考题

1. 三维放射治疗技术能否被调强放射治疗技术全面取代? 目前三维放射治疗技术在哪些病种的治疗应用较多?

2. 影像引导放射治疗应特别注意哪些事项?

3. 断层放射治疗的适应证有哪些?

4. 质子重粒子放射治疗技术对比高能 X 射线放射治疗技术的优势是什么?

学习目标

1. 掌握:放射治疗计划的实施。
2. 熟悉:在此过程中所使用的有关设备。
3. 了解:放射治疗的整个流程,以及前面章所学的知识在具体治疗中应用的位置。

第一节　治疗计划的设计与要求

在放射治疗的整个实施过程中,通过 CT、MRI、PET 等多模态影像获得患者的肿瘤分布情况后,可结合其临床表现、肿瘤期别、病理类型等相关因素,在定位 CT 图像上进行靶区勾画和治疗计划设计。治疗计划设计的过程应是一个对整个治疗过程不断进行量化和优化的过程。其中包括 CT、MRI、PET 等图像的输入及处理;医生对治疗方案包括靶区的剂量及分布、重要器官及其限量、剂量给定方式的要求及实现;治疗计划的确认及计划执行中精度的检查和误差分析等。靶区是指放射治疗时将要照射的部位和范围,医生确定靶区是放射治疗中最重要的一步。根据国际辐射单位与测量委员会(International Commission on Radiation Units and Measurements,ICRU)50 号报告和 ICRU 62 号报告的规定,医生需要应用多模态影像融合,勾画出 GTV、CTV 及 OAR,并给出处方剂量和照射方案。放射治疗计划的计算过程是物理师通过对患者数据的处理,选择射线能量和设计射野,定义靶区和正常组织的剂量体积,进行优化设计的计算,设计治疗方案并精确计算出受照射靶区和周围正常组织的物理剂量分布,以达到最佳治疗效果的一个复杂而又精确的过程。计划设计的目的是得到最好的靶区剂量分布,同时又最大限度地保护好正常组织。首先根据患者肿瘤的部位、深度及各种射线的特性,放射治疗需选择相应的放射源。

一、放射源的选择

目前放射治疗使用的放射源主要有三类。一是 γ 射线等放射性核素;二是 X 射线治疗机;三是电子线、质子和重离子等。

对于机体深部的肿瘤应根据其肿瘤的部位深度、所选择的照射野和照射方式,选择直线加速器产生的不同能量的高能 X 射线或 ^{60}Co 治疗机产生的 γ 射线进行照射。此种放射线的剂量建成区深,有助于保护表浅的正常组织。但是这些放射线穿透力大,对肿瘤后面的正常组织影响也大,故需采用多野照射。这既减少了正常组织的放射损伤,又保证了肿瘤区域能够得到足够而又均匀的剂量分布。根据各种射线的特性,治疗不同部位时需要合理选择射线。

(一) γ 射线治疗

^{60}Co 源产生的 γ 射线平均能量为 1.25MeV,最大能量吸收发生在皮肤下 0.5cm 深度处。现在的 γ

刀治疗系统采用旋转聚焦原理,用几十个 ^{60}Co 源集束照射。γ 刀的剂量分布特点是:小野集束照射,剂量高度集中,靶区周边剂量变化梯度较大,每毫米的剂量变化约 10%,靶区以及靶区附近剂量分布不均匀,靶区周边正常组织剂量很小。由于 γ 刀的放射源体积小,放射源的直径只有 2.6mm,最小的野只有 4mm,因此适合治疗 3cm 以下的病变。

^{192}Ir:γ 射线平均能量为 360keV,半衰期 74d;^{60}Co:γ 射线平均能量为 1.25MeV,半衰期 5.27a;^{137}Cs(铯):γ 射线平均能量为 662keV,半衰期 30a。高活度 ^{192}Ir 源普遍用于高剂量率短距离放射治疗(high dose rate brachytherapy,HDR)的后装治疗;^{137}Cs 源为很多低剂量率短距离放射治疗(low dose rate brachytherapy,LDR)后装治疗机的首选。后装治疗主要用于宫颈癌的治疗。近距离照射剂量分布都遵循距离平方反比定律,就是在接近源处的剂量率非常高,但距源几厘米以外其强度就非常快地减弱下来。

（二）电子线治疗

对于浅表或偏心位置的肿瘤和淋巴结转移病灶的治疗,应首选高能电子线照射。目前使用的电子线能量有 4MeV、6MeV、9MeV、12MeV、15MeV、18MeV。这种放射线的有效治疗深度(cm)为其能量值的 1/4~1/3,总射程约为其能量值的 1/2。由于具有有限的射程,可以有效地避免对靶区后深部组织的照射,这是高能电子线最重要的剂量学特点。在使肿瘤得到足够照射剂量的同时,可以减少肿瘤后面正常组织的受照射剂量,尤其是对于软骨及骨组织。临床中选择电子线能量,一般应根据靶区深度、靶区剂量的最小值及危及器官可接受的耐受剂量等因素综合考虑。如果靶区后部的正常组织的耐受剂量较高,可以 90% 等剂量曲线包括靶区来选择电子线能量。如果靶区后部的正常组织的耐受剂量较低,可以 70%~80% 来选择,以尽量减少正常组织的受量。

图片:电子线在水中的剂量沉积情况

但高能电子线易于散射,皮肤剂量相对较高,且随电子能量的增加而增加,随着电子线限光筒到患者皮肤距离的增加,照射野的剂量均匀性迅速变差,且不规则照射野输出剂量的计算仍存在问题。

对于一些特殊部位的病灶,可选用电子线和高能 X 射线混合照射的方法治疗,也可采用楔形板技术或移动条形野技术等方法治疗。

（三）X 射线治疗

X 射线有很强的穿透能力,且光子的能量越大,穿透力越强。临床治疗用的 X 射线根据能量高低分为:深部 X 射线(180~400kV)、高能 X 射线(2~50MV)。高能 X 射线主要由各类加速器产生,能量以 6MV、10MV 或 15MV 为主。深部 X 射线治疗机只能产生 kV 级 X 射线。其能量低,易散射,深部剂量分布差,表面吸收剂量大,目前临床上仅用于某些特殊部位的治疗以及作为电子束治疗的代用装置,对表浅肿瘤和皮肤病的治疗仍占一席之地。

图片:不同能量 X 射线在水中剂量沉积情况比较

对于同一个治疗计划来说,要分别用五野和九野射野照射,需要分别对应用 15MV 和 6MV 的射线能量。直线加速器的 6MV 的 X 射线已能治疗大部分深部肿瘤,而 10MV 或 15MV 的较高能量 X 射线适用于体积较大、肿瘤较深的患者。但由于应用 10MV 以上能量会产生中子,会增加治疗相关第二肿瘤发生的概率,尤其是对患儿,故使用的频率较少。

（四）质子重离子治疗

相对于传统的肿瘤放射治疗方式(X 射线和 γ 射线),质子治疗在剂量学上更具优势。质子束的最大特点是它进入到人体内以后可形成尖锐的 Bragg 峰,峰后面的剂量锐减,所以在肿瘤后面与侧面的正常组织可以得到较好的保护。而肿瘤区域前面的受照射剂量也只有高能 X 射线和电子线的一半,其正常组织损伤也非常小。质子治疗已在包括颅底和脊柱肿瘤、软骨肉瘤、肺部和肝内肿瘤、前列腺癌、中枢神经系统和儿童肿瘤等显示出优势。虽然已经报道的治疗结果令人振奋,但其费用远远高于光子调强放射治疗。因此最理想的情况是将质子治疗用于那些不适合用光子治疗的解剖部位和肿瘤。患儿由于正常组织尚在生长发育阶段,而且预期寿命很长,因此质子治疗在患儿中具有较高的成本效益比。

二、照射野和照射技术的选择

三维适形放射治疗是个正向设计的过程,根据设定的照射野得到合理的剂量分布。调强放射治疗是一个逆向设计的过程,根据想要得到的剂量分布来优化射野方向和强度调制。而调强拉弧治疗又是通过机架连续旋转实施调强放射治疗的一种方法。螺旋断层放射治疗和射波刀是特殊的直线加速器,在临床应用上各有优势。

（一）三维适形放射治疗（3DCRT）

3DCRT是指在三维空间方向上,照射野的形状与靶区的形状始终保持一致。其剂量分布有以下特点:①高剂量区的形状与病变(靶区)的形状一致;②靶区外的剂量迅速下降;③靶区内的剂量分布均匀。

计划设计的过程就是针对靶区组织并考虑到周边正常组织使用BEV设定照射野,在BEV的帮助下可找到合适的射线入射角度,要求每个照射野既要包括肿瘤又要尽可能地避开肿瘤周围的正常组织,合理地选择射线的性质、能量、射野的多少、入射方向、组织补偿等,最后计算剂量分布,分析、评价并修改计划,最终要使计划的结果符合临床剂量学要求。

具体的照射野设计原则:

1. 尽量从皮瘤距短的方向设置照射野,较短的皮瘤距可以使患者受到较少的放射线的照射,有利于正常组织的保护。

2. 照射野之间的夹角尽可能大(小于180°,以90°左右为最佳),这样做可以减少照射野之间的重复区域,有利于减小靶区以外的高剂量区域。

3. 避免或尽可能少地通过关键器官设置照射野。如晶体耐受量不能超过5Gy,如果直接照射的话通常一个照射野就超过耐受剂量。再如脊髓,耐受剂量一般为45Gy,如果多个照射野穿过脊髓,必然会超过脊髓的耐受量。所以在设置照射野时一定要有部分照射野避开脊髓,才可能使脊髓得到保护。

4. 选择合适的角度使照射野的面积尽可能小,野面积越小则患者受到的总照射剂量体积越低,尤其在照射双靶区时,要尽可能地使靶区在BEV上重叠以减小照射野的面积,提高照射效率。

5. 设计照射野,尤其是非共面照射野时,一定要考虑放射治疗设备的可行性,有些非共面照射野在加速器上由于机头和床的碰撞不能实现,同时要注意治疗机头不能压到患者。设计非共面射野时,应避免对穿,射野交角应尽量大,在三维空间内应尽量保持几何对称,以便在三维空间得到很好的靶区剂量适合度。

根据病变深度、范围和与其周围正常组织的关系,决定选用照射野的个数。

肿瘤靠近体表并且较小时宜选择单野照射;对身体中线部位的病变,一般采用二野对穿照射;对身体中心部位的病变,如食管癌可采用三野或多野照射;对偏位肿瘤(如上颌窦癌等)可采用楔形板照射;对特殊肿瘤(如霍奇金淋巴瘤等)可用斗篷野或倒Y野照射等。

对于浅表或姑息性治疗的肿瘤,可选择单野源皮距照射技术,如脊髓转移瘤;否则应选择等中心照射技术,如食管癌的三野等中心照射;对于身体中心部位的病变,如宫颈癌,可选择等中心四野盒式照射等。

若用单野照射,因剂量建成区内剂量变化梯度较大,靶区应放到最大剂量点深度之后,而且百分深度剂量随深度成指数递减,因此当靶区很小,如治疗颈、锁淋巴结时可使用单野照射,对靶区较大的病变,应使用多野照射。对偏体位一侧病变,如上颌窦癌等,使用两野交角照射,并用适当角度的楔形滤过板,可在两野交叉形成的菱形区得到均匀的剂量分布。

两野对穿照射的特点是,当两野剂量配比相等时,可在体位中心得到上下左右对称的剂量分布。当靶区所在部位有组织缺损又用两野对穿时,如乳腺癌的切线野照射、喉癌的两野对穿照射等,必须加楔形板。四野箱式照射中每对对穿野的各向侧量得到补偿,可以形成均匀对称的剂量分布,射野大小可以取PTV大小。如鼻咽癌,两侧两野对穿必须加鼻前野形成三野品字形野,以保护眼晶体和提高靶区的剂量。对食管部位肿瘤,为了避免两侧肺的过多照射和减低脊髓受量,采用三野交角照射,在交角形成的射野内得到均匀的剂量分布。

（二）调强放射治疗（IMRT）设野

IMRT顾名思义是通过对每一个照射野内诸点的输出剂量率按照要求的方式进行调整,使得在照射方向上,照射野的形状与病变(靶区)的形状一致;靶区组织内及表面的照射剂量处处相等。

IMRT技术在临床应用中主要的适应证:既需要对靶区进行适形的高剂量照射,同时又需要保护邻近靶区的正常组织受量在耐受范围之内。相比传统适形放射治疗,IMRT接受低剂量照射的正常组

视频:3DCRT
计划

织体积更大,需要的机器跳数更多,从而患者受到的漏射、散射更多。但其能够得到较完美的剂量分布,更好地覆盖靶区和保护正常组织。

对于三维适形这个正向设计的过程,调强放射治疗过程是一个逆向设计的过程,是由预期的治疗结果来决定应使用的治疗方案。因为计划设计的过程应该是不断寻找最好的布野方式,包括射线能量、射野方向、射野形状、剂量权重以及每个射野的强度分布等,使肿瘤得到最大可能的控制而保持正常组织的放射损伤最小。它是根据治疗要求确定的剂量分布再去寻找一个治疗计划。

调强放射治疗的射野入射方向的选择应遵循的原则:由于调强放射治疗能够调整射线强度并通常使用多个射线束,平行对穿照射野的作用相互抵消,因此,应避免直接使用相对平行的对穿野。当使用射野数目较多时(如八个或更多),射线角度优化可能并不非常重要。已有的临床经验证明射野数量少而方向优化的计划,其结果与射野数量多而方向不太理想的射野制订的计划相当,甚至前者优于后者,说明射线方向优化可以提高调强放射治疗的效率。

治疗计划制订者必须要确定治疗过程中射线能量、射野的数量及方向。实际应用中,一般会选择野数为五、七、九的等分非对穿共面照射野。理论上射野数增加适形度会更好,但也会增加治疗时间。多射野主要可以为高剂量区域提供更好的靶区适形度,但在临界面上需要有更大的剂量梯度变化时,选择合适的射线角度尤为重要。传统三维适形放射治疗的射野方向可以作为调强治疗计划射野的重要参考标准,如食管癌的三野或简单五野调强。另外,如果大多数到达 PTV 射线路径中都包含危及器官,就需要使用非共面射野了。如靠近眼部器官的转床设野可以更好地保护眼睛和晶体等。

视频:IMRT
计划

（三）容积旋转调强放射治疗

容积旋转调强放射治疗(volumetric modulated arc therapy,VMAT)是通过机架连续旋转实施调强放射治疗的一种方法。它是以直线加速器和 MLC 为基础,在每个弧照射时,MLC 在机架旋转的同时连续运动。

拉弧设野的一般流程是,设置弧的数量,设定每个弧的起始角度和停止角度,相邻机架角度的间隔。然后对机器参数和子野进行优化。设计过程与固定野调强放射治疗的计划过程非常相似。

射线强度调制的程度与每个弧射野数和弧的总数有关。一般来说,与固定野调强相比,旋转调强时较大体积的正常组织接受了较小的剂量,较小体积的靶区组织接受了较高的剂量。而患者所接受的靶区总剂量是相同的。如在复杂的头颈部,多弧拉弧和九野调强的计划质量相近。在剂量分布相似的情况下,拉弧能显著减少治疗时间和治疗机总机器跳数(monitor unit,MU)值。

图片:旋转调
强优化界面

拉弧调强治疗计划设计的一个重要问题是决定弧的数目。通常采用多弧有助于提高计划质量,但是降低照射效率。在日常临床放射治疗中,在选择弧的数目时,应同时兼顾计划质量和照射效率。

对于简单的病例,如前列腺癌和胰腺癌,单弧计划治疗效率更高。在这些部位,靶区体积相对较小,形状相对规则,与单弧计划相比,多弧计划并不具备显著的剂量学优势。但是随着弧的数目增加,照射时间延长。对于复杂的病例,如骨盆和头颈部,多弧照射能得到更好的靶区剂量且并不显著延长照射时间。如果使用单弧治疗,通常需要更多的强度调制,会增加更多的控制点,或者允许相邻控制点间 MLC 叶片运动幅度增大,最终增加照射时间。

视频:旋转
调强计划

（四）螺旋断层放射治疗（TOMO）

TOMO 是一个安装于环形机架内的 6MV 直线加速器。机架每旋转一周,被分成 51 个投影,每个投影对应的角度约为 7°。射野 y 轴方向分为 1cm、2.5cm、5cm 三个宽度,x 轴方向为 40cm。在 x 轴方向上射线束由 MLC 分为 64 个部分。

制订治疗计划时,在 y 轴方向的 3 个宽度中选取一个用于特定患者。宽度较小的射野有助于改善 y 轴方向剂量分布的适形性,但治疗时间延长。最常使用的是宽度为 2.5cm 的扇形射束,得到的剂量适形性和治疗时间兼顾。对某些特定部位,如全乳腺治疗,需要机架处于一定的角度,治疗过程中射野大小和床速按计划动态变化,以此来改善剂量适形性和缩短治疗时间。

（五）射波刀

射波刀是使用一个安装于工业机器人臂上的 6MV 无平坦滤波器的直线加速器。单臂机器人可以对靶区内的任意点实施照射,这种非等中心照射可以实现更好的剂量适形。在确保满足安全的条件下,可以进行治疗路径优化,这有助于缩短机器臂的运动路径和整个治疗时间。一个完整的运动路径

笔记

包括 120 个节点,系统为每一个节点到所有后续节点创建一组运动路径,所有影响治疗床和患者安全的路径被去除。机器臂只能沿预先设定好的路径运动,并必须在治疗节点处暂停。在每个治疗节点,机器人可以在一定范围内改变线束角度,最多可达到 12 个不同角度。在现在的系统中,机器人将尽可能在所有剂量节点间选择最短的安全路径,显著减少了机器运动的时间。

(六)电子线照射野的选择

根据电子线的剂量学的特点,电子线的等剂量分布曲线极易受到人体曲面、斜入射、和空气间隙的影响。照射时应尽量保持射野中心轴垂直于入射表面,并保持限光筒端面到皮肤的正确距离。电子线选择照射野大小的原则,应确保特定的等剂量曲线完全包围靶区。电子线高能等剂量曲线随深度增加而内收,在小野时尤为突出。因此表面位置的照射野,应按靶区的最大横径适当扩大,即照射野应大于等于靶区横径的 1.18 倍。并根据靶区最深部分的宽度情况,射野再放 0.5~1.0cm。从电子线剂量分布特点看,用单野治疗偏体一侧的肿瘤,如果能量选取合适,可在靶区内获得较好的剂量分布。而且单野照射比多野照射优越。

对一些特殊部位的照射,如全脑全脊髓照射的脊髓野、乳腺癌术后的胸壁野等,因单一电子线射野不能包括整个靶区,需要采用多个相邻野衔接进行照射。为避免靶区内超剂量、欠剂量的发生,电子线接野要注意的是,根据射线束宽度随深度变化的特点,在皮肤表面相邻野间,要留一定的空隙,或者两野共线相交。使得 50% 的等剂量线在所需深度相交,形成较好的剂量分布。由于患者曲面及体内组织的影响,剂量分布会因人而异,在整个治疗过程中,应经常变化其衔接位置,以避免固定位置衔接造成过高过低的剂量。

全身范围的浅表病变,可以用电子线全身皮肤照射来治疗。临床中主要用两种方式:一是延长治疗距离,利用电子线的扩散和散射特性,获得足够大的照射野。治疗距离为 3~4m,机架角度沿水平方向上下转动 20° 左右,以获得在患者头脚方向足够大的均匀照射野。合成照射野的几何尺寸为 60cm×200cm。患者采用站立位,每一机架角度分别接受 2 个前后野及 4 个斜野的照射,每野间隔 60°,全身共 12 个照射野。二是在每一机架角照射时,患者站立在一特制的旋转盘上,呈均匀慢速旋转状态,照射与患者旋转同步,可以获得更均匀的剂量分布。

三、剂量分布的计算及优化

剂量分布的计算是放射治疗计划设计的主要内容,放射治疗医生在确定靶区剂量及其分布、重要器官极限量、剂量给定方式后,放射物理师将有关图像资料输入治疗计划系统,通过计算机系统对照射野布置、放射线选择、各照射野剂量分配、不同组织密度校正等进行优化,获得理想的剂量分布图。根据临床剂量学原则,从中选出"最佳治疗方案",最后的治疗计划还须得到肿瘤放射治疗医生的认可后方可实施。

(一)3DCRT 计算过程

常规适形计划如果靶区、计划区范围确定正确,就可以开始进行治疗计划的设计。较好的治疗计划应该通过选择本部门能得到的设备情况,射线能量,射野的几何物理条件,如入射角、射野大小、剂量比、楔形板、组织补偿等逐步达到。计量比就是每个射野对靶区剂量的贡献的相对权重。

(二)IMRT 计算过程

在获得 CT 扫描图像之后,医生勾画靶区的 GTV、CTV,并给出组织器官限量。考虑到摆位误差和系统误差,物理师需对靶区外扩定义 PTV,并对脊髓、脑干、晶体等器官外扩 2~3mm。为了形成陡峭的剂量跌落,需设置几个剂量跌落的环或设定正常组织目标函数(normal tissue object,NTO)。

在确定了射线的能量和射野方向之后,物理师还要制订目标函数和限制条件,对治疗计划进一步的优化。

具体的优化主要内容:目标的剂量-体积关系、权重、靶区内最大和最小剂量、器官的平均剂量,以及 OAR 最大剂量和剂量体积限制。然后根据医生给出的分次剂量和治疗分次,选择优化算法,计算网格等。

剂量计算算法有笔形束、卷积算法、蒙特卡洛剂量计算方法等。优化算法有非线性问题连续二次方程、梯度优化和交互最小立方等。计算网格一般越小越好,但是网格越小计算时间也越长,因此选

图片:辅助环

择的时候也要权衡计算时间。当然还有根据各个参数的重要性不同,如串行组织组织比并行组织重要,给定不同的参数权重,得到初步优化结果。结果需要先满足两个方面,首先是靶区的适当剂量覆盖,其次是 OAR 受到低于耐受剂量的照射。

此外,需要考虑在 PTV 之外有陡峭的剂量梯度下降。具体方法:在 PTV 周围勾画兴趣结构,将兴趣结构的目标剂量限制为低于 PTV 的剂量,或者者限定剂量-体积关系进行优化,最终形成剂量锐利的陡降。当靶区和正常组织有重叠,或者初步优化结果显示 PTV 内有剂量冷点或者正常组织内有剂量热点,也可以通过勾画兴趣结构来形成剂量梯度。

计划设计和优化计算是个复杂又精确地过程,很大程度上依赖于应用的治疗计划系统。

以 Pinnacle 为例介绍逆向调强治疗计划的过程:

首先,靶区的优化需要指定最小剂量、最大剂量、给定体积内的最小剂量和最大剂量、剂量均匀性等指标。OAR 的优化需要指定最大剂量、给定体积内的最大剂量。指定目标的权重以其在计划中的重要性从大到小依次设定。剂量均匀性用来限定特定体积内的剂量变化程度。优化算法将每个射野在靶区方向上分解成一系列大小一致的小野,对这些小野权重进行优化,产生每个射野的积分通量或射线强度图。优化时主要用三角像素射线(delta pixel beam)算法进行射野权重和子野权重的优化以后的剂量计算。该系统用的优化引擎是一个连续二次方程算法,所生成的积分通量图是一个射线强度的筛选图,射线的像素大小是优化过程中的变量。其次,该系统用多层聚类(MLCs)算法计算主射线束以外的剂量分布,主要用来处理首次和二次散射中存在的剂量不均一的问题,电子不均衡区域内的剂量分布问题,如组织和空气的交界面,组织和骨交界面等。MLCs 算法中的混合剂量计算、笔形束技术和 Delta Pixel Beam 技术,能够平衡计算准确性和优化速度,并减少子野数和机器跳数。最终比较计划的 DVH、等剂量分布、肿瘤控制概率(TCP)、正常组织并发症发生概率(NTCP)等。

(三)电子线治疗的计划设计

电子线治疗由于患者治疗部位皮肤表面的弯曲,使得限光筒的端面不能很好平行和接触于皮肤表面,引起空气间隙和形成电子束的斜入射,导致电子线等剂量分布曲线的变化。利用电子线的笔形束模型,可以对斜入射进行校正。在不均匀性组织(如骨、肺和气腔)中,电子线的剂量分布会发生显著变化,通常采用等效厚度系数法进行校正。

电子线旋转治疗的计划设计,首先应根据 CT 图像确定治疗范围、治疗深度、设定体表线束器的形状和范围。然后确定电子线能量、填充物厚度,选择等中心位置,根据曲率半径计算不同层面的次级电子线准直器宽度,应用旋转常数,根据靶区剂量求出处方剂量,并尽量计算剂量分布。

(四)体部立体定向放射治疗

体部立体定向放射治疗的原则是以较大的体积接受较低的剂量换取相对较小的体积接受中高剂量。对患者实施 SBRT 的首要是有效地固定患者,必须保证患者在较长的治疗过程中体位舒适,且具有高度的可重复性。这有助于避免治疗期间出现较大的几何误差以及引起的不确定因素。其次,准确地评估治疗靶区的呼吸动度,并采取相应的干预措施是必不可少的,这对于尽可能地缩小治疗边界极其重要。如果 4D-CT 扫描显示上下运动幅度超过 0.5cm,需要利用腹部压迫技术减小运动幅度。接下来就是构建立体定向剂量分布,使靶区获得高剂量的同时在靶区外剂量陡降。

使用 4D-CT 影像和融合图像,在每个时相上准确地勾画靶区 GTV 至关重要。考虑到呼吸运动,由所有时相上的 GTV 的总和得到内靶区(internal target volume,ITV)。考虑到摆位误差和系统误差等,在 ITV 基础上外放 5mm 形成 PTV。因此逐步细致地确定 GTV、CTV、PTV 对尽可能地降低治疗的毒性反应和改善肿瘤的控制极其重要。

制订 SBRT 计划时,实现靶区高剂量比较容易,较为困难的是降低靶区周边的剂量,使剂量梯度尽可能陡峭。其中关键在于将剂量溢出控制在可能引起较少毒副反应的方向或区域内。对于并联组织,毒性反应主要取决于受治疗的器官体积,计划目标是确保其剂量低于阈值及功能完整。而串联组织的损伤主要取决于所接受的最大放射治疗剂量,最安全的方法是在治疗过程中尽可能将其避开,否则治疗时必须避免给予超过这些组织修复能力的剂量。不然即使很小的节段性的损伤也可能对整个器官的功能带来灾难性的影响。

(五)断层放射治疗的计划计算

断层放射治疗的直线加速器有螺旋 CT 的特征,因此不同于以往直线加速器的 IMRT,该系统不需要确定射线的入射角度。鉴于其独特的治疗动力学特征,螺旋断层放射治疗需要专用的治疗计划系统。大多数断层治疗用户使用辅助计划系统进行靶区及相关结构的轮廓勾画,然后将CT图像和轮廓信息导入到计划系统。

计划系统和治疗控制系统使用共同的数据库,避免了系统对数据的二次记录和验证。治疗计划的优化主要取决于计划者所确定的兴趣区,主要分为肿瘤和OAR。如果出现重叠,要人为的加以区分。

计划分为两个阶段:一个是子野的分配;二是互动的优化阶段。治疗计划中所使用的子野数量主要取决于计划者定义的相关参数。基础算法是目标函数迭代平方和最小化。运动幅度是指机架旋转一周,治疗床运动的距离和射野宽度之间的比值。它决定了在机械等中心位置射线束的重复数量。如果运动幅度小于1,在旋转过程中会出现更多的重复射线,得到更均匀的剂量分布。扇形射线束的宽度取决于CT扫描。调整因子是最大叶片强度除以所有非零位叶片的平均强度,由叶片的弦波图计算得到,决定优化计划所允许的强度范围。

重要性因子反映器官的权重。相对重要性因子反映器官的最大和最小剂量。每个子野的优化结果逐一与处方剂量进行比对。这种算法可以为高梯度变化区域或电子密度不均匀区域提供准确的剂量计算结果。

(六)射波刀治疗计划计算

在目前临床应用中,首先用笔形束算法计算射线追踪计划,然后应用蒙特卡洛(Monte Carlo,MC)剂量计算方法重新计算,并比较两个计划的差异。笔形束算法在体内较均匀的区域剂量计算非常准确,对非均匀组织仅作简单的密度校正,因此不能准确地模拟实际体内非均质组织内的剂量分布。而且对于小病灶或者使用小射野时,这种不精确性更加显著。因此先用笔形束计算初始计划,保留射野方向和射野参数再用MC重新计算。如果差异显著,需要用MC算法重新优化。

以下以Corvus治疗计划系统为例介绍逆向放射治疗计划的过程:

对靶区用户需指定最小、最大剂量,目标剂量以及可以接受的靶体积低于目标剂量的比例。对OAR用户需指定最大剂量以及可以接受的高于限制剂量的比例。用户还可以指定各个靶区或OAR的组织类型,包括调强放射外科靶区、均匀靶区、环绕靶区、参考靶区、牺牲靶区等。类型的选择会影响目标函数。Corvus使用先进的PB剂量计算,可以改善射野以外的剂量计算的一致性。然后用基于MC算法的剂量计算系统验证Corvus计算生成的剂量分布的准确性。在治疗计划优化以后,开始进行MLC叶片的排序。叶片顺序优化主要包括凹凸缝效应的修正、MLC部分穿透效应以及放射线和可见光之间的射野区别校正。通过这些校正使得治疗计划最大程度的满足优化后的剂量分布。如果生成的计划需要修改,系统允许用户拖拽等剂量线、擦除热点或冷点、拖拽DVH、限制靶区或OAR的最大最小量等实时修改计划。还可以对目标函数进行调整,并立刻看到修改以后的DVH和等剂量分布。

(七)后装技术的剂量计算

后装是指在治疗前,仅将空施源器放入患者体内,进行拍片及剂量分布计算,剂量分布满足临床要求后,才把实际放射源放进预先计划的治疗部位治疗。一般采用线性二次模型,根据近距离治疗平方反比定律的规律进行计算。平方反比定律即放射源周围的剂量分布,是按照与放射源之间的距离的平方而下降。近距离治疗的治疗范围有限,如果选择放射源某一点为剂量参考点,那么与该点比较近的剂量比较高,而且在治疗范围内剂量不可能均匀。

计算机化的后装治疗机使用步进源,控制其在不同驻留位置停留一定时间,以模拟治疗所需长度的线源。在近距离照射中,肿瘤及正常组织的受量直接取决于放射源在组织中的几何分布。因此采用X射线照相技术准确地测定每个放射源的位置,是计算剂量分布的前提。从治疗方式和施源器的不同物理特点(包括源的强度、几何分布和剂量计算方法),腔内照射分为三大剂量学系统,即斯德哥尔摩系统,巴黎系统和曼彻斯特系统。常用的曼彻斯特系统对某些特定点的剂量要准确,特定点为A点和B点。A点为宫颈口上2cm,宫腔轴线旁2cm的位置。B点为过A点横截面并距宫腔轴线旁5cm的位置。腔内照射的剂量学模式,除了定义靶区、治疗区以外,还要定义参考区。参考区是指处方剂量所在的等剂量线面所包括的范围。

近距离照射的剂量优化,是指利用一些数学算法,根据临床对靶区剂量分布的要求,设计和调整放射源位置或强度,使得剂量分布最大限度地符合规定。当前分为两种方式,一种是相对于施源器作剂量优化。根据选定的布源规则,确定施源器的排列方式,结合特定点的剂量要求,控制步进源在施源器的不同位置驻留不同的时间,来进行剂量优化。另一种是立体定向插值照射的剂量优化。它是根据患者带有立体定位框架的 CT 扫描图像,医生确定靶区和重要器官。计划者以医生要求的剂量分布为目标进行剂量优化,确定施源器的排列方式,放射源的位置及强度。

（八）质子放射治疗的治疗计划

目前质子治疗的主要形式是被动散射技术。应用该技术时,利用射程调节轮或脊形过滤器对质子束 Bragg 峰予以展宽。侧方射野由用户自制的黄铜栅片实现,而肿瘤远端的射程则利用补偿物来完成。在实际工作中,经常使用光子和质子联合治疗。当进行三维质子适形治疗时,选择一定角度间隔的射束来覆盖靶体积,并通过孔片边缘和射线半影调整射野的形态,使之与靶区适形,剂量分布也可以借用部分 IMRT 剂量优化方法。通过对每个 Bragg 峰进行自动选择并单独优化,以便得到射野在靶区侧面和远端的剂量分布和适形。对于任何一个给定方向上的射野,治疗计划软件计算患者体内所有可能的 Bragg 峰位置,并赋予射野合适的能量。计划过程中最关键的一步是,治疗计划系统会自动选择那些位于靶体积内或靶体积周围一定范围内的 Bragg 峰,达到将剂量限制在靶体积内的目的。它仿效了常规放射治疗中准直器的作用,可以看作是虚拟的三维准直器。基于被动散射模式,获取展开的 Bragg 峰平面,通过优化计算调节射束权重,使全部靶体积剂量达到均一的目的。所以一个治疗计划包括了多个独立均匀射野的剂量分布及加权线性组合。与 IMRT 类似,调强质子放射治疗应用不同方向的射野,定义所有重要结构的剂量-体积限制,同时优化所有选定射野的全部 Bragg 峰,并将它们整合在一起,获得一个高度均一和适形的靶体积剂量分布。

四、治疗计划的评估

（一）适形计划评估

常规适形治疗计划的评价方法有:①二维横切面、冠状切面、矢状切面的剂量曲线分布图;②三维剂量曲线分布图;③DVH;④剂量统计表。

三维治疗计划的优化手段有:①修改放射线束的方向;②修改照射野的形状;③修改照射野的权重;④修改放射线的性质或能量;⑤修改照射野的修饰。

一个好的治疗计划应该根据临床剂量学四条原则进行治疗方案的评估和比较。治疗的肿瘤区域内,剂量分布要均匀,剂量变化不能超过 5%。

（二）调强计划评估

IMRT 在治疗计划制订以及放射治疗实施过程中,医生和物理师需要学习大量新的方法和技术,如患者的选择、靶区的勾画、射线的选择、射野的布置等。质量评估对应用好 IMRT 也是非常重要的。

组织勾画应参照 ICRU 50 号和 ICRU 62 号报告,以此作为精确且统一靶区勾画的依据。精确的组织勾画可以生产更优的 IMRT 计划,并可降低发生错误的风险。当靶区和正常组织结构出现重叠时,需要为该重叠区域设定特殊的优先权,并放宽剂量限制要求,允许靶区内剂量不均匀性的增加。当靶区中包含皮肤会导致皮肤上出现难以接受的高剂量区,除非确实需要,否则要避免将皮肤勾画为 CTV 的一部分,而且将靶区的勾画限制在皮肤之内,必要的情况下应通过充填物来增加皮肤的剂量。

另外要注意的是射野的衔接。传统放射治疗中的剂量在射野边缘变化锐利,并且容易确定,而 IMRT 中射野边界的剂量往往呈锯齿状。因为在衔接部位很难实现一个均匀的剂量分布,最好避免将两个 IMRT 的治疗射野,或者 IMRT 射野与传统放射治疗的射野进行衔接。

适形放射治疗和调强放射治疗之间最大的不同:适形放射治疗需要物理师在制订计划过程中不断地对计划质量进行评价,而调强则是通过计算机优化程序来完成的。优化结果评估一般是先评估累积 DVH,根据 RTOG 相关协议,评估目标包括计划靶体积,正常器官可接受的最大剂量、最小剂量、平均剂量,或者一定比例的器官接受的照射剂量。在对 DVH 结果满意的情况下,再评估每个计划层面上的等剂量分布、三维剂量分布,冷点、热点所在的具体区域位置。在 3DCRT 中,医生和物理师可以

图片:计划评估

图片:DVH

预测射野边界的剂量梯度范围,高剂量区及低剂量区的位置和体积,通过对靶区边界的改变来实现等剂量线的改变。而 IMRT 剂量分布中热点和冷点部位具有随机性,而且将等剂量线仅仅调整几毫米要避开一个重要结构,或者增加靶区覆盖是非常困难的。

当然,调强放射治疗的计划总跳数和治疗时间也是要考虑的重要因素。简化治疗方式,如将非共面野尽量改为共面照射,以及尽量减少射野和子野的数量,是有效的方法。

一个普遍的观念是,经治疗计划系统生成的治疗计划可以直接用来实施治疗。实际上医生和物理师必须评价这些不同的计划,并选择最适合进行实施,在某些情况下,可能放弃所有的治疗计划,修改相关限制参数后重复优化过程。子野剂量分布的精确性会影响到 IMRT 的治疗计划的优化,因此选择精确地剂量计算模型可以得到更好的治疗计划。计划优化时要进行非均一性的修正,尤其是头颈部,还需要考虑组织移动和摆位的不确定性。对于肿瘤会因呼吸运动产生位置变化的情况,只有对分次治疗间运动进行充分考虑并制订有效的解决方案,如主动呼吸限制、呼吸门控、四维肿瘤追踪或呼吸限制技术等,才可以应用 IMRT 进行治疗。

IMRT 的治疗计划评估是一个复杂的过程,评估前需要明确哪些条件是必须满足的,哪些又是可以折中的。在 IMRT 的治疗计划中,一般会出现高剂量区(热点)和低剂量区(冷点)。计划者需要对热点和冷点的数量、体积和位置等情况进行充分的考虑。如在头颈部肿瘤中,根据相关的实验指南,95%的 PTV 应该达到处方剂量线覆盖。热点(所接受剂量>110%处方剂量的区域)覆盖范围应该小于PTV 内部体积的 20%,且小于 PTV 外部组织的 1%,而且这些点都应该在 CTV 和 GTV 内,而不应与正常组织出现重叠。冷点(PTV 中接受小于 93%处方剂量的区域)包含体积应小于 PTV 体积的 1%,而且这些点都应该在 PTV 以外的区域,并尽可能地远离靶区。因为这些高剂量、低剂量的区域可能影响到治疗相关毒性和肿瘤控制概率,因此计划评估的时候必须要重视。

在 IMRT 的治疗计划评估靶区覆盖的一个重要原则,就是在适形程度和剂量均匀性之间取得平衡。适形程度的增加必然会降低剂量的均匀性,反之亦然。另外要考虑靶区凹陷程度的增加和射野数的减少会对剂量均匀性造成影响。然后还要评估处方剂量的 95%、90%、50%、30%的等剂量线所包含的区域,以此可以确定该治疗计划的适形程度和冷热点所在的部位。

目前指南中关于正常组织耐受性相关数据均来自先前公布的整个器官及局部的放射耐受量。但是这些限制标准并非一成不变的,还需要根据患者的具体情况对其进行适当的调整。

有时 IMRT 会产生一个非常大的点剂量,并且可能超出重要器官的耐受剂量。这时候回顾 DVH,明确重要结构中具体有多少体积接受了超过特殊限制剂量的照射。在许多情况下,可能只有非常少的几个像素点,一般是可以接受的。除此之外,应进行个体化的考量,考虑到其他因素,如之前接受过的放射治疗、并存疾病、接受同步放化疗等。考虑的主要原则之一是,只允许正常组织<5%的体积接受超过耐受剂量的照射;对于脊髓等关键器官,只能允许小于 1ml 的体积。如果需要关注相邻的,且评估最大剂量的结构的情况,则需要看等剂量线,以及结构中超过耐受剂量的体积和位置。

有时热点出现在靶区以外的正常组织内,主要原因是为了改善剂量适形度,使用了非常规的射线排列方式。这可以使用添加一个新的结构来减少靶区外不需要的剂量,但同时靶区内的剂量不均匀性有所增加。

整个治疗计划制订过程的目标就是实现最大的治疗比。第一步需要医生做个困难的决定,当正常组织受量接近耐受剂量时,是否要降低相邻部分靶区的剂量,即在靶区治疗和重要组织保护之间进行选择。第二步需要医生明确在每个实际情况对于某些结构,最大限度能接受多少剂量的照射,即剂量限制标准。最后就是医生和物理师要就计划的目标充分交流,需要时进行轻微的调整。

(三)SBRT 计划评估

SBRT 采用少分割、高剂量的放射治疗模式,通常 1~5 次分割,单次分割剂量不低于 10Gy。生物等效剂量(biologically effective dose,BED)至少达到 75~100Gy,可以在靶区和正常组织内产生显著效应。在分割过大的剂量方案,α-β 模型也许不够准确,线性平方模型的局限性也不容忽视。在大剂量分割治疗时,模型的拟合度下降,另外模型中没有考虑到放射治疗的周期、组织结构或功能的变化、放射损伤的非染色体机制等因素的影响,造成过高估计肿瘤控制,以及对正常组织的反应估计不足。如果简单地、不加区别地将 α-β 模型应用于 SBRT 的评估,对指导患者的实际治疗是非常危险的。正常

笔记

组织对 SBRT 剂量的耐受目前仍不明确。大剂量分割可增加晚期毒性反应的发生率,而晚期反应的观察和评估需要较长的时间。因此,治疗后的数年内需要收集毒副反应数据以便与对风险因素进行量化,同时确定组织的耐受剂量。如果晚期随访内出现严重毒性反应,必要时可以适当地降低剂量。

(四)TOMO 计划评估

尽管采集 MV-CT 影像的主要原因是为了引导治疗,但其图像也可以直观地用于由于体重下降、肿瘤缩小等器官形变引起的剂量变化评估。可以根据其影像 CT 重新计算剂量,还可以手动形式添加靶区轮廓,从而生成 DVH。应用形变配准可以实现对每日影像的 DVH 和累积剂量的自动评估,进而与治疗计划的 DVH 进行比较。如果计划剂量分布和实际照射的剂量分布两者差异很大,则需重新制订计划,以适应解剖结构和剂量的变化。

(五)质子计划评估

对运动的处理是质子治疗中尤其需要关注的问题。5mm 的摆位误差可导致明显的等剂量线偏移扭曲。对于 4D-CT 影像中靶区位移超过 1cm 的患者必须采用呼吸控制措施。适应性放射治疗对质子的重要性远远超过光子放射治疗,尤其是在肿瘤靠近肺或位于肺内的患者中,因为肺组织的密度较小,射束过射将会导致严重问题。另外,如果治疗需要设置多个等中心的较大肿瘤,因为黄铜孔片沉重且价格昂贵,在治疗过程中将非常耗时费力。其费用远远高于光子调强放射治疗。因此最理想的情况是将质子治疗用于那些不适合用光子治疗的解剖部位和肿瘤,且在患儿中具有较高的成本效益比。

五、治疗计划的输出

由于医院放射治疗科工作的复杂性,需要使用专门的放射治疗科信息管理系统来管理患者的整个放射治疗流程,包括影像学检查报告、患者登记信息、模拟定位 CT、TPS、EPID 及 CBCT 等验证影像、治疗实施和随访等环节。经过医生和物理师评估并确认的治疗计划可以自动打印报告,并且所有治疗参数经该系统传输到治疗设备上。数据传输的治疗保证是非常重要的。在计划工作站,需要将放射治疗计划文件(RT plan)、放射治疗剂量文件(RT dose)、放射治疗勾画文件(RT struct)和定位 CT 分别传输给三维验证工作站、二维验证工作站和管理系统服务器,并排程预约治疗。

第二节　治疗计划的验证与确认

一、治疗计划的验证

放射治疗计划的验证方法主要包括模拟定位机验证、几何位置验证和剂量学验证等不同步骤。

(一)模拟定位机验证

放射治疗计划设计完毕以后,应该将其放在模拟定位机上进行校对,以检查此计划能否执行。模拟定位机校对时应注意:

1. 患者体位完全与治疗时体位相同。

2. 源皮距、源瘤距也与治疗时一致。

3. 照射野大小、机架角度、机头转角等均与治疗时相同。

4. 特殊照射野挡铅时也与治疗时相同。

5. 使用 TPS 制订的放射治疗计划也应按上述同样条件在模拟定位机上进行校对。

6. 拍摄模拟定位片与治疗时的摆位片做最后校对。

如果制订的放射治疗计划在模拟定位机上均可完成,说明此治疗计划可以实施。如果不能完成,则需要根据模拟定位机的条件,进行修订或重新制订此治疗计划。一旦治疗计划被证实可行,则应在患者体表上做出相应的照射野标记。

如果治疗计划需要复位,那么放射治疗技师应根据治疗单上的复位数据移动中心,根据新的中心重新在患者体表描画标记线。

(二)几何位置验证

1. 常规适形放射治疗位置验证　几何位置的验证就是验证患者的摆位和照射野形状等几何

参数。

常规适形放射治疗验证射野形状的主要方法是使用胶片或者数字摄片（digitally radiograph，DR）拍射野片获取射野影像。另一种辅助方法是对光野，即将计划系统打印的 BEV 图平放在治疗床上，将 BEV 图上显示的照射野坐标系与光野十字线对齐；调整床的高度使源到 BEV 图的距离等于打印 BEV 图时输入的距离；设置射野形状，观察光野边缘是否与打印的射野边缘对齐。

2. 影像引导放射治疗位置验证　IMRT 能够实现高度剂量适形和更陡的剂量梯度，因而可以采用较小的安全边界。但这也对评估患者治疗中、治疗间摆位的误差，体内器官形变，靶区位移提出了新的挑战。目前先进的放射治疗设备整合了平面影像和容积影像功能，可以引导 IMRT 的实施并加以确认，即 IGRT。

EPID 位于正对 MV 级射束的方向，是利用 MV 级 X 射线束获得靶区的放射影像，目前较新的射野成像系统基于非晶硅面板，内含数百万个与开关晶体管和快速读取电路相偶联的光电探测器。其具有良好的探测性能，可以检测骨结构和植入的放射影像标记。获取的图像可以调节对比度，直接与治疗计划系统输出图像进行比较，快速及时的评估靶区位置，如果位置变化超出允许范围就要重新调整摆位。但 MV 级射线影像有低对比度、有限的影像采集范围及缺乏必要的与临床工作进行整合的工具。

验证患者摆位一般是在治疗开始和放射治疗过程中，第一周每日一次，以后每周拍摄一次，正侧位射野片或用 EPID 获取正侧位的射野影像，通过与模拟定位时拍摄的正侧位片或计划设计时产生的 DRR 进行比较，确定摆位误差。具体操作流程：添加 0° 和 90°/270° 摆位射野，拍摄射野片，图像比对得到误差。

kV-CBCT 由分别安装在两个独立机械臂上的 kV 级 X 射线球管和探测器组成，两个机械臂与直线加速器的治疗射线轴相垂直。通过单次机架旋转一定角度，由大面积非晶硅探测器获取几百张二维图像，经反向投影重建成容积图像。扫描区域的横截面直径可达 50cm，头尾可达 25cm。在患者治疗时可收回机械臂，以保护探测器的敏感电器元件免受 MV 级治疗散射线的损伤。

通过采集治疗前的 CBCT 图像，应用软件将采集到的影像与原始治疗计划影像进行配准，获得目标靶区的偏移数据，通过调整治疗床的 x,y,z 床值，将靶区修正到计划位置，从而实现精确地靶区定位，有助于减小不同分次治疗间的误差。而且在每次治疗后记录位置偏移值，有助于量化治疗过程中的误差，以此作为 PTV 外放范围的参考。

在临床中，如头颈部肿瘤患者，在治疗前 CBCT 影像采集时与模拟定位 CT 影像采集时颈部曲度可能不同，这时候根据图像的像素强度采用线性优化算法实现图像的自动匹配，匹配结果可能不佳。这种情况下需为配准算法设定最优先配准的结构。具体方法：在图像上设一个固定框，将最为重要的感兴趣区（ROI）包括在内，配准算法就只针对框内图像进行计算。参照影像为模拟定位 CT 影像，治疗影像为 CBCT 影像，算法先为骨性结构设定阈值，然后再进行表面匹配。当固定框设在颈部时，颈部对位好但颅骨对位差；当固定框设在颅前部时，颅骨对位好但颈部对位差。另一个相似的方法是通过勾画感兴趣区限定配准区域，得到在 ROI 区域匹配地较好。

由于物质对低能 X 射线的光电吸收能力更强，KV 级 X 射线影像具有比 MV 级 X 射线影像更高的对比度。在实现低剂量成像的同时，骨或植入性标记物的影像可见性更好。

与治疗剂量相比，患者从单次 IGRT 容积成像中所受的放射剂量非常小，但是如果每日都进行影像引导治疗，那么正常组织中所累积的剂量不容忽视。如用体膜进行 CBCT 扫描，采用标准的影像采集模式，每次扫描时体膜中心和表面所接受的辐射剂量分别为 1.6cGy 和 2.3cGy。具体 kV-CBCT 影像引导流程：设定固定框或勾画 ROI；选择扫描角度范围；图像配准；和位置校正。

在轨 CT（CT-on-rail）安装在治疗室内，直线加速器旁，图像采集时 CT 机在轨道上沿患者移动。根据治疗前采集获得的图像与计划 CT 图像的对比结果，调整治疗床的位置，从而将患者从图像采集位置准确地定位到治疗等中心位置。这样提高了基于软组织结构的摆位校正的精确性，同时在治疗过程中多次采集 CT 影像，及时根据影像发现肿瘤退缩造成的局部结构变化，评估器官移动和结构变化对剂量分布的影响，从而判断是否需要重新调整计划。

3. SBRT 位置验证

（1）Calypso 4D 定位系统：是一种追踪肿瘤位置的电磁定位系统（electromagnetic localization system）。该系统利用植入病灶内的电磁传感器，在放射治疗过程中实时获取靶区的位置和移动信息，进而引导治疗。该系统包含一块内置天线阵列的平板，天线能够释放射频能量。内植标记物为由玻璃封闭的具有吸收射频能量性能的射频转发器。当天线停止发射射频能量时，射频转发器释放其吸收的能量，天线再通过测量来自转发器的能量来确定转发器的位置。然后依靠测量转发器位置与计划等中心位置的偏差，实现放射治疗中对肿瘤位置的定位。其具有很好的时间分辨率，很高的靶区定位精度，总体误差小于 1mm。如果标记物位于肿块或者肿块旁，可以实现对肿瘤的实时跟踪。

Calypso 4D 的电磁波平板阵列探测器与发射器之间的距离不能超过 27cm，因此对患者身体在前后径向上的厚度提出了限制，过厚或过于肥胖的患者就不能采用该系统进行影像引导。为了确保靶区定位准确，发射器周围不能存在任何导体或含导体的物体，以防止对信号的干扰。因此，如果患者体内安装有人工髋关节或前列腺附近区域内存在较大金属植入物，都不能采用该系统。对于装有心脏起搏器的患者，因为磁场可能影响起搏器的正常工作，应用时需极为谨慎且密切监护。

（2）光学表面追踪系统（optical surface monitoring system，OSMS）：是应用一对装在天花板上的立体照相机，根据机器等中心点进行校正设置，相机追踪并记录患者体表的红外线反射标记在相机视场内的位置。可以客观地实时地监测体表定位标志的变化。CT 模拟定位时，通过建立光学标记点与影像中靶区的相对位置实现靶区定位。在治疗室治疗患者时，光学追踪系统通过对标记点与等中心点的距离进行测量，实时反馈靶区的位置信息，判断是否需要进行摆位校正。同时，实时追踪能够在治疗过程中发现位置的变化。如果位置变化超出允许范围，导致射束显著偏离计划照射位置，可以通过加速器连锁及时中断治疗，当重新摆位或位置变化回到允许范围内再继续治疗。在身体某些区域，由于呼吸运动、器官充盈、和腹内压变化引起的器官移动会影响以体表定位标记引导的靶区对位准确性。

（3）实时位置管理系统（real-time position management，RPM）：通过设置每相隔一定角度或一定时间拍摄一张成像，kV 级影像系统不但具有透视功能可以实时监测靶区，而且通过其配置的两个或多个影像系统可以对标志物或骨结构进行实施三维定位。对不透射线标记物的实时动态跟踪为进行门控治疗提供了可能性，而且有助于缩小对呼吸运动进行补偿所需的边界外扩范围。

SBRT 的最后一步是验证射野靶向的准确性及治疗实施。尤其对于肺内靶区，CBCT 可以充分地利用实体肿瘤和含气肺组织间的巨大密度差异获得更好地显示。通过采集治疗前 CBCT 图像，根据影像相应地调整床位，有助于消除不同分割治疗间的误差。而且在每次治疗后记录位置偏移值，将有助于量化治疗照射过程中的误差，据此可以经常性地评估本单位所设的 PTV 外放范围是否合理。

4. TOMO 位置验证影像系统　TOMO 高度整合了一个基于扇束扫描螺旋采集的兆伏级 CT（megavoltage CT，MV-CT）影像系统，治疗实施和 MV-CT 成像使用相同的硬件。在治疗开始前，用加速器产生的 3.5MV X 射线同时降低光子输出量采集 MV-CT 容积影像。照射野在纵向方向上经准直后宽度为 4mm。在影像采集期间，多叶准直器的全部叶片都打开。在控制台选择影像采集模式，用户需设定 2 个参数。一是选择扫描范围，通常需包括整个治疗的区域。如果扫描区域较大，则影像采集的时间较长。为了缩短扫描时间，也可以只对部分靶区进行成像。二是图像螺距。图像螺距的大小决定了图像层厚。可选择的 3 种螺距分别为精细、常规和粗糙，其对应的层厚为 2mm、4mm、6mm。在影像采集过程中，机架内球管以恒定的速度旋转。因此扫描相同体积时，螺距越精细扫描时间越长。每次图像的采集时间为 5s。层厚越小，横断位和冠状位图像质量越好。

X 射线探测系统有氙气电离室阵列组成。在 TOMO 系统中由于采用 MV 级螺旋 CT，每次图像采集的辐射剂量约为 3cGy。通过将采集到的 MV-CT 影像与计划 CT 影像配准，可以对患者的治疗位置进行检查和校正。配准工具允许以棋盘式或部分透明式对图像进行叠加；也可以加入计划轮廓或剂量分布曲线帮助图像配准。既可以手动配准，又可以自动配准，也可以分别根据骨组织、软组织解剖结构或植入的肿瘤标记物进行配准。如果肺内肿瘤有充气扩张的肺组织包绕，图像配准时可直接依据肿瘤体积。对于影像中不易识别的肿瘤,可利用骨组织进行配准。在腹部,多数都是基于软组织影像实现位置校正。具体MV-CT影像引导流程:选取3.5MV X射线能量、打开全部多叶准直器叶片;选择扫描范围;选择图像螺距;图像配准;和位置校正。

5. 射波刀的影像引导追踪 X-Sight肺追踪技术是一种无须内置标记物的肺追踪算法,可由于直径>15mm的周围型较实性的肺癌。应用X-Sight时首先要勾画出肿瘤GTV。算法根据GTV利用斜位投影影像在肿瘤周边形成一个匹配框包裹肿瘤。为提高追踪的准确度,需要从靶区中除去脊柱。在治疗中,应用模式模拟配准算法确定肿瘤在实时X射线影像中的位置,并将这个位置和DRR图像中的肿瘤位置进行比较。然后把定位信息传到同步呼吸追踪系统进行处理。呼吸运动追踪定位过程是根据皮肤表面固定的标记监控呼吸运动,利用X射线影像监控肿瘤靶区。为实现准确投照,必须获得所有时相内皮肤标记和肿瘤位置相关性的准确模型。当标记物与肿瘤位置间的函数关系确定后,就可以在治疗过程中通过标记物判断肿块的位置。存在的问题是肿瘤运动动度与皮肤标记之间的相关性如果在治疗过程中发生改变,将影响位置跟踪和治疗的准确性。在临床应用呼吸运动追踪进行目标定位的过程中,较好的方法包括电磁方法(采用植入标记的Calypso系统)。结合形变配准的光学表面匹配技术以及MR。

6. 磁共振影像引导IMRT系统 磁共振影像引导是指将MRI设备装在直线加速器机房内,在实施放射治疗的同时采集高质量的实时MRI影像。该系统可以以每秒两帧的速度采集容积影像信息,通过对空间分辨率和时间分辨率的调整折中以改善治疗过程中对软组织肿瘤的定位和跟踪,使其具有在治疗过程中,甚至是射线开放时持续成像的能力。磁共振可以提供高质量的肿瘤软组织影像且无电离辐射风险,在某些器官如肝、乳腺和脑内,实质性肿瘤或肿瘤术后瘤床在MRI影像可能显示更好。但室内MRI系统的不足之处是磁场对剂量分布和沉积的影响。

(三)剂量学验证

剂量学验证就是验证患者实际受照射的剂量是否与计划系统计算的剂量相同。验证方法主要有三种:首先是独立核对,即用一个独立于计划系统的程序重新计算每个射野的机器跳数或照射时间、若干个点的剂量(如等中心)甚至是剂量分布。其次是模体测量,即用患者计划"治疗"一个模体,通过验证模体受照射剂量的准确性,间接验证患者受照射剂量的准确性。最后一种是在体测量,即将剂量仪放置于患者身上射野的入射面或出射面测量。

常用的剂量仪是热释光剂量仪、半导体剂量仪、电离室和胶片测量。这些剂量仪仅限于患者皮肤表面和体内某几个点的剂量验证。EPID正好可以克服这个缺点,它可以直接测量探测器平面的剂量分布,采用一些算法甚至可以重建患者体内三维剂量的分布。但目前EPID作为剂量验证的精确度还有待提高。上述三种方法中,独立核对常用于常规放射治疗和适形放射治疗的剂量学验证;模体测量常用于调强放射治疗;在体测量一般只用于特殊照射技术的剂量监测。

1. 点剂量验证 将一个10cm×10cm的固体水模体放置于治疗床上,模体表面升至SSD 95cm,0.125cm³电离室插在等中心的适配器中,距放射源100cm。电离室通过连接线连到剂量仪上读出数据。每次测量前进行大气压(P)、温度(T)的校正。在这种设置下,所有治疗野均重复计划的实际机架角度实施。测量之前先在治疗计划系统上产生一个患者计划在固体水模体的验证计划,然后将电离室测量到的剂量结果和计划产生的计算点剂量进行比较。

2. 面剂量验证 将一个二维矩阵置于固体水模体中间,构建成10cm×10cm的模体。模体表面升至SSD 95cm,使得探头阵列位于等中心层面。两根连接线分别连接电源控制器和相应分析软件上。测量前可以设置P、T的自动校正。所有治疗野的机架角度归在零位。测量之前先在治疗计划系统上产生一个患者计划在固体水模体的验证计划,机架角度归零,然后应用分析软件将计算的剂量图与测量的剂量图进行比较。

3. 3D验证 可以用ArcCHECK或者Octavius 4D类似的圆柱形模型进行测量,得到重建的三维剂量分布,与计划剂量相比较。

二、治疗计划的修正和确认

设计好的治疗计划,应该放到模拟定位机或CT模拟定位机上进行射野模拟和核对,看是否可在具体的治疗机上执行。校对时,患者的摆位条件如穿的衣服厚薄、头枕、体垫、面膜、固定器等应与定位和照射时相同。如果设计好的治疗计划由于机器限制实际照射不能执行,应该重新设计,以适应机器和患者的要求。如果面膜松动,需制作新面膜,重新采集计划 CT 图像。

此外,肿瘤的放射治疗一般需要 4~8 周的时间才能完成,随着治疗的进行,肿瘤的范围不断缩小和变化。尤其是当容积 CT 影像显示肿瘤显著退缩,或者患者体重明显下降,应不断修正其治疗计划,通过 CT/MRI 重新扫描定位,重新勾画病灶确定靶区,以消除肿瘤变化对治疗精度的影响,并和前期的计划进行累积剂量评估。

经医生和物理师共同评估治疗计划的 DVH、等剂量分布、治疗处方及计划参数等可行,然后自动打印出治疗计划报告单。医生和物理师都要签字确认,才能进行后续的计划实施。

放射治疗计划的报告内容:

1. 患者信息　包括患者姓名、性别、年龄、诊断、住院号、定位号、身份证号、医生放射治疗处方等。

2. 治疗体位　包括治疗体位、体位固定方法、摆位说明、固定装置及参数等。

3. 照射野参数　包括照射野等中心参数、照射野权重、机架角度、准直器角度、射野及子野 MU、放射线性质及能量、治疗床角度等。

4. 照射野修饰物　包括楔形角、组织补偿器等。

5. 剂量计算模型。

6. 组织不均匀性校正。

7. 剂量分布图、剂量体积直方图、剂量统计表。

8. 计划所用软件及照射野资料说明。

9. 治疗计划的完成时间、治疗计划的参与者。

第三节　治疗计划的实施与记录

一、治疗计划的实施

从技师摆位到治疗结束就是执行治疗计划的过程,技师是治疗计划的重要执行者,执行治疗计划时应注意以下几点:

(一)物理参数的检查

常规的放射治疗设备主要包括深部 X 射线治疗机、^{60}Co 治疗机、医用电子直线加速器、模拟定位机等,医用电子直线加速器的特点是结构复杂,易出现故障,故必须对其机械和物理几何参数进行定期检查和调整,以防止因设备等原因而影响其放射治疗计划的正常实施。

每日早晨开机前,技师应首先检查机房的温度、湿度。过高的温湿度会造成电路短路、缩短电子器件寿命、加速金属锈蚀。建议温度保持在 22~25℃,相对湿度 40%~50%。其次是保持清洁的环境,灰尘过多会造成电路短路,更会影响 MLC 的光学系统。另外,要保证除湿机的正常工作,机房如有进水要立即检修,以及保证有温度、可靠的供电。因为加速器真空部件需要 24h 供电。

经过 10min 的机器预热后,技师应对设备进行晨检,以保证治疗设备处于正常工作状态。直线加速器的晨检是一项监测设备稳定性的重要工作,其检测结果直接影响患者治疗的实施。按照 AAPM TG142 号报告的建议,加速器的日常质量控制包括剂量学参数、机械参数和相关安全连锁等。

技师用个人的账号密码登录控制界面,进入治疗模式,分别对光子线和电子线按照能量从低到高,剂量率从小到大的原则对机器进行预热处理。然后检查激光灯是否在等中心,以及出束时连锁灯是否正常工作,还有 CBCT 球管的预热和 EPID 工作站的开启。

使用晨检仪能够准确、快速地提供剂量测量结果。如 QUICKCHECK 电子和光子能量在同一测量平面,具有离线测量、测量结果实时显示和自动存储的功能。

一般设定射野范围为 20cm×20cm。晨检仪各项剂量监测的误差范围:中心轴输出剂量±3%、平坦度±3%、对称性 3%。当各档能量的测量结果和物理师预设的基准线相比较,全部在误差范围内才可

图片：摆位-侧面图

图片：摆位-正面图

以进行患者实施,如超出范围应立即上报物理师查找原因。目前晨检仪的稳定性和灵敏度均能满足日常需求,但当测量结果报警时,建议首先检查晨检仪的工作状况(如供电是否充足、位置摆放是否准确、是否按照设定的能量顺序监测)等。

（二）治疗摆位

准确摆位是执行放射治疗计划的关键,如果每次摆位的重复性好,靶区剂量就会准确,其周围正常组织的损伤也会降低,放射治疗的效果就会提高。治疗摆位是由技师完成的工作,所以技师的业务素质和责任心是非常重要的。但是由于放射治疗负荷的繁重,照射技术的日趋复杂和精细,故必须采取一定的措施,以避免在治疗计划执行的过程中出现差错。通常采用以下几种方法：

1. 固定器和激光定位器是保证摆位准确的基本条件。

2. 照射野验证片是经常使用的较经济的措施,但它不能每次摆位时都用,而且须等胶片洗出后才能纠正其治疗计划。

3. 照射野动态影像系统,是对照射野验证片技术的扩展,它能观察、记录、再现照射过程中的体位、照射野与靶区之间关系的动态情况,但价格较贵,目前还没有广泛使用。

4. 验证系统是近几年发展起来的保证摆位精度、减少医疗差错的计算机检查和控制系统。它将治疗计划单的内容储存在计算机内,摆位电视荧光屏上便显示出其治疗摆位的各种物理参数和治疗条件,提示技师摆位时应注意的重点和事项。

当治疗条件包括照射野大小、机架和机头转角、楔形板、照射剂量等与医嘱条件一致时,才可以进行照射,以达到提示、检查和验证的目的。照射完毕或疗程结束时,治疗记录才可以打印出来,与技师的手写记录进行比较。

（三）治疗体位的固定

为了保证每次治疗摆位的准确性,对于一些特殊部位的肿瘤需要采用固定装置,如头颅固定器、手足固定器等。特别是立体定向调强适形治疗技术的发展,头、颈、体固定系统的应用都是保证其治疗精度的基本措施。如头部用热塑面膜固定;体部用体架体膜或真空袋固定等。除采用固定器协助摆位外,还应该让患者采用舒适的、易重复的体位,如仰卧位或俯卧位。只有保证每次摆位的准确性及分次重复性好,才能保证治疗计划的准确执行。

（四）IGRT 具体实施步骤

拿到计划后预约患者前来第一次治疗。治疗时主管医生,物理师以及两个负责放射治疗技师必须全部在场。治疗前需先做好检查工作:查射线性质,查治疗单内容是否清楚、是否物理师和主管医生的签名,查面膜上体表标记是否清晰准确,核对患者姓名、性别、照射野示意图及医嘱、累积剂量、患者的联系电话后可以开始治疗。

治疗前与患者交代注意事项:预约以后的放射治疗时间;放射治疗期间保持皮肤干燥;照射时不要紧张、不能移动;在治疗中如有不适举手示意;治疗结束不能自己下治疗床。根据患者的情况,将头枕与平板按规定的刻度位置置于床体上,保证头枕与平板放平放正。患者平躺在平板上,身体睡平,颅后与头枕要尽量契合。双手置于身体两侧,双肩自然放松。先检查患者双眼框是否在同一水平线,鼻中隔、颈椎、胸骨(体表骨性标志)呈一条直线以保证患者整体尽量睡正保持重复性,从源头上避免角度误差偏大。将面膜水平于床面,从患者面部上方小孔对准鼻尖,垂直向下包住头部,确认下巴、脸颊、颈部、肩部与模具的贴合紧密,保证患者眼眶(消除恐惧)、鼻孔部外露,将周围底部卡入卡槽卡紧。摆位中保持呼吸通畅,避免患者乱动。先通过进出床方向的激光线与模具表面两侧标记对齐,再对准上下位置,最后保证左右方向准确。整个过程应主要动床值摆位。尽量少移动头枕本身,避免造成头角方向的角度误差过大。

完成摆位后进入操作室开始操作。扫 CBCT,确保三维误差在 0.1mm 以内,角度误差在 2° 以内(若超过阈值,则进入机房重新摆位再扫 CBCT 直到误差在阈值以内)。后进入机房在面膜上随机贴上三个特制标记点(三个标记点不在同一层面上)后进入操作室开始操作,匹配好三个点的位置后经过医生以及物理师的确认开始治疗,一旦匹配的点动度超过设置的数值则停止出束需要重新匹配找点或者进入机房重新摆位扫描。

治疗结束,机器归零,床尽量放低位,让患者下床穿好衣服,离开治疗室,技师应走在最后。

二、治疗计划的记录

治疗计划确定后,要认真填写好治疗计划单内的各项内容,如治疗日期、照射野名称、每次治疗的时间、分次照射的剂量、治疗累积剂量及治疗机架角度、特殊摆位要求等,都需要有详细记录。此项工作需由操作的技师来完成,医生每日都应检查治疗单的内容,并根据治疗情况不断修正其治疗计划。

第四节　治疗计划实施中放射治疗技师应注意的问题

在治疗计划实施阶段,按照质量保证规程制作相应的质量控制措施。放射治疗技师至少要考虑三个方面的问题:①检查患者是否无误、摆位、体位和固定装置、是否与模拟定位和治疗计划要求的一致;②检查放射线束的设置,确定所有治疗参数是否符合医嘱,包括照射野的大小、放射线束的改造装置、线束入射的角度;③照射前或治疗中也需要不断检查,确保辐射参数包括放射线的能量,设备的MU等是否正确,治疗机功能和运行状态是否正常等。

一、做好医患沟通

在放射治疗前一定要耐心向患者交代注意事项,尤其是初次接受治疗的患者,更应详细交代注意事项:

1. 放射治疗期间要保证照射标志的清晰度,保持照射部位的皮肤干燥。
2. 不能随意擦洗皮肤表面的红色线条和红色十字。
3. 照射时不要紧张,不能移动。
4. 在治疗中如有不适时请随时示意。
5. 每次治疗结束后,不要自己上下治疗床。
6. 照射野内的皮肤不要用热水烫洗。
7. 照射野内的皮肤上不要粘贴橡皮膏或涂抹各种药水和药膏。

二、摆位和体位固定

1. 等中心照射摆位时,需要有两位技师共同参与,进出人治疗机房时,可一人在前,一人在后,以确保患者安全进出入治疗室。
2. 检查治疗机的机架是否归零,光栏是否归零,治疗床是否归零。
3. 放置固定装置,按照医嘱使患者处于治疗体位。
4. 充分暴露照射野,清除照射野内的异物,确保照射野及等中心的标记清晰。
5. 两位技师共同确认辅助装置使用是否正确。
6. 若非共面照射时,应做到先转机架再转治疗床。
7. SSD技术照射时必须先调整机架角度,再升降治疗床面以校对源皮距;SAD技术照射时则需先调整源皮距,再调整治疗机架角度。检查治疗机头托盘上是否有铅块或其他附件,以防止掉下砸伤患者或损坏设备。应在机头正方向看视机架刻度盘,防止因视线倾斜而发生角度误差。机架角度超过90°时,必须看射线是否被治疗床的钢性支架所阻挡,如遇此种情况应及时调整患者的治疗位置。
8. 旋转治疗时治疗床应尽量放置在零位,必须于治疗前做一次全程的模拟旋转。
9. 摆位结束后,让陪护人员出门,技师走在最后,以确保治疗室内非治疗者全部撤出后,才能关闭治疗室的电动门,进行开机准备治疗。

三、参数的输入与验证

当技师拿到放射治疗计划单时,要认真、仔细的核对所用数据是否正确,做到"三查七对"。按照医嘱要求正确输入每次治疗所需的全部数据及指令,在确认各项技术参数准确无误的情况下,实施技师双签名制度(摆位签名、抄单签名)。

"三查七对"内容：

1. 查机器类型、放射线性质。

2. 查治疗单内容是否清楚、是否有主管医生签名。

3. 查患者体表照射野是否清楚，对特殊患者应请主管医生来共同摆位。

4. 对姓名、对性别、对诊断、对医嘱、对剂量、对患者的联系电话及地址。

四、操作和实施照射

1. 复核已输入治疗机的内容，包括姓名、性别、野号、射线的性质、能量、剂量、MU、所调用的放射治疗技术文件等，在确保准确无误后才能开机。

2. 开始治疗。通过监视器全程观察患者在治疗过程中的情况，患者如有不适时应及时终止治疗。先将患者安全移出治疗室，及时与主管医生取得联系，并记录有关参数，汇报给技师组长和主管医生。

3. 如放射治疗设备发生故障而致治疗中断时，应及时告知患者并使其安全离开治疗室。记录下有关参数，汇报给技师组长和维修人员以及主管医生。

五、治疗中应注意的问题

1. 治疗结束后将治疗机架、机头位置归零；同时将治疗床尽量放低；然后让患者下床穿好衣服，必要时可搀扶患者；当离开治疗室时，技师应走在最后。

2. 如果总疗程的最后一次分割照射只能在下周一才能完成时，可将此次治疗提前至本周五执行，即在本周五的一日内照射 2 次，两次照射的间隔时间应>6h。

3. 如果由于某种原因导致患者停止照射一段时间时，最好在停止照射的最后一日和恢复照射的第一日内各照射 2 次，两次照射的间隔时间也应>6h。

4. 如果患者在整个治疗过程中由于各种原因致使放射治疗中断，则每停照一日，治疗总剂量就应增加 0.8Gy，以弥补肿瘤细胞增殖导致的放射生物学效应的损失。

视频：面罩制作及摆位流程

5. 如果需要照射的部位面积较大时，常需要两野或多野相互衔接照射，此时在照射的过程中，要注意将照射野衔接处的边界不断地作上下或左右位置的移动，以免在照射野的衔接处造成局部照射剂量的不足或放射性损伤。

6. 放射治疗前、后都要仔细阅读放射治疗计划单内的各项内容，并仔细核对各项物理治疗参数，严格执行治疗设备的操作规程和有关工作制度。

总之，在治疗计划实施的过程中，要保证每个肿瘤患者的每一次治疗，都将得到相同高质量的照射。因此，每个患者从其进入放射治疗中心开始，至其治疗结束离开此处的整个过程中，所接受的每一项医疗操作，都应该按照该中心的治疗规范和原则进行，并做好描述和记录，使放射治疗的全过程安全、有效和有序地进行。

本章小结

放射治疗的全部主要实施过程：

1. 放射治疗计划的设计　①照射野选择；②照射方式选择；③治疗设备选择；④照射剂量分布的计算及优化；⑤体位选择。

2. 放射治疗计划的确认　①计划验证；②治疗参数设置；③计划单填写；④剂量验证。

3. 放射治疗计划的执行　①治疗摆位；②体位固定；③计划修改；④设备晨检；⑤治疗记录。

总之，以病灶所在的部位决定肿瘤的照射方式；以病变范围的大小决定其照射的面积；以病灶位置的深浅决定所用放射线的能量；以病理分化的程度决定所需照射的剂量；以临床分期的早晚决定其治疗的性质。

（袁峥玺）

扫一扫,测一测

思考题

1. 三维治疗计划的评价方法有哪些?
2. 治疗计划的验证方法有几种?
3. 治疗实施中应注意的问题有哪些?
4. 晨检要检查哪些项目?

第七章　放射治疗的质量控制与保证

第一节　治疗质量保证的重要性

近十几年来,随着肿瘤放射治疗事业的发展,放射治疗的质量保证(quality assurance,QA)日益受到肿瘤放射治疗学界专家们的重视。放射治疗的 QA 是指经过周密计划而采取一系列必要的措施,以保证放射治疗的整个服务过程中的各个环节按照国际标准准确安全地执行。这个简单的定义意味着质量保证具有两个重要的内容:一是质量评定,即按照一定标准度量和评价整个治疗过程中的服务质量和治疗效果;二是质量控制(quality control,QC),即采取必要措施以保证 QA 的执行,并不断修改其服务过程中的某些环节,以达到新的 QA 级水平。

一、执行质量保证的必要性

肿瘤放射治疗的根本目标,在于给肿瘤区域足够精确的治疗剂量,而使周围正常组织和器官的受照射剂量最少,以提高肿瘤的局部控制率,减少正常组织的放射并发症。而实现这个目标的关键是对整个治疗计划进行精心设计和准确执行。图 7-1 形象地说明了实现上述目标的整个过程。显然,肿瘤患者能否成功地接受放射治疗决定于放射治疗医生、物理师、技术员的相互配合和共同努力。质量保证减少治疗计划、仪器性能、治疗验证的不确定度和错误,保证治疗的准确和设备的精度,提高疗效,提高肿瘤局部控制率和减少正常组织的并发症。质量保证减少事故和错误的发生的可能;质量保证允许在不同的放射治疗中心之间结果可靠的确定统一和正确的放射标定和剂量验证,这能保证在放射治疗中心之间分享临床放射治疗经验和保证临床的循证。

二、治疗剂量的确定和对剂量准确性的要求

临床治疗计划制订的首要问题是确定临床靶区范围和靶区剂量的大小。最佳的靶区剂量是使肿瘤得到最大的局部控制率而放射治疗并发症很少的照射剂量,该照射剂量一般通过临床经验的积累和比较分析后得到。

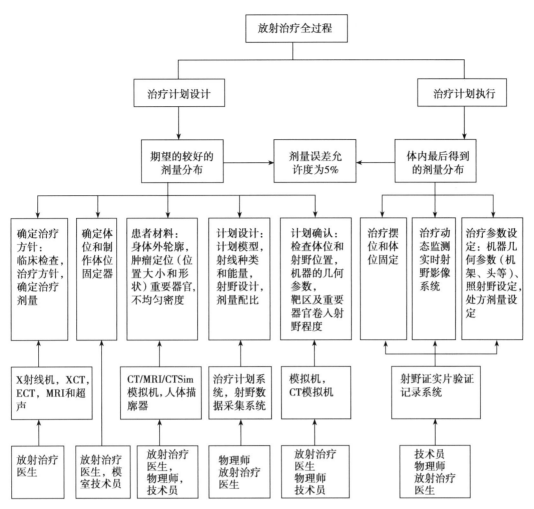

图 7-1 现代放射治疗过程及治疗保证和质量控制

ECT:发射型计算机断层扫描仪;CTSim:CT 模拟定位机;XCT:X 射线断层扫描机。

最佳靶区剂量的确定对患者的预后是非常重要的。临床所用诊断方法、肿瘤分期标准、靶区范围确定方法等的不统一,使得靶区剂量的选定不可能达到最佳,这只有通过执行 QA 才能使其情况得到改善。对于不同类型和分期的肿瘤,应该有一个最佳的靶区剂量,偏离最佳剂量的一定范围就会对其预后产生影响,这是指靶区剂量的准确性。ICRU 24 号报告总结了以往的分析和研究后指出:"既往已有的证据证明,对一些类型的肿瘤,其原发病灶根治剂量的准确性应在 95%~105%"。也就是说,如果靶区剂量偏离最佳剂量 5%时,就有可能使原发病灶的肿瘤失控(局部复发)或放射治疗的并发症增加(表 7-1)。

表 7-1 不同类型和期别肿瘤的局部控制率从 50%增加到 75%时所
需要的靶区剂量增加的百分数(剂量响应梯度)

肿瘤	剂量响应梯度/%	肿瘤	剂量响应梯度/%
T_2、T_3 期声门上喉癌	5	T_1、T_2 期鼻咽癌	18
T_2 期喉癌	6	鼻咽癌	19
各声门上喉癌	11	淋巴癌	21
各期喉癌	12	T_1、T_2 期白齿后三角区和咽前区癌	21
T_4b 期膀胱癌	13	各期膀胱癌	26
头颈部鳞癌	13	T_1、T_2 期舌根癌	31
T_1、T_2 期声门上癌	13	T_1、T_2 期扁桃体癌	32
皮肤癌和唇癌	17	霍奇金淋巴瘤	46
T_1、T_2 期声门上喉癌	17		

三、治疗过程及其对剂量准确性的影响

放射治疗过程主要包括治疗计划的设计和治疗计划的执行两大阶段。治疗计划的设计又分为治疗方针的确定和照射野的设计与剂量分布的计算,前者的中心任务是确定临床靶区和计划靶区的大小和范围以及最佳靶区剂量的大小,后者主要是提出达到最佳靶区剂量所应采取的措施。两者的目标是在患者体内得到较好或较佳的靶区及周围剂量分布。图 7-2 给出了为实现靶区剂量的不确定度不超过±5%时,计划设计过程中所允许误差的范围。

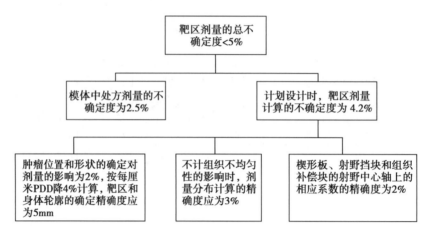

图 7-2　放射治疗所允许的剂量不确定度及其误差分配(95%可信度)

这一阶段的 QA,一方面要求加强对剂量仪的保管和校对、机器常规剂量的检测、射野相关参数的定期测量、模拟定位机和治疗计划系统性能的保证等,同时还要采取积极措施确保靶区范围确定时的精确度。治疗计划的执行,在某种意义上是计划设计的逆过程,本阶段的中心任务是保证患者体内得到计划设计阶段所规定的靶区照射量及相应的剂量分布。图 7-3 给出了为保证靶区剂量的精确度达到±5%时,每日治疗摆位过程中治疗机参数变化和患者体位移动造成的位置不确定度的要求。

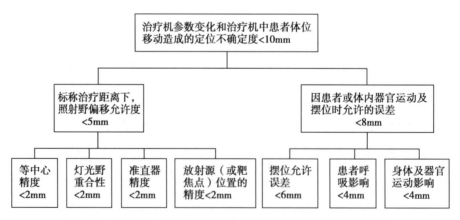

图 7-3　治疗时允许的位置不确定度及其误差分配(95%可信度)

在治疗摆位的过程中,可能产生两类误差:随机误差和系统误差。随机误差会导致剂量分布的变化,进而导致肿瘤局部控制率的下降或正常组织放射并发症的增加。由于患者体位和射野在摆位与照射过程中的偏移,会造成有一部分组织有 100%的机会在照射野之内,也可能在照射野之外。

以对野照射声门上鳞癌为例:估算上述效应对肿瘤局部控制率的影响(图 7-4)。假设计划靶区(即照射野)的大小为 9cm×7cm,体位和照射野偏移的范围为 5mm。

对此,有两种布野办法:①主管医生估计到这种影响,将照射野由 9cm×7cm 扩大到 10cm×8cm,这就意味着照射体积将增加 27%。按照正常组织耐受剂量随体积变化的关系,将因照射体积的增加而

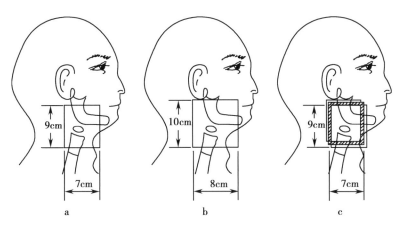

图 7-4　声门上癌照射布野方法
a.标准野,体位固定较好;b.扩大野,体位固定较差,扩大野、标准野扩大;c.标准野,±5mm 体位固定偏差造成的剂量减少区域。

需要减少3%的照射剂量。如果要保持正常组织的放射性损伤与标准照射野时相同,那么,靶区剂量就应相应的减少3%。靶区剂量为60Gy时,肿瘤局部控制率将从59%减少到44%;靶区剂量为74Gy时从95%减少到90%。②如果不扩大此照射野,即仍然用9cm×7cm的照射野,这就意味着靶区边缘的剂量因体位移动和照射野偏移而减少,造成靶区边缘肿瘤病灶复发率的增高(表7-2)。同样,系统误差亦会导致靶区边缘剂量的不准确,进而导致照射野内复发率的增加。

表 7-2　声门上鳞癌照射

布野方式	照射野大小	肿瘤局部控制率	
		66Gy 靶区剂量	74Gy 靶区剂量
标准射野	9cm×7cm	59%	95%
扩大射野	10cm×8cm	44%	90%
射野边缘剂量低于18%时	9cm×7cm	47%	85%
射野边缘剂量低于50%时	9cm×7cm	19%	31%

四、治疗过程中质量保证的目的

在放射治疗过程中,质量保证的目的就是通过周密计划而采取的一系列的必要措施,以保证放射治疗的整个服务过程中的各个环节按照一定标准(以国际标准为准)准确安全地执行;最大限度地减少整个放射治疗过程中可能产生的各种误差,严格遵循临床剂量学的"四个原则",提高肿瘤的治疗增益比,使肿瘤得到准确、足够治疗剂量的照射,而其周围正常组织得到最好的保护,使放射治疗的效果达到最优化。

五、放射治疗安全

放射治疗过程中的安全问题主要是指对工作人员、放射治疗患者、放射治疗设备及环境产生危害的行为。安全问题可以发生于放射治疗的任何阶段,与放射治疗技师密切相关主要原因:未按规范的操作流程进行操作;疏忽大意,缺乏安全责任意识。因此,每个放射治疗技师一定要树立安全责任意识,把安全责任意识培养成为自己的一个临床工作习惯,并把这种习惯贯穿于职业生涯的始终。同时,放射治疗设备的使用必须建立相应的操作规范,对使用人员按操作规范进行培训,严格按操作规范进行相关操作,并由专人进行监督以保证操作的规范性。

放射治疗安全包括治疗设备的安全、患者的安全和工作人员的安全。安全措施及检查应纳入质量保证和质量控制计划,缺乏适当的质量保证会导致错误的出现或设备的失灵。

（一）工作人员的安全

放射治疗过程中工作人员的安全主要包括辐射防护安全和防止意外事故的发生。辐射防护安全有专门的课程进行介绍,不在本教材赘述。意外事故的发生不只针对患者,如果对放射治疗相关设备操作不当、缺乏安全责任意识,同样也可以对工作人员产生伤害。对工作人员产生伤害的情况有以下几种:①旋转机架过程中机架碰撞致伤;②旋转机架过程中托架上铅块滑落致伤;③滑动治疗床的过程中发生的伤害;④关闭治疗室门时的挤压伤;⑤铅模具制作中铅尘吸入过量。

（二）患者的安全

放射治疗过程中患者的安全主要是指意外辐射事故,来源于放射源事故、单一的或一系列的设备故障或操作错误。目前,对患者安全的研究主要集中在对不良事件及潜在不良事件的分析上。

1. 最常见的导致集体不良事件的原因是软件的错误和治疗设备校准的错误。个人不良事件的原因存在随机性,很难被发现并阻止。患者的安全事故可以发生在放射治疗流程的任何阶段。在放射治疗初期,许多不良事件与放射治疗相关人员对放射治疗设备及技术不熟悉密切相关。随着放射治疗人员素质的提高,不良事件最常见于放射治疗计划阶段,其他原因包括引入新的系统和设备、治疗实施、信息传送、多阶段重复错误等。

2. 潜在不良事件最常见于放射治疗的信息传送阶段,其他阶段包括放射治疗计划设计、给定放射治疗处方、模拟定位、体位固定、多个环节的误差重叠等。

对患者造成严重伤害甚至死亡的事件中,最常见的阶段也在放射治疗计划设计阶段。文献报道的放射治疗不良事件及潜在不良事件如下:^{60}Co 衰变表不正确、治疗部位不正确、近距离治疗放射源滞留体内、放射治疗适应证不正确、靶区及危及器官不正确、计划参数不正确、数据传输不正确、附件安置不正确、处方不完整或不正确、记录及验证程序出错、剂量计算不正确、射野大小输出不正确、^{60}Co 衰变验证不正确、输入到计划系统的数据不正确、计划系统验收不正确、加速器系统升级时出错、加速器维护出错、计划系统升级出错、补偿器运用不正确、铅块遮挡不正确、楔形板放置出错、人员之间沟通不充分出错等。因此,应根据不良事件及潜在不良事件的发生特点,建立现代放射治疗的患者安全指南。

放射治疗患者安全隐患可发生于放射治疗的任何阶段,根据每阶段危险因素的原因,建立相应的预防措施。每个参与放射治疗的相关专业人员在独立操作前必须经过专业的培训,通过相应的能力测试,并在本单位获得相关操作的权限。在医生评估患者是否行放射治疗阶段,应根据患者的病史、病理报告、临床表现、辅助检查、影像检查结果等进行讨论,明确放射治疗的目的及放射治疗部位。

在体位固定过程中至少应有两位放射治疗技师进行操作,根据申请单确认需要固定的部位,固定完成后应验证固定模具的固定效果、重复性及患者的耐受性。让患者牢记相关注意事项,记录固定的各项参数并拍摄照片。

在模拟定位阶段,必须定期对常规模拟定位机或 CT 模拟定位机进行 QA,在模拟定位过程中密切观察患者是否移动。在给定放射治疗处方时应建立多级医生审核制度,再次核实放射治疗靶区的设置及危及器官的保护情况。

放射治疗计划完成后,物理师应对各项计划参数进行验证,并在加速器上进行剂量验证。

放射治疗前,放射治疗技师需与患者进行详尽的沟通,让患者牢记放射治疗过程中的注意事项。如患者进入治疗室后不要随意触摸开关、按键;治疗床体位固定后存在移动、双手抓握治疗床边缘的情况;治疗中患者若感到不适,请举手示意;放射治疗过程中应保持固定参考线的清晰;放射治疗过程中放射治疗区域皮肤的保护等。同时,放射治疗技师应在治疗前及治疗过程中对患者给予心理上的关怀,减轻或消除患者的紧张及焦虑情绪,避免患者因心理问题在治疗过程中出现意外情况。

放射治疗实施前,放射治疗技师必须拍摄验证片,验证片经主管医生确认后方可实施治疗。治疗过程中至少应有两位放射治疗技师进行操作,一位技师负责密切观察患者在治疗中的变化,患者如有不适或机器故障应及时终止治疗,将患者带出机房后做相应处理;另一位技师密切观察治疗机设备显示器,注意各项参数是否正常,有任何疑问及时终止治疗,必要时请物理师和主管医生进行讨论。

（三）放射治疗设备的安全

设备的伤害包括直接毁损、使用寿命缩短、各项性能指标降低等。放射治疗技师在操作放射治疗设备前应经过专业的使用培训,并通过相应的考核。操作人员应熟悉所操作设备的性能,了解其基本原理及结构。

设备的规范化操作流程应由放射治疗物理师、放射治疗技师及工程师共同讨论制订。在操作设备时严格按照规范化操作流程进行操作,切不可图一时的方便而投机取巧。操作人员应意识到不规范的操作不仅会对患者及操作人员造成伤害,同时也可能对设备造成损坏。

对于模拟定位机及 CT 模拟定位机,放射治疗技师每日开机时应作晨检,检查各应急开关的有效性,对球管进行预热训练以延长球管的寿命。对于加速器,放射治疗技师应在每日开机后等待足够的预热时间,检查各应急开关的有效性、水压、气压及机房温湿度是否合适,并且按射线能量从低到高进行出束。连接放射治疗辅助装置时应按工程师推荐的流程操作,如安装托盘及电子线限光筒应在加速器机架 0° 进行,轻拿轻放,杜绝粗暴操作损害设备;加速器机架静止时方可进行 CBCT 及 EPID 探测板的展开及回缩操作,操作时机架应处于零位。

各放射治疗中心应避免擅自改动放射治疗设备的硬件及性能参数,如加速器治疗头上的防碰撞环,有些医院放射治疗技师因觉得其妨碍摆位操作、降低摆位效率,而擅自将其取下,让防碰撞功能形同虚设,结果将机头直接撞在了治疗床上,给医院和自己带来了巨大的损失。为了避免对机架旋转的误操作,设备厂家通常将机架旋转操作设置为两个控制按钮共同控制。但有的单位觉得操作两个控制按钮麻烦,将机架旋转操作改为单个按钮进行控制,结果发生误操作;也有些单位为了提高效率,当治疗机头还在治疗床面以下就进行降床、摆位等操作,结果发生机头与治疗床相撞的悲剧。

（四）应急情况的处理

应急情况是指患者出现紧急状况和放射治疗环境出现紧急事件的情况。

1. 患者的应急情况包括患者坠床、鼻咽大出血、大咯血、窒息、突发心脏病、昏迷及其他意外伤害等。放射治疗环境出现紧急事件包括停电、火灾、水灾、地震等。为了应对患者出现紧急情况,在放射治疗室应配备抢救车及常用急救药品、氧气及负压吸引,由专人管理,定期检查。

患者治疗时意外坠床或其他外伤,科室应配备抢救药品、纱布、固定夹板绷带等。一位放射治疗技师在现场做处理,安抚患者情绪;另一位放射治疗技师通知放射治疗主管医生和急诊科医生到现场处理,必要时请外科医生到场。患者抢救完成后应填写不良事件记录,完整叙述事故原因、经过及处理情况。对于有可能发生坠床危险的患者如有精神疾患、高度紧张、意识不清、瘫痪等表现的成人或者儿童患者,应在患者摆位时加安全带固定。

当患者出现鼻咽大出血、大咯血等紧急情况时,应至少有一位放射治疗技师在现场做处理,让患者头偏向一侧,避免窒息。如果可能,应给患者建立静脉通道并给予止血药物。另一位放射治疗技师应立即通知放射治疗主管医生和急诊科医生到现场处理。

患者窒息通常由于肿瘤压迫、喉头水肿、痰液阻塞、吸入呕吐物或血液等原因引起。对于有肿瘤压迫气管、喉部放射治疗、气管插管、颅内放射治疗等患者,在治疗过程中要非常谨慎,一旦发现异常情况,应立刻终止放射治疗。患者一旦出现窒息,应快速高流量给氧,同时通知放射治疗主管医生和急诊科医生到现场处理。对气管插管、患者痰多引起的窒息,应立刻利用负压吸引进行吸痰。若患者发生呕吐,应将呕吐患者头偏向一侧,清理口腔呕吐物。

若患者突发心脏、呼吸停止或者晕倒,应立刻判断患者有无意识及呼吸,对无反应、无呼吸或不能正常呼吸、无脉搏者立即启动心肺复苏程序。

2. 放射治疗环境出现紧急事件包括停电、火灾、水灾、地震等情况时,应首先保证患者的安全。

放射治疗室应配备应急照明设备,保持消防通道通畅,有专门的应急措施,并定期组织应急演练。放射治疗机房一旦发生火灾,现场人员遵循国际通用的灭火程序 RACE,即救援(rescue)、报警(alarm)、限制(confine)、灭火或疏散(evacuate)。若火势不大,现场人员应及时灭火,控制初期火势,不用进行人员疏散;若火势过猛,现场人员应尽快组织撤离,撤离中与患者做好解释沟通工作,有序撤离;对于不能行走的患者,应采用抬、背、抱等方式转移;疏散时用湿毛巾捂住口鼻,沿墙边按疏散指示标志方向逃生;严禁使用电梯。火灾后,科室应将情况上报医务处及消防部门,与他们一起查明事故原因并做相应的处理。如遇地震,医务工作者应保持镇定,首先停止治疗,将正在治疗的患者从治疗床上放下带出机房;严禁医务人员不顾患者安全自行逃离;地震发生时,医务人员应紧急示警,关闭电源、水源;安抚患者情绪,维持患者秩序,避免因为慌乱而对患者生命财产造成损害;并向患者解释机房安全性,加速器机房主墙体厚度超过 2.5m,比地面大多数建筑坚固;严禁使用电梯;地震结束后,与设备厂家维修工程师一起对设备进行验证保养,发现问题立刻处理。

第二节 放射治疗设备的质量保证

放射治疗设备除医用加速器外,还有普通模拟定位机及 CT 模拟定位机、剂量测量仪器及放射治疗计划系统等装置。放射治疗设备的保养和管理的目的,是维护他们在初装验收时的性能特征。机械的、电器的、放射性的安全管理和精度管理都是很重要的。下面主要叙述的是放射治疗设备的质量保证的内容。

一、加速器定期检测和保证

双光子直线加速器的质量保证质量控制指标,见表 7-3。

表 7-3 双光子直线加速器的质量保证质量控制指标(AAPM TG40)

检测频度	检测项目	误差指标
每日监测	X 射线的稳定性	3%
	电子线的稳定性	3%
	激光灯	2mm
	光距尺	2mm
	门联锁	功能正常
	视听监视器	功能正常
每月监测	X 射线的稳定性	2%
	电子线的稳定性	2%
	监控剂量稳定性	2%
	X 射线中心轴剂量稳定性	2%
	电子线中心轴剂量稳定性	2mm(治疗深度)

二、定位装置的质量保证

1. 模拟定位机的质量保证质量控制指标,见表 7-4。

表 7-4 模拟定位机的质量保证质量控制指标(AAPM TG40)

检测频度	检测项目	误差指标
每日监测	安全开关	正常
	门联锁	正常
	激光灯	2mm
	光距尺	2mm
每月监测	野大小指示	2mm
	机架、机头角度指示	1°
	十字线中心精度	2mm(直径)
	焦点轴指示	2mm
	透视影像质量	基线值
	防碰撞	正常
	射线野与光野的一致性	2mm 或一边的 1%
	自显机	基线值

微课:直线加速器机械性能检测实例

续表

检测频度	检测项目	误差指标
每年监测	机头等中心旋转	2mm（直径）
	机架等中心旋转	2mm（直径）
	床等中心旋转	2mm（直径）
	机头、机架和床等中心轴综合偏差	2mm（直径）
	床面下垂	2mm
	床的垂直运动	2mm
	曝光速度	基线值
	床面的透视和曝光	基线值
	kVp 和 mAs 刻度	基线值

2. CT 模拟定位机的质量保证指标，见表 7-5。

表 7-5　CT 扫描和 CT 模拟的质量保证指标（IPEM 81）

监测频度	监测项目	误差指标
每日监测	安全开关	正常
每月检测	激光灯	2mm
	X 轴的指示	1°
	床位置记录	1mm
	已知两点间的距离	2mm
	左边的和右边的登记	正确的操作
	水的 CT 值	1%
	肺和骨的 CT 值	2%
	重建的层面位置	1mm
每年监测	床面负荷下偏差	2mm

三、剂量测量仪器的质量保证

1. 剂量仪　基准计量仪的性能、精度，见表 7-6。

表 7-6　基准剂量仪的性能和精度

项目	精度	项目	精度
分辨率	±0.2%	反应时间	<1.5s
0 点漂移	≤±10^{-15} 或±0.2%	长时间稳定性	≤±0.5%，每年

2. 三维水箱　试验方法、试验条件和精度，见表 7-7。

表 7-7　三维水箱试验方法、试验条件和精度要求

项目	试验方法、实验条件	精度
扫描位置设定	机械的位置设定和实际位置的差	±0.1mm 以内
剂量测量	剂量测定标准测量值之差	±0.2%以内

图片：三维
水箱实物图

四、治疗计划系统的质量保证

治疗计划系统的质量保证质量控制指标,见表7-8。

表7-8 治疗计划系统的质量保证质量控制指标(IPEM 68、IPEM 6881 和 AAPM TG40)

监测频度	监测项目	误差指标
每日监测	输入和输出设计	1mm
每月监测	核对统计	无变化
	数据的验证	2%或2mm
	预报的验证	2%或2mm
	信息处理测试	通过
	CT 传输	1mm
每年监测	MU 计算	2%
	质量保证测试验证	2%或2mm

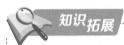

核辐射的危害

大剂量的核辐射致人患病、死亡;辐射也是癌症发病率增加的潜在诱因。辐射对人体的损害分为确定性效应和随机性效应。确定性效应是接受的辐射剂量超过一定阈值才会出现的效应,其临床表现是呕吐、脱发、白内障、性欲降低、白细胞降低、各种类型放射病,直至死亡。随机性效应是指辐射剂量引起的癌症发病率增加,没有剂量阈值。原则上接受任何小剂量的辐射,都会引起癌症发病率增加。一旦诱发癌症,其严重程度就与接受的辐射量无关了。这有点类似于我们平时说的致癌诱因,比如我们常常说某种不健康的生活习惯会致癌。

对一般人来说,比如在日常工作中不接触辐射性物质的人,每年的正常因环境本底辐射(主要是空气中的氡)摄取量是每年 1~2mSv。凡是每年辐射物质摄取量超过 6mSv,应被列为放射性物质工作人员。他们的工作环境应受到定期的监测,而人员本身需要接受定期的医疗检查。一次小于 100μSv 的辐射,对人体无影响,而与放射相关的工作人员,一年最高辐射量为 5mSv。

因此,对一个从事放射治疗的工作人员来说,只有严格地执行治疗质量保证和控制的规章制度,才能更好地保护好自身和患者的安全,避免核辐射事故的发生。

第三节 影像引导放射治疗

一、影像引导放射治疗概述

放射治疗依赖于患者的各种影像资料及相关技术手段,如二维放射治疗的视诊与触诊,二维放射治疗的模拟定位机定位,三维放射治疗的 CT 模拟定位,应用 MRI、PET、PET/CT 等影像辅助靶区勾画的技术,治疗过程中的验证片技术等。因此,影像引导放射治疗(IGRT)不是一个新的概念,而是新型 IGRT 设备出现后,放射治疗专家对 IGRT 有了跨时代地认识和总结。本节讨论的 IGRT 是在患者进行治疗前、治疗中或治疗后利用各种影像设备获取患者相关影像资料,对肿瘤、正常组织器官或患者体表轮廓进行定位,能根据其位置变化进行调整,以达到靶区精确放射治疗和减少正常组织受照为目的的放射治疗技术的总称。而利用各种影像资料帮助放射治疗技师提高靶区勾画精度的内容不在本节讨论范围之内。

一个最理想化的影像引导设备应该具备以下特点:容积成像,高空间分辨率,高时间分辨率,高保真,治疗轮廓和剂量信息能够在计划图像系统和治疗图像系统之间进行传输,及时响应,与治疗系统之间无干扰,非侵入性,无辐射剂量,能用于重新计划和实时评估,减少治疗时间,成本投入低等。

目前较为常用的 IGRT 设备有验证胶片、EPID、CBCT、kV 级螺旋 CT、MV 级螺旋 CT、数字化 X 射线透视、平片系统、超声引导放射治疗系统、激光表面成像系统、电磁感应追踪系统、视频定位系统、红外线定位系统、MRI 引导放射治疗系统等。

IGRT 技术的发展得力于调强放射治疗技术的推动。IMRT 技术能够得到与靶区适形的剂量分布,在肿瘤区得到高剂量的同时正常组织的照射剂量很低,靶区周围剂量跌落梯度较大。因此,IMRT 技术对放射治疗实施过程中的位置偏移比 3DCRT 放射治疗技术更为敏感,必须采用影像辅助手段提高放射治疗实施中的精度。而采用 IGRT 技术可以减少分次间误差和分次内误差。分次间误差与患者的形变(包括肿瘤位置、形状,患者体表轮廓的变化等)、设备误差等误差因素相关。分次内误差与患者治疗过程中的移动、器官的生理运动等因素相关。

根据 IGRT 技术对误差校正的方式可以分为在线校正及离线校正。在放射治疗前获取患者相关影像并与参考影像进行配准比较,根据配准比较结果进行纠正后再行放射治疗,称为在线校正法。在放射治疗过程中获取患者相关影像,根据相关影像与参考影像进行配准比较的结果,对以后治疗分次的校正提供参考,称为离线校正。离线校正一般是基于一定数量治疗分次中获取的影像资料进行分析,以减少单分次治疗的不确定性。在医生勾画肿瘤计划靶区(PTV)时,分别要考虑摆位误差边界(setup margin,SM)和内边界(internal margin,IM)的大小对临床靶区(CTV)的影响,以补偿摆位误差与分次内误差对剂量的影响。摆位误差与分次内误差受到不同的固定装置、不同的放射治疗相关设备、不同的患者人群及不同的放射治疗技师群体等因素的影响。因此,每一个放射治疗单位应该利用本单位现有的 IGRT 设备,对本单位放射治疗的分次间、分次内误差进行测量,根据不同的校正策略设置符合本单位实际的放射治疗外扩边界。

二、二维影像引导放射治疗

二维 IGRT 的常见形式为 EPID、验证胶片、数字化 X 射线透视和平片系统。主要特点为获取的影像资料缺乏三维空间信息,对软组织的分辨率相对较低,通常以骨性标记作为参考与计划系统生成的 DRR 图像进行配准。

采用 EPID 获取电子射野验证片是治疗实施过程中最为直接、准确的验证方式。EPID 获取的是治疗体位照射野的电子图像,与验证胶片类似,但较验证胶片具有方便、快捷、图像可调节、存储方便等优点。目前使用的 EPID 主要采用非晶硅探测器,其基本原理是闪烁体把 X 射线转换为可见光,光电二极管把可见光转换为电子,电子激发非晶硅探测器的相应单元并发出信号,收集信号经处理后转换为影像资料(图 7-5)。

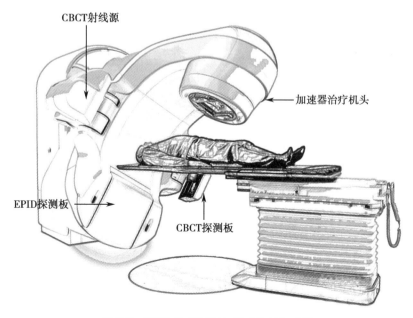

图 7-5 EPID 及 CBCT 扫描功能的加速器

图片:EPID
影像

1. 获取 EPID 和验证胶片均采用 MV 级治疗射线源。

2. 根据不同的计划和要求,曝光方式可分为单曝光、双曝光和连续曝光。

(1) 单曝光又分为射野单曝光和矩形野单曝光。射野单曝光是直接在照射条件下(加速器机架角度、准直器角度、治疗射野与计划完全一致),以小的治疗机 MU(1~4MU)拍摄照射野形状。射野单曝光的主要缺点是照射野外的解剖结构无法显示,与计划系统生成的 DRR 图像进行配准比较时较困难,甚至无法进行比较。矩形野单曝光主要用于 EPID,对 IMRT 计划的等中心点进行验证。矩形野单曝光用于胶片验证时要注意,因为胶片位置的放置必须要将矩形射野完全包含,否则很难确定射野中心点。

(2) 双曝光也可分为两种:一种是治疗射野+大矩形野曝光,此种方法主要运用于 3DCRT 治疗计划,优点是可以直观地比较照射野与周围器官组织的相互关系,利于与计划系统生成的 DRR 图像进行配准比较。另一种是小矩形野+大矩形野曝光,主要用于验证胶片对 IMRT 计划的等中心点进行验证。

(3) 连续曝光主要用于 EPID,对整个治疗射野进行照射曝光,可以对治疗的相对剂量进行验证,因对周围解剖结构显示不清楚,对治疗等中心的验证作用有限。利用拍摄的 EPID 或验证胶片与计划系统生成的 DRR 图像进行配准比较时必须先确定射野中心点。确定射野中心点的最简单办法是对矩形射野画两条对角线,以两对角线的交叉点作为中心点。虽然 EPID 系统可以默认生成射野中心点,但为避免 EPID 系统本身误差,仍需对拍摄的 EPID 画对角线以验证射野中心点。

3. 在 EPID 引导放射治疗的策略上分为两种:一种是在放射治疗前获取 EPID 以分析患者分次间的位置误差;另一种是在治疗实施过程中获取 EPID 以分析患者的分次内误差。放射治疗前的 EPID 只能分析患者一次治疗前的位置,而患者在不同分次治疗之间的误差存在不确定性。因此,单次的 EPID 获取的患者误差信息非常有限。如果连续多次获取 EPID,应将患者额外增加的剂量计入患者的放射总剂量。同时,放射治疗前 EPID 是瞬时影像,无法获得治疗过程中(分次内)的误差。想利用 EPID 分析患者分次内误差,必须在放射治疗过程中获取患者所有的治疗射野图像。但是,很难利用这种重叠的 EPID 对患者的分次内误差进行分析,存在获取的射野面积相对较小,缺乏周边的解剖结构信息,射野之间会重叠,影像的对比度差,治疗过程中患者会产生移动等原因。

4. 相对于 EPID 和验证胶片,数字化 X 射线透视、平片系统采用 kV 级射线,获取图像更清晰,甚至可以显示部分软组织影像,同时患者的额外辐射剂量明显减少。X 射线透视可以在治疗前透视,以引导摆位;也可以在治疗过程中透视,以对患者进行实时的监控。此类系统可以大致分为安装于治疗室或安装于加速器机架上两种。但此验证方式中,由于 X 射线源与加速器治疗射线源不同,不能直接代表治疗射野的情况,同时增加了误差来源。因此,采用此类方法不能代替 EPID 或验证胶片,同时必须定期对 kV 级射线和 MV 级射线影像系统的等中心一致性进行验证(图 7-6)。

(1) 治疗室内的 2D 影像设备通常是在地板或天花板上安装两对 X 射线球管或探测板,两对球管与探测器之间相互垂直。由于球管与探测板之间的距离较远,获取影像的效率较低。同时,获取图像时射线斜入射入体,增加了对影像进行判断的难度。

(2) 安装于加速器机架上的 2D 影像设备通常是与 3D(CBCT)影像设备为能相结合,正交于治疗射束等中心。对于刚性结构处的肿瘤,可以直接利用骨组织作为参考标记进行配准。而对于肺、肝、前列腺等软组织部位的肿瘤,可以植入金属标记点作为肿瘤的参考位置。植入标记点不仅可以提高摆位精度,同时可以监测分次内的移动或器官生理运动带来的误差。

三、三维影像引导放射治疗

kV 级锥形束 CT(CBCT)和 MV 级 CT 是目前常见的三维 IGRT 设备。其他三维 IGRT 设备,如加速器机房可移动 CT、C 形臂 CBCT、3D 光学表面成像系统、MV 级锥形束 CT 及 MRI 等。

1. kV 级 CBCT 均安装于加速器机架上,与治疗射线束垂直并且同一等中心,由 X 射线球管和对侧的非晶硅探测板组成。通过加速器机架旋转带动 X 射线球管旋转,并获取一定的 2D 投影图像,然后进行 3D 图像重建。目前,已经有两家加速器厂家拥有较成熟的 CBCT 技术,X 射线源到探测板的距离分别为 150cm 和 153.6cm,分别采用风扇和油的方式对 X 射线球管进行冷却。用户可以根据临床的需要选择适当的扫描参数,如 kV、mA、FOV、获取的 2D 图像投影帧数(frames)、机架旋转起始角度、机架旋转度数、图像重建的分辨率等。kV 级 CBCT 图像因其软组织分辨率高、空间分辨率高、获取时间快速、配准方便、额外辐射剂量低等优点,已经成为目前 IGRT 的主要方式。

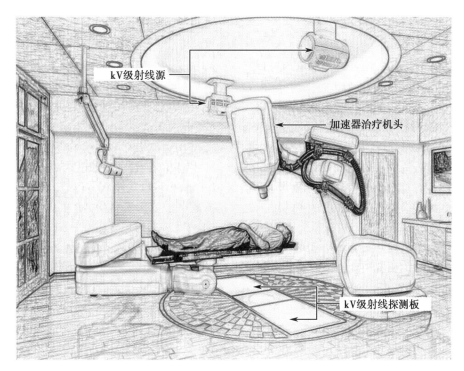

图 7-6 kV 级平片验证系统的加速器

2. MV 级 CT 是将治疗和获取影像两个概念进行整合,采用与诊断 CT 一样的滑环技术,将加速器机头和探测器阵列相对安装于滑环上(图 7-7)。治疗用 6MV 射线,CT 扫描时采用 3.5MV 射线,这样可以将 CT 扫描的剂量控制在 0.03Gy 以下。CT 影像扫描时层厚 4mm,FOV 40cm,可选择螺距(pitch)1、2 或 3(即扫描长度 24mm/min、48mm/min 及 72mm/min)。选择不同的 pitch 可以影响扫描时间,影像的质量及额外的辐射剂量。选择的 pitch 小且扫描时间长,影像质量高,额外的辐射剂量大。相对kV 级 CT,MV 级 CT 的对比度较低,但可减少高原子系数物质的伪影,如牙齿、假体或骨组织等造成的伪影。

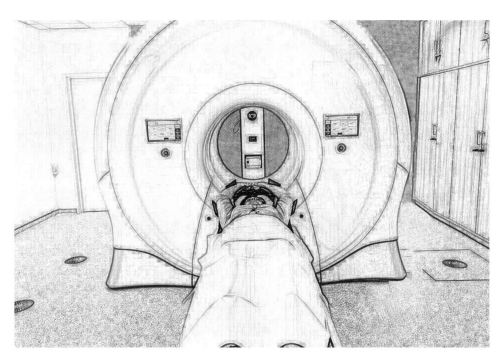

图 7-7 MV 级 CT 引导放射治疗的加速器

四、影响锥形束 CT 影像配准的因素分析

放射治疗中影像获取的目的是进行影像间的配准。影像配准的算法、影像的质量、影像的配准方式、影像的配准范围、纠正误差的参考点均对最终的配准结果产生影响。CBCT 影像配准采用斜面算法，是对整个配准区域内的误差进行平均，该算法会对整个配准的误差值产生低估。获取 CBCT 影像的基本原则是在不影响配准结果的前提下，尽可能地减少辐射剂量。目前，许多研究已经证实，采用加速器旋转半圈扫描 CBCT 的方式就可以获取满足临床需要的影像。采用中分辨率重建方式与高分辨率重建方式对配准结果无差异，而采用低分辨率方式重建方式则会对配准结果产生明显影响。

配准的方式分为自动配准和手动配准，自动配准包含以下几种：①骨配准；②灰度配准；③勾画的轮廓配准；④骨加灰度配准等。配准结果可以包含旋转误差，也可以忽略旋转误差。同一组图像分别选择是否包含旋转误差的配准方式产生的配准结果差异大。临床实践中，如果没有利用六维床对旋转误差进行纠正，配准时应只选择平移误差。其他配准方式还有标记点配准（mark）、外扩阴影配准（mask）等方式。骨配准主要以配准区域内高密度的骨作为配准计算目标，因此配准速度快。而灰度配准是对配准区域内所有灰度值进行配准，配准时间长。

影像的配准范围决定了自动配准的计算量，相同配准方式下配准范围越大计算量越大，计算的时间越长（灰度配准时最明显）。配准范围应根据临床实际个体化制订，过小的配准范围可能产生无法自动匹配或是匹配结果错误。如椎体骨匹配时，如果匹配范围只包含单个椎体，在摆位误差较大时可能将该椎体与邻近的椎体进行错误的配准；过大的配准范围会低估局部的误差，如在鼻咽癌放射治疗中，配准范围包含整个 PTV，在配准结果较小的情况下仍有较大的局部误差。

影响 CBCT 配准因素分析

纠正误差的参考点有计划等中心点、配准范围等中心点、勾画靶区的等中心点（如 GTV、CTV、PTV、OAR 等）。不同的影像配准方式、不同的配准区域与不同纠正误差参考点之间可以有多种组合，引起的配准结果也存在较明显的差异，临床实践中应该根据患者的实际情况个体化制订。在放射治疗软组织配准中一般采用灰度配准，如肺部孤立肿瘤；邻近骨组织的肿瘤放射治疗中一般采用骨配准，如发生于骨本身的肿瘤、鼻咽癌等。各部位肿瘤配准区域与配准方式应再遵循两个原则：①放射治疗靶区配准精准；②避让重要危及器官。但即使遵循这两个原则，也不能完全相信依赖系统配准结果，应对结果做认真分析判断，在自动配准的基础上根据临床实际进行手动修正。

五、超声引导放射治疗

超声引导放射治疗中 B 超引导是目前运用的主要方法。B 超在人体表面发射高频声波，声波在人体内传播，由于人体各种组织密度差异，声阻不同，部分声波被反射回来，回声信号被接收，加以检波等处理后形成图像。超声引导放射治疗的主要技术基础是建立 B 超图像坐标和加速器空间坐标的对应关系。坐标转换一般采用跟踪立体定位框架的位置或用红外线成像方法探测 B 超探头的位置。

超声引导放射治疗的最大优势是非侵入式、无辐射、投入成本相对较低。但是，限制超声引导放射治疗在临床中广泛运用的原因如下：首先，超声引导放射治疗中的超声影像质量相对较低，可能对靶区定位精确性产生影响；其次，超声引导放射治疗对操作者的依赖性较大，不同操作者之间的误差较大；最后，超声引导放射治疗中超声探头是接触式，不同的接触压力也会对靶区定位产生影响。

六、影像引导放射治疗技术的临床规范

为保证 IGRT 的质量，各放射治疗机构应建立完整的技术规范，包括执行 IGRT 人员的资质、质量保证的标准。在开展 IGRT 技术之前，必须对医生、物理师、剂量师及放射治疗技师进行专业的培训并确定各自的职责。其中放射治疗技师的职责包括以下方面：①掌握正确的患者固定和复位系统，编写和掌握正确的 IGRT 使用方法；②在放射治疗医生和物理师的共同参与下，执行初始的患者模拟，生成合适的计划图像（模拟定位）；③在放射治疗医生和物理师的共同参与下实施 IGRT 的治疗计划；④周期性地获取验证图像，供放射治疗医生审查；⑤周期性地对固定和复位系统的稳定性和重复性进行评估，并将异常情况及时报告给放射治疗医生和物理师。

IGRT 的最终目的是提高放射治疗的精度，实施该技术必须遵循相应的技术规范，技术规范的内

容应包含所有涉及的放射治疗相关流程。流程中通常包含以下几个组成部分：

1. IGRT 系统安装后的验收　IGRT 系统安装完成后，放射治疗单位工作人员(物理师、剂量师及放射治疗技师)应完成对该系统的验收。验收检查的内容包括硬件的连接、硬件与软件的精确度与准确性。IGRT 系统与计划系统的连接；与治疗系统的连接；IGRT 系统与治疗系统、患者坐标的转换；IGRT 系统的碰撞联锁；IGRT 系统扫描模体的机械精度、IGRT 系统图像质量、IGRT 图像与参考图像的配准精度、患者数据的存储和检索等。

2. 选择放射治疗技术以确定相应的 IGRT 措施　不同放射治疗技术对放射治疗精度的要求不同，因此，应该根据不同的放射治疗技术确定相应的 IGRT 措施。通常对于 2D、3D 的放射治疗技术，可以选择精度相对较低的 IGRT 措施，同时实施 IGRT 措施的频率也可以相对较低；而对于 IMRT、VMAT 及 SBRT 等放射治疗技术，其相应的 IGRT 措施要求精度高，同时实施 IGRT 措施的频率也应相应提高。如对于四肢骨转移肿瘤患者，如果治疗策略是姑息止痛，采用 2D 或 3D 放射治疗计划，在 IGRT 措施的选择上可以只选择初次治疗采用 EPID 或胶片进行验证。而对于椎体骨转移肿瘤患者，治疗策略为根治性放射治疗，采用 IMRT 放射治疗技术，其相应的 IGRT 措施要求治疗精度 ≤2mm，在治疗全疗程都应使用 IGRT 措施以保证治疗精度。

3. 确定是否植入基准点　当选择高治疗精度要求的放射治疗技术时，使用相应的 IGRT 措施通常需要对靶区能够进行很好的定位，当靶区不是很清晰或者骨性结构不能很好代表靶区位置时，植入基准标记点就显得十分重要。在小的肺、肝及前列腺肿瘤放射治疗中，用 kV 级 X 射线平片或者 EPID 很难对肿瘤进行良好的定位。若外科介入植入金属粒子作为基准标记点，利用基准标记点可以实现对肿瘤的实时跟踪定位，提高放射治疗的准确性(在 SBRT 技术中显得尤其重要)。对于电磁跟踪技术，植入基准点的目的不是获取靶区的图像，而是获取靶区的运动信号引导实现门控技术或是追踪技术。对于 3D IGRT 设备，能较好地显示软组织影像，通常不需要植入基准点。

4. IGRT 参考图像的获取　X 射线平片、胶片及 EPID 验证，参考图像是计划系统生成的包含治疗等中心位置信息的放大比率的 DRR 图像。DRR 参考图像应该是两幅，两幅图像的角度相互垂直，可以是治疗等中心的 0° 和 270°，也可以是其他斜入射角度。对于 CBCT、kV 级 CT 及 MV 级 CT 等 IGRT 技术，参考图像是计划系统生成的包含治疗等中心位置信息的 CT 图像。超声引导放射治疗系统、激光表面成像系统、电磁感应追踪系统、视频定位系统、红外线定位系统、MRI 引导放射治疗系统等则应获取治疗位置的相应影像作为参考图像。获取的参考图像是以后治疗过程的参照，患者的状态应该尽量与获取图像时患者的状态一致，如肺部及肝肿瘤的放射治疗应保持呼吸时相的一致；胃部肿瘤放射治疗应保持呼吸时相、胃的充盈度一致；盆腔肿瘤的放射治疗应保持直肠、膀胱的充盈度一致。

5. IGRT 图像的获取　IGRT 图像的获取可以根据不同的需要在放射治疗前、放射治疗中或放射治疗后获取。一般而言，放射治疗前获取 IGRT 图像是为了解患者的分次间误差，并进行在线的治疗床位置的校正。放射治疗中获取 IGRT 图像是为了解患者的分次内误差。而放射治疗后获取 IGRT 图像则可以了解患者治疗过程中的残余误差。对于无辐射的 IGRT 设备，如超声引导放射治疗系统、激光表面成像系统、电磁感应追踪系统、视频定位系统红外线定位系统、MRI 引导放射治疗系统等，从治疗精度的角度考虑，可以在放射治疗过程中全程进行监控，以精确量化分次内误差。

6. IGRT 图像与参考图像的配准　自动配准时，选择的配准范围、配准方式、配准的算法等均会影响配准结果。而图像显示的方式(CT 图像的窗宽和窗位、MRI 图像的灰度、DRR 图像的角度、超声探头的角度等)对手动配准的结果也会产生影响。

7. 配准结果的确认　配准结果应由放射治疗医生、物理师、剂量师与放射治疗技师一起共同讨论确认。①对自动配准结果的有效性进行判断，因为在某些自动配准状态下进行配准的结果可能是错误的，如在摆位误差大于 2cm 的情况下采用自动骨配准椎体，可能产生椎体骨错配。②对自动配准结果的合理性进行判断，因为选择不同的自动配准方式的配准结果不同，应根据临床实际进行合理选择，如对于靠近椎体的肺癌采用骨自动进行配准的结果更可靠，而对于距离骨较远的外周性肺癌采用自动灰度配准的结果更可靠。③以手动配准的方式对自动配准结果进行修正。修正的内容包括是否保留旋转误差(如治疗床无法对旋转误差进行纠正，应将旋转误差重置归零)，是否对邻近危及器官处进行避让，是否对大配准范围内各部分进行综合考虑等。④根据配准结果确定是否需要再次摆位获取相关影像及后续的影像获取频率。

8. 根据配准结果确定合适的纠正误差范围(根据配准结果移动治疗床)　配准结果确认后应移动治疗床对误差结果进行纠正。在线 IGRT 时应根据本单位设置的容许误差确定合适的移动治疗床长度(推荐对误差大于 2mm 的所有方向的误差进行纠正)。如采用离线影像引导方式,应对一定数量的影像配准结果进行统计分析,根据分析结果确定合适的移动治疗床长度。

9. IGRT 系统定期 QA　QA 程序应贯穿放射治疗的全流程,包括 CT 的模拟程序、治疗计划设计、IGRT 图像获取配准及治疗。也可以将 QA 分两步来做,第一步用 IGRT 系统来定位空间中的测试点;第二步必须是用治疗照射野来对这些测试点成像,两步的联系是治疗计划设计系统。

一种简单的方法是:①用嵌入有一些基准标记点的塑料插条模型,在模拟 CT 时精确定位这些标记点;②在计划设计时设定一个小区域至少从两个正交方向包含每个标记点,且生成的 DDR 图像能在照射野中显示标记点的期望位置;③设置摆位误差将模型置于治疗床,IGRT 纠正模型的误差后,以照射野的射束投照,并生成带标记点的影像。监测到的标记点的位置误差就是量化了的该 IGRT 系统的全部误差。

10. IGRT 相关数据的存储管理　理想化的 IGRT 相关数据的存储模式是将其与肿瘤放射治疗网络管理系统进行整合,使得在任何一个网络管理系统端口都可以访问,方便放射治疗医生、物理师、剂量师及放射治疗技师及时查看。但是,现有的肿瘤放射治疗网络管理系统很难将所有的 IGRT 数据进行整合。因此,必须建立 IGRT 数据存储管理的相应规章制度,由专人负责定期对 IGRT 数据进行维护,并进行分类备份以方便以后的数据恢复。

一旦 IGRT 设备经过验收程序测试,确定其机械和软件的精确度和准确性进入临床运用后,必须建立相应的操作流程和定期的 QA 规范。不同 IGRT 技术之间各有其优缺点,各单位应在临床运用过程中根据自身的实践情况(如体位固定的效果、临床 PTV 边界、采用的放射治疗技术、放射治疗技师水平高低等)建立自己的临床规范。IGRT 不仅是纠正摆位误差与分次间的器官位移,同时该技术也为自适应放射治疗提供了可靠的依据。由于摆位误差、器官位移、变形、肿瘤治疗后反应、体表轮廓变化等误差因素会引起剂量的偏差,需要通过自适应放射治疗技术对剂量进行弥补。

第四节　放射治疗过程中的呼吸运动管理

一、呼吸运动对放射治疗的影响

呼吸运动是在头脚、前后、左右方向平移并且有小幅度旋转的一个复杂的 3D 运动。运动幅度最大的方向通常在头脚方向,其运动度可超过 3cm(图 7-8)。呼吸运动主要影响肺、肝、胃、胰腺等器官,不仅影响 CT 扫描影像的真实性,还影响靶区勾画和治疗时靶区准确性;同时,治疗实施时呼吸运动会对患者剂量分布产生影响,尤其对于调强放射治疗的影响更加明显。

CT 扫描是一个瞬时图像,不同的扫描速度与不同的呼吸运动速度会产生不同的影响。CT 扫描速度通常远大于呼吸运动,

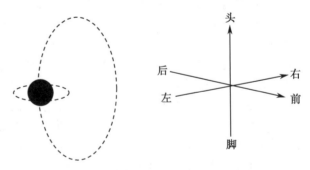

图 7-8　肺部肿瘤呼吸运动轨迹示意图

随呼吸运动的肿瘤在任一时相的图像均被扫描,重建的肿瘤影像体积将会比实际静止状态下肿瘤体积大很多。CT 扫描速度如果与呼吸运动速度接近,扫描出的肿瘤影像位置会明显错位,形状会明显变形。如 CT 扫描速度较呼吸运动速度慢,扫描出的肿瘤影像会模糊。对于小体积的肿瘤,通常 CT 扫描时会漏掉肿瘤头脚方向边缘的影像。

二、呼吸运动管理的措施及设备

呼吸运动管理的目的是减少或消除呼吸运动的影响,确定合理的内靶区(ITV)。目前的研究表

明,对呼吸运动度 5mm 以上的患者建议考虑使用呼吸管理措施。具体措施:

1. 确定呼吸运动范围　如慢速 CT 扫描定位、浅吸气/呼气末屏气 CT 扫描定位、4D-CT 扫描定位。慢速 CT 扫描定位扫描时间长,扫描呼吸周期存在不确定性。浅吸气/呼气末屏气 CT 扫描定位也可以确定呼吸运动范围,但是患者每次的浅吸气/呼气末所处呼吸周期存在不确定性。

4D-CT 技术的核心是将患者的 CT 图像与对应的呼吸运动周期相关联,目的是减少或消除靶区勾画的误差,同时设置合理的内边界(IM)。目前获取患者呼吸运动信号的方式有以下几种:①利用外置的腹压袋中接触式压力感受器获取患者的呼吸信号;②利用外置的伸缩式腹压袋压力感受器获取呼吸信号;③利用外置的红外反射球获取呼吸信号;④利用激光表面成像获取呼吸信号;⑤根据患者的呼吸空气流量变化获取呼吸信号;⑥根据胸腹体积或肺体积变化划分呼吸运动周期;⑦根据膈肌位置变化划分呼吸运动周期等。

临床运用 4D-CT 扫描时通常将呼吸周期分为 8~10 个呼吸周期,扫描图像时分为前门控[也称前瞻式门控(perspective gating)]和后门控[也称回顾式门控(retrospective gating)](图 7-9)。

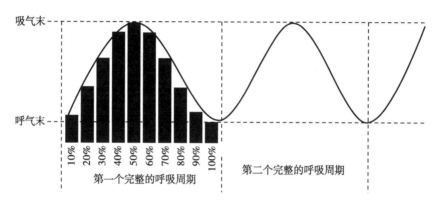

图 7-9　正常呼吸周期及时相示意图

门控是指 CT 扫描或者放射治疗出束时,就像一扇门只在患者特定的呼吸时相出束扫描射线或者治疗射线。临床所说的门控技术通常是指在放射治疗出束时,只在患者特定的呼吸时相进行(图 7-10);而前门控和后门控特指 4D-CT 图像扫描时的概念。前门控只针对患者呼吸周期中的特定呼吸时相进行 CT 图像获取。后门控获取患者呼吸周期中所有呼吸时相的 CT 图像,然后根据呼吸信号进行 CT 图像重建。重建可以根据患者特定呼吸周期重建,也可以进行最大密度投影(maximum intensity projection,MIP)重建、平均密度投影(average intensity projection,AIP)重建等。目前临床研究中大都采用 MIP 影像作为参考图像进行计划设计。

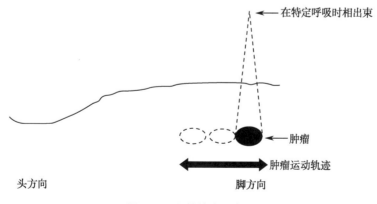

图 7-10　门控技术示意图

2. 呼吸门控技术　由于在治疗实施时,患者的体位、呼吸状况、呼吸信号与肿瘤内在运动的一致性、加速器对呼吸信号相应的延迟等原因,呼吸门控技术实施的技术要求较 4D-CT 图像获取的技术要求更严格。

　　呼吸门控技术具体可以分为使用外部信号的门控技术、使用内在基准点的门控技术、调强门控技术等。外部信号的门控技术获取患者呼吸信号的方式与4D-CT一致，其缺点是不能直接地观察肿瘤随呼吸的运动。使用内在基准点的门控技术是在肿瘤位置或附近植入金属标记点，通过对金属标记点位置的监测（X射线透视或电磁感应）引导加速器出束治疗，该技术可以较直观地观察肿瘤随呼吸的运动。但是，使用内在基准点是一项有创的技术，而且如果采用X射线透视会增加患者的辐射剂量，同时部分植入到体内的基准点可能发生位移。呼吸门控技术进行治疗时还应考虑呼吸运动信号与加速器响应的时间延迟效应，应在临床运用前用模体模拟患者的呼吸运动进行验证。运用呼吸门控技术应遵循严格的流程：①4D-CT扫描定位；②计划系统下确定呼吸门控的时相，并勾画靶区进行放射治疗计划；③治疗前运用IGRT技术进行位置验证；④治疗过程中的监控。

图片：腹压
示意图

　　3. 腹压（abdomen compression）　腹压技术是在立体定向框架（stereotactic body frame，SBF）上利用特制的压腹板，给腹部施加一个固定压力以减少呼吸运动度。腹压技术可以减少患者的呼吸运动度，但是部分患者在腹部受到压力时会产生不舒适感。

　　4. 肿瘤追踪（tracking）　肿瘤追踪技术是在治疗时治疗射野与预照射靶区的运动同步（图7-11）。其实施要点是对肿瘤定位追踪，并根据外部信号对肿瘤位置做出准确的预测。目前，可以通过以下几种方式实现追踪技术：①加速器治疗机架与呼吸运动同步；②利用加速器动态多叶准直器（MLC）的动态运动实现与呼吸运动同步；③利用治疗床的动态运动实现与呼吸运动同步。与门控技术类似，追踪技术受患者的体位、呼吸状况、呼吸信号与肿瘤内在运动的一致性、加速器、MLC、治疗床对呼吸信号相应的延迟等原因的影响。

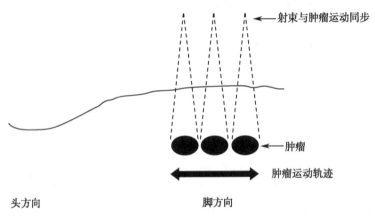

图 7-11　肿瘤追踪技术示意图

　　5. 屏气（breath hold）　包括自主屏气、DIBH、ABC等。屏气可以在任何一个呼吸时相进行，目前临床运用中不论采用何种设备进行屏气，其屏气时相大多采用深吸气屏气。深吸气屏气患者容易掌握，屏气时呼吸运动大部分能控制在2mm以内，同时可以增加肺的体积，减少正常肺组织的照射剂量。但是，以下问题限制了屏气技术的运用：①许多患者不能耐受屏气；②总的单次治疗时间增加；③多次屏气之间仍然存在一定误差，在肝中表现较明显。

三、呼吸运动管理中的患者呼吸训练

　　不论采用何种呼吸运动管理措施，在行CT模拟定位之前都应对患者进行呼吸训练。对于4D-CT、呼吸门控、腹压、肿瘤追踪等技术，呼吸训练的目的是让患者在整个放射治疗过程中呼吸运动的幅度与频率保持相对一致。训练患者使用屏气技术的目的是让患者在整个放射治疗过程中屏气时的肺体积保持相对一致，同时延长患者的屏气时间。在训练患者使用屏气技术中，可以让患者吸入氧气进行屏气训练，以延长患者屏气时间，同时缓解患者屏气后疲劳。呼吸训练时患者应采用仰卧位（治疗体位），有条件者可使用相应的呼吸运动管理软件监测患者的呼吸流量。每位患者至少训练3~5次，每次至少30min，直到患者的呼吸运动稳定方可进行CT模拟定位。对于经过严格的呼吸训练后仍然不

能达到要求的患者,应该在放射治疗计划时考虑增加 ITV 的范围。

四、治疗实施过程中的验证与动态监控

不论采用何种呼吸运动管理措施,在治疗实施过程中均需要利用相关影像技术(如 IGRT)进行验证与监控以确保运动管理措施的有效性。在利用影像验证之前,必须对各呼吸运动管理措施的硬件连接进行检查,避免由于硬件连接不良引起的呼吸信号获取错误。

常见的硬件连接问题包括束缚压力感受器的压力过大成过小、红外反射小球放置位置不正确、红外反射小球表面污染、口含呼吸管连接松动等。采用 4D-CT 扫描技术的患者,根据呼吸时相勾画 ITV 后,应将相应时相的 CT 影像及 ITV 轮廓传至加速器机房的相关 IGRT 设备(以 CBCT 最常见)。目前,大多采用 MIP 影像作为 CBCT 影像的参考图像,常用 CBCT 扫描的肿瘤影像配准勾画的 ITV,也可以采用 4D-CBCT 扫描的肿瘤影像配准勾画的 ITV。采用腹压技术时,在治疗实施过程中可以获取 EPID、透视或是 CBCT 影像进行位置验证。采用呼吸门控技术、肿瘤追踪技术时,在治疗实施过程中应获取相应时相的 EPID 或透视图像,如果肿瘤影像显示不佳,应在确定使用该技术前在肿瘤位置植入金属标记点。如果肿瘤影像显示不佳,也没有植入相应的金属标记点,严禁用骨的影像代替肿瘤位置(尤其对于外周孤立性肺癌)。采用屏气方法在治疗前应获取 EPID 或透视图像,较为理想的是获取 CBCT 影像以清楚显示肿瘤。CBCT 扫描需要患者屏气 40s 以上才能获取清晰的肿瘤影像,对于常规 CBCT 需要训练患者延长屏气时间至 40s,如果有多次扫描 CBCT 系统,可以让患者在多次屏气情况下获取 CBCT 影像。

治疗实施过程中监控的有效措施是透视监控,但是,长时间的透视监控会增加患者的额外辐射剂量。因此,治疗过程中全程对患者的呼吸信号进行监控是保证呼吸运动管理有效性的重要手段。患者呼吸信号的监控内容包括患者自由呼吸运动的频率、范围、节律,各呼吸时相的时间,屏气时的阈值等。各放射治疗机构应根据本单位的实际情况,建立呼吸信号偏差的误差范围。

第五节　放射治疗技师的工作要求及质量保证

放射治疗技师在放射治疗工作中发挥着极其重要的作用,也是治疗计划准确无误、完整实施的重要保证。因此,应对放射治疗技师给予严格要求,为放射治疗提供质量保证。

一、对放射治疗技师的基本要求

1. 每日工作前检查治疗机设备状况,检查电源、电压、试机。
2. 检查各项安全指示灯及仪表各项指标是否正常。
3. 检查各种常用摆位辅助用品是否齐全,挡铅托架是否牢固,托架透明、清晰度是否良好。
4. 检查机架、机头转角、床转角、运动方向、速度是否正常;周围有无障碍物,电子显示角度与标尺刻度是否一致(±0.5°)。
5. 治疗前应认真测试该治疗机的射线质与剂量(输出量及不同中心深度剂量比),核对后在坐标纸上画出标点记录,若剂量参数超出规定范围的±2%,应请物理维修人员校正后方可治疗。
6. 灯光野的校对,将灯光野面积开至 10cm×10cm,并用坐标纸 10cm×10cm 面积校对灯光野,在标准源皮距下,需在 0°、90°、270°、180°四个位置核对,每周进行一次灯光野的核对、误差±0.2cm。
7. ^{60}Co 治疗机每日治疗前,应试开关机 3~5 次,检查是否有卡源现象,源是否都在安全位和照射位,应检查是否更换新的时间、剂量换算表,需要时及时更换(每月必须更换新的换算表)。

二、对放射治疗技师的摆位技术要求

放射计划的实施主要由放射治疗技师完成,放射治疗技师要严格按照各项质量保证指标的要求进行放射治疗这是质量保证的重要环节(表 7-9)。

图片:治疗前利用晨检仪器检测机器射线稳定性

表 7-9　放射治疗摆位中各项质量保证指标的要求

序号	项目	允许精度	备注
1	体位		每日、次重复
2	射线质(能量)	100%	
3	SSD	±0.5cm	
4	SAD	±0.5cm	
5	限皮距(X射线)	>15cm	限光器到皮肤距离
6	灯光野与体表野(X射线)	±0.2cm	上、下、左、右一方
7	铅挡块与体表野(E线)	±0.5cm	上、下、左、右一方
8	定位激光灯中心线	±0.1cm	水平与垂直
9	机头角	±0.1°	
10	机架角	±0.1°	
11	床转角	±0.5°	
12	床高度	±0.5cm	
13	照射时间	±0.01min	
14	机器跳数	±1cGy	

除此之外,放射治疗技师在摆位过程中还需注意以下几点:

1. 认真查看放射治疗单的各项内容,如患者姓名、性别、年龄、诊断、照射条件(射线能量,照射距离、射线性质、射野面积)、照射剂量、照射标志、照射方式、摆位要求(体位、填充物、固定器、挡板)、楔形板、医嘱要求及注意事项等。按照要求至少应有两位放射治疗技师同时进入治疗机室共同摆位。

2. 对初次治疗的患者,要认真阅读其放射治疗单,注意核对医嘱、照射剂量等各项治疗条件,主管医生要跟随首次摆位,遇有疑问时,应立即请主管医生更正和说明,否则不可治疗,对患者及家属要交代放射治疗注意事项及下次治疗的时间。

3. 认真填写放射治疗单,仔细确认患者姓名、射线能量、照射方法、分割模式。按照等效方野边长,换算出治疗机 MU,准确地将控制台按照治疗条件设置好,请患者进入治疗室,并简要解释放射治疗时应注意的事项,同时将治疗床面降至最低,帮助患者上床,做好治疗准备。

4. 认真执行放射治疗计划,摆位时要按照要求,依次完成各项工作,尤其要注意患者的体位。同时注意两野之间的重叠区、楔形板的度数和放置方向、体位固定装置、重要器官的遮挡及需要放置的填充物等。

5. 摆位结束后,再次认真核对治疗距离和机架、机头、治疗床的转角角度;核对照射野面积、治疗体位的固定;必要时用室内激光定位灯及灯光野,观察治疗靶区和灯光野是否正确。治疗完毕后扶患者下床,做好下一个患者的治疗准备。

三、放射治疗技师摆位中对患者体位的要求

放射治疗中,体位固定是非常重要的,每个环节都要求很严格。从定位、拍片、医生勾画靶区、治疗计划设计、做铅模、蜡模、做体位固定器,直到每日摆位治疗等,都必须在同一体位要求下进行。即使有先进的治疗设备,完整的治疗计划和放射治疗技师严格准确的操作方法,灯光野和体表野核对的再准确,而体位不准确也同样照射不到肿瘤,就达不到治疗的目的,甚至前功尽弃。因此,对治疗体位的要求是十分严格的。采取什么样的体位比较合理且治疗效果较好,应考虑到以下几个方面:

1. 根据患者病变和布野要求,为确保照射范围剂量分配合理,保证治疗效果,应采用最佳体位。如胸部肿瘤宜采取仰卧位;腹部盆腔肿瘤有时采用俯卧位,乳腺切线照射宜选用乳腺切线照射固定器固定体位,乳腺电子线照射时可采用斜卧位。

2. 根据放射治疗设备的条件决定不同的治疗体位,有时病变治疗需要特定的体位,而治疗设备条件有限时,就只好改变体位,采用适合设备本身条件的体位治疗。

3. 有些患者因健康状况及身体原因,不能按照常规规定的体位进行治疗,只好根据不同的情况来决定其治疗所需的体位。

4. 在保证治疗条件下,患者的体位要求尽可能舒适方便,容易重复,且简单易行。

5. 按照医嘱要求,每日照射的体位及姿势必须一致。对其所用的楔形板、头枕等固定体位的辅助用品,其型号也必须统一。而且,头枕、床垫、衣着薄厚也要求一致。

6. 若患者自控能力较差时,则必须施行强制固定,以保证其治疗体位的不变。

7. 用激光定位灯摆位时,对体位的要求更加严格,其激光定位的中心线必须与体表、面罩及体膜的十字线相重合,当出现误差时,要以升床高度为准。

8. 在治疗过程中,放射治疗技师必须随时仔细观察监视器中患者的体位是否有移动,如有移动或患者示意,要立即关机,进入治疗室核对摆位要求,准确无误后再继续治疗。

四、放射治疗记录单的填写要求

放射治疗记录单是执行放射治疗计划的主要依据,同时也是放射治疗工作中必不可少的重要治疗资料。它自始至终记录着整个放射治疗的过程,如实地反映了患者放射治疗的全过程。从治疗记录单上可以看到布野的情况、照射的方式、照射的能量、照射的剂量、治疗的时间等,就像医生开的处方一样。放射治疗技师要按照治疗记录单上医嘱要求,准确执行,这份治疗记录单对以后的病历分析是非常有价值的重要资料,故要认真、清楚、正确地填写并严格保存。目前,有些医院将每个患者的治疗计划均输入计算机存储,用计算机控制并打印每日治疗计划的执行情况,这样更准确无误并便于保存。作为一名放射治疗技师,首先要了解放射治疗记录单上的名词、定义、要求和正确填写的方法等,只有这样才能全面地理解放射治疗计划的制订,准确无误的按照放射治疗单上的要求,更好地执行放射治疗计划,达到治疗计划设计的要求。

1. 放射治疗记录单首页,见表 7-10。此页列出了需填写的患者基本情况。

表 7-10　放射治疗单内首页

设备型号

××医院肿瘤科
放射治疗记录单

患者姓名 _____　性别 _____　年龄 _____　门诊□　住院□

ID 号_____　RT 号_____

治疗部位 _____　诊断 _____

病理 _____　分期 _____

科室 _____　床位 _____

家庭住址 _____

联系电话　患者 _____　家属_____

开始日期	放射治疗医嘱				医生签名
	放射治疗方式		计划号	处方	
	VMAT□　IMRT□　3DCRT□		plan _____	____Gy ____次 ____次/周 ____次/d	
	VMAT□　IMRT□　3DCRT□		plan _____	____Gy ____次 ____次/周 ____次/d	
	VMAT□　IMRT□　3DCRT□		plan _____	____Gy ____次 ____次/周 ____次/d	
	VMAT□　IMRT□　3DCRT□		plan _____	____Gy ____次 ____次/周 ____次/d	
	普放	能量:_____　MU:_____ 机架角:_____　射野:_____	plan _____	____Gy ____次 ____次/周 ____次/d	
	普放	能量:_____　MU:_____ 机架角:_____　射野:_____	plan _____	____Gy ____次 ____次/周 ____次/d	

首页内容应当包括患者姓名、性别、年龄、治疗部位、诊断、联系电话等项目。此页内容由医生填写,首次接收记录单的放射治疗技师应负责检查记录单的签字和填写完整性。

治疗单医嘱填写要求:必须有放射治疗资质的医生签名,医嘱必须字迹清楚,其内容必须包括放射治疗开始日期、放射治疗方式、计划号、处方(总剂量和分次数)。如两个计划以上须注明同时照或轮照。对于暂停治疗,对暂停日期及次数、何时开始治疗要说明。如因故中断或终止治疗需要说明。若需修改正在执行的医嘱,不得在原医嘱上涂改或增加内容,应重新开出新医嘱,并在新医嘱内说明原医嘱是否停止或继续执行。

2. 放射治疗记录单内页一,见表 7-11。

表 7-11　放射治疗单内页一

摆 位 要 求
体位:□头先进　　□脚先进　　备注:＿＿＿＿＿＿ 　　　□仰卧　　□俯卧　　□左侧卧位　　□右侧卧位　备注:＿＿＿＿＿＿ 手臂位置:□双手交叉抱肘置于额前(□左手在上　　□右手在上) 　　　　　□双手自然下垂掌心向内贴于身体两侧 　　　　　□俯卧位:双臂平行前伸掌心向下 　　　　　备注:＿＿＿＿＿＿＿＿ 头枕型号:□A　□B　□C　□D　□E　□F　备注:＿＿＿＿＿＿ 固定装置型号:□头部平架　　□头颈肩架　　□胸部平架　　□盆腔平架 　　　　　　　□乳腺托架　　　　□真空袋　　　　备注:＿＿＿＿＿＿＿ 备注:

模拟定位机复位参数					
计划号: plan ＿＿＿	日期:	计划号: plan ＿＿＿	日期:	计划号: plan ＿＿＿	日期:
VRT: LAT: LNG: 医师＿＿＿＿＿ 技师＿＿＿＿＿		VRT: LAT: LNG: 医师＿＿＿＿＿ 技师＿＿＿＿＿		VRT: LAT: LNG: 医师＿＿＿＿＿ 技师＿＿＿＿＿	

CBCT 记录									
CBCT 次数	放射治疗 次数	VRT	LAT	LNG	摆位 技师	误差是否 可接受	误差大可 能原因	通知 医生	备注
1						是□　否□			
2						是□　否□			
3						是□　否□			
4						是□　否□			
5						是□　否□			
6						是□　否□			
7						是□　否□			
8						是□　否□			
9						是□　否□			
10						是□　否□			
11						是□　否□			
12						是□　否□			

注:VRT 为床高值;LAT 为床左右值;LNG 为床前后值。

此页是记录单的核心,摆位要求由放射治疗定位技师和定位医生填写,放射治疗时摆位技师要按填写的每项内容认真理解、正确执行。摆位要求内容包括患者治疗时需采用的体位、手臂位置、头枕型号、固定装置型号等。如有特殊要求的患者,应在备注栏详细注明,必要时可提供摆位照片。以下列出需要特殊注明的情况:

(1) 使用特殊的体位及固定方式:如腿部治疗,患者采用脚先进,脚上穿特殊的鞋子;一些不常用的固定器等。

(2) 患者(由于身体或其他原因)体位与常规方式不同:如采用体罩固定本应双臂上举抱头的,但由于患侧手臂不能抬起,只能左(右)臂上举;通常采用仰卧位的固定器,由于某些特殊原因患者采用了俯卧位定位的等。

(3) 患者治疗时有口含压舌板,射线遮挡物等辅助器具。

(4) 照射部位需要放置填充物,如硅胶、凡士林等,必须详细注明填充物及其厚度、大小、放置的具体部位。乳腺照射时,添加组织补偿膜的厚度、位置和次数。

(5) 治疗时需要患者做一些特殊的动作进行配合,如电子线照射眼眶需要眼睛注视圆形铅挡,某些部位治疗需要患者眼睛睁开向上看等。

(6) 患者身体状况较差,治疗时须密切注视的情况,如有心脏病,起搏器,呼吸困难者。或年幼儿童身体不能自主控制的情况。

(7) 有些 IGRT 的患者,在做 CBCT 扫描前需要口服造影剂、充盈膀胱等。

模拟定位机复位参数由模拟定位机复位技师填写并签字,医生审核位置验证片后签字。床高(VRT)、床左右(LAT)、床前后(LNG)书写要体现出复位过程中数值变化,需标明 CT 定位中心床值、放射治疗计划报告中校正位置移动数值以及治疗中心床值,以备治疗时 CBCT 配准参考。CBCT 记录由技师在 CBCT 配准后治疗前如实填写配准误差,对超出本科室误差阈值的患者,要分析原因并通知主管医生,并在备注栏记录医生处理结果。

3. 放射治疗记录单内页二,见表 7-12。

表 7-12 放射治疗单内二页

计划号:plan _____					计划号:plan _____				
日期	分次	操作者	摆位者	备注	日期	分次	操作者	摆位者	备注

续表

计划号:plan _____					计划号:plan _____				
日期	分次	操作者	摆位者	备注	日期	分次	操作者	摆位者	备注

此页为每日治疗记录应由放射治疗技师填写,填写时应引起特别注意:

(1) 在患者每次放射治疗结束后即时完成治疗记录,由至少两名放射治疗技师签字。

(2) 治疗记录填写错误时,不得涂改错误记录,应当用双线划在错误记录上,保留原记录清楚、可辨,在下一格内记录正确内容,修改人需签名。不得采用刮、粘、涂等方法掩盖或去除原来的字迹。

(3) 分次编号:用阿拉伯数字按从小到大的顺序填写。第一次填写日期应包括年份,以后可以只写月日。

(4) 若治疗计划有两个及以上,须分别记录治疗情况。

(5) 如果拍摄 EPID 或 CBCT,则在备注记录为 EPID 或 CBCT。

(6) 如因机器故障、患者及工作人员等各种因素使治疗计划未能按医嘱执行,应将中断原因写在备注栏内。

放射治疗记录单作为记录整个放射治疗过程的医学文档,有些单位也会把放射治疗计划的质控记录(如计划独立核对记录单和调强计划剂量验证报告)、患者缴费记录单、患者核查表等表格放在记录单中,完善对放射治疗全过程的记录。放射治疗技师要严格按照病历书写要求,认真书写放射治疗记录单并归档保存。

五、放射治疗技师在质量保证中的重要性

肿瘤放射治疗质量控制是以肿瘤患者获得有效治疗为根本目标,给予患者肿瘤靶区获得足够的精确的照射剂量,又要最大限度的保护正常组织和重要器官,以提高肿瘤的局部控制率,减少正常组织的放射并发症。

放射治疗过程中首先由医生经过全面检查后确定治疗目的,是根治性放射治疗还是姑息性治疗。然后医生和放射治疗技师在模拟定位机上扫描靶区,医生勾画靶区。物理师在计划系统上做剂量计算,选择射线种类和能量。治疗方案经医生确认后,由医生,物理师,放射治疗技师在模拟定位机和直线加速器上拍验证片,确认无误后由放射治疗技师执行治疗。由此可见,放射治疗技师在放射治疗整个过程中,是最终实施治疗的执行者。患者体位固定由体膜技师选择与制作,患者靶区扫描由模拟定位机技师操作,患者摆位治疗由加速器技师操作完成。

放射治疗技师贯穿了放射治疗的整个过程,技师的操作关系着患者的疗效。这就要求放射治疗技师有良好的职业道德,严谨的工作作风和良好的专业知识。只有保证了严谨的工作作风和对患者

服务负责的态度,放射治疗的质量才会有保证。放射治疗技师的一点失误都会造成,靶区剂量不足和分布不均,正常组织的照射量增加,导致严重的放射损伤和增加肿瘤复发的概率,从而影响放射治疗质量。

图片:放射治疗技师在质量保证中参与环节示意图

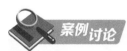

本章小结

　　放射治疗过程主要包括治疗计划设计和治疗计划执行两大阶段。肿瘤患者安全有效治疗,取决于放射治疗医生、物理师和放射治疗技师的专业水平以及相互配合协作,也取决于放射治疗设备以及影像引导的放射治疗技术的发展。放射治疗技师几乎参与了肿瘤患者放射治疗的整个过程。放射治疗技师的操作关系着患者的疗效,也影响放射治疗质量。因此,放射治疗的治疗质量保证与控制既包括对放射治疗设备和影像引导的放射治疗技术的质量保证与控制又包括放射治疗技师的质量保证与控制,以最终达到最大程度靶区精准放射治疗和最小程度正常组织受损的目的。

案例讨论

案例讨论一

某医院有一台电子直线加速器。患者取仰卧位,机架180°。由下向上进行等中心照射时,放射治疗技师一手按着降床键,一手扶患者下床。最后出现了治疗床碰到了机头,等到操作者发现时机器已经严重受损。

问题1:为何会造成机器的严重受损?

问题2:放射治疗技师该如何规范的操作机器?

案例讨论二

曾经有采用头颈肩膜固定调强放射治疗患者,在治疗过程中因呕吐物堵塞气管而引起呼吸困难。最后,放射治疗技师发现时患者已处于临死前挣扎状态。

问题1:放射治疗技师在放射治疗过程中应该怎么做?

问题2:可采取什么措施避免此种情况的发生?

(吴强　刘芳)

扫一扫,测一测

思考题

1. 在放射治疗中对其剂量准确性的要求有哪些?
2. 放射治疗中质量保证的目的是什么?
3. 放射治疗技师如何避免在放射治疗过程中发生安全问题?
4. 放射治疗技师在影像引导放射治疗技术中的职责有哪些?
5. 如何填写放射治疗记录单?有哪些填写要求?
6. 对放射治疗技师在质量保证中的要求有哪些?

第八章　常见肿瘤的模拟定位与放射治疗技术

学习目标

1. 掌握：鼻咽癌、喉癌、食管癌、肺癌、胸腺肿瘤、乳腺癌及宫颈癌的放射治疗技术（设野、剂量）及放射治疗的注意事项。

2. 熟悉：头颈部、胸部、腹部及盆腔肿瘤的三维放射治疗技术及注意事项。

3. 了解：口腔癌、鼻腔-鼻窦癌、胃癌、肝癌、胰腺癌、脑瘤、垂体瘤、脑转移瘤、前列腺癌、睾丸肿瘤、恶性淋巴瘤等肿瘤的放射治疗技术（布野、剂量及分割）及放射治疗注意事项。

在放射治疗过程中，定位和摆位技术直接影响着放射治疗的效果。不同程度的放射治疗并发症直接影响着患者的生存质量。因此，放射治疗技师要系统地掌握影像解剖学、放射治疗学和放射治疗机器的工作原理，做到准确的定位和摆位，才能保证疗效，避免重要器官的损伤。

第一节　头颈部肿瘤的模拟定位与放射治疗技术

头颈部肿瘤的领域通常涵盖除颅脑以外的所有头、颈部肿瘤，包括眼、耳、鼻腔-鼻窦、鼻咽、口咽、口腔、腮腺、喉咽等部位的肿瘤。由于头颈部解剖结构复杂、血供丰富、重要器官多，同时不同部位和不同性质的肿瘤有着其特定的淋巴转移方式，因此照射范围和治疗方案也不同。但它们的定位方法和步骤基本一致，本节着重介绍鼻咽癌、口腔癌、喉癌及鼻腔-鼻窦癌的模拟定位与放射治疗技术。

一、鼻咽癌

由于鼻咽接近颅底，周围有重要的神经血管毗邻，加之鼻咽癌多为低分化鳞癌，颈部淋巴结转移率高，外科切除极受限制，所以放射治疗是鼻咽癌的首选治疗手段。

（一）摆位与定位技术

多选择仰卧位，头颈肩架，合适角度的头枕，常规放射治疗一般用头颈膜固定，但拟行适形或调强放射治疗的患者应采用头颈肩面罩固定，于模拟定位机下定位。

（二）常规照射技术

1. 照射范围　应包括鼻咽腔、鼻腔及上颌窦后 1/3、翼腭窝、双侧咽旁间隙、后组筛窦、颅底及蝶骨体、枕骨体及海绵窦区；颈部淋巴结转移灶和淋巴引流区须考虑做预防性或治疗性照射。

2. 设野技术　常用照射野中以面颈联合野、耳前野及颈部切线野为主野，视情况可选择面前野、耳后野、颅底野及颈侧小野等。

（1）面颈联合野（图 8-1）。①前界：眼外眦后 1~1.5cm；②上界：筛窦后组顶壁与后床突的连线处；③后界：斜坡后缘 0.5~0.75cm，从上界

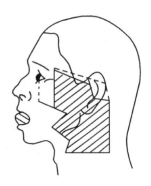

图 8-1　面颈联合野

向下至外耳孔后缘,再向后下至乳突根部(斜坡底部往后 1.5cm),再沿枕骨大孔斜向后,再折向下沿颈椎棘突后 0.5cm 垂直向下,在颈后三角后缘沿斜方肌前缘向后 0.5cm 处下行;④下界:一般位于甲状软骨切迹水平,当然也可随颈部淋巴结肿大的位置而定(第 3 或第 4 颈椎下缘)。

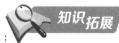

面颈联合野

　　此野适用于任何期别的首程第一阶段的放射治疗,该照射野把鼻咽和邻近易侵犯的高危区域以及上颈部作为一个连续靶区照射。其优点是原发病灶和上颈部淋巴结转移灶可完全包括在同一个照射野之内,其剂量无重叠或遗漏;缺点是照射面积大,包括鼻咽、颅底、鼻腔及上颌窦的后 1/3、咽后间隙、颈动脉鞘区、口咽、部分脑干以及上颈部区域内的全部脊髓,急性黏膜反应和全身反应较重。一般采取侧卧位,头垫枕闭目垂照,照射至 36～40Gy 后改为耳前野。

　　(2) 耳前野(图 8-2)。①上界:在颅底线上 1～1.5cm 或前床突水平;②后界:外耳孔后缘椎管前方;③前界:后界向前 6cm 或外眦后 1.5～2cm 处;④下界:约在鼻唇沟中点或在第二颈椎下缘水平。

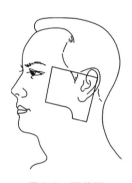

图 8-2　耳前野

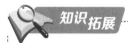

耳　前　野

　　一般耳前野的大小为 6cm×7cm 或 6cm×8cm。其定位与照射时要求尽量头向后仰,使下颌骨水平支与治疗床面垂直,以便与颈前切线野的上界衔接。此野的优点是照射体积小,急性黏膜反应和全身反应轻,正常组织损伤较小,可适用于面颈联合大野的缩野和早期鼻咽癌病灶较小的患者或复发鼻咽癌的再程放射治疗;缺点是照射野小,未能包括口咽下部、咽旁间隙后下部,且照射野后下角与全颈切线野的上部有重叠,易造成剂量分布的不均匀。

　　(3) 鼻前野(图 8-3)。①上界:平眉弓或眶上缘连线上 0.5cm;②两侧界:双侧眼外眦的垂直线;③下界:鼻唇沟中点。

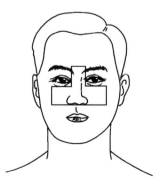

图 8-3　鼻前野

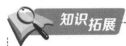

鼻 前 野

鼻前野一般面积为 7cm×7cm,两侧眼球挡铅,筛窦被包括的范围应尽量宽,一般在 4cm 以上。此野适用于鼻腔或筛窦受侵犯的病例,鼻前野可按病灶的不同设置成方形、长方形、凸字形或 L 形等;缺点是脑干、鼻腔受到照射,反应较大,一般剂量<14Gy,对有颅底骨质破坏的患者不宜使用鼻前野;另外,眼球挡铅时颅底照射的范围较小。体位为仰卧位,头垫凹枕,睁眼向额顶注视,垂照。

(4) 耳后野(咽旁野)(图 8-4)。①上界:平耳前野上界或低 1cm;②下界:上界下 5~7cm;③前界:为耳根后缘;④后界:距前界 4~5cm。

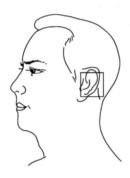

图 8-4 耳后野

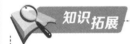

耳 后 野

耳后野一般面积为 5cm×7cm,向前 42°~50°照射,适用于岩骨尖,破裂孔,茎突后区或斜坡受侵的患者。耳后野不能包括鼻咽的对侧颅底和咽旁间隙,放射线可能对对侧的晶状体和视网膜有影响,设置该野时必须注意对脑干、脊髓和晶状体的保护。患者侧卧位,头垫枕,射线束入射方向通常从后向前与患者矢状面成45°左右,等中心照射时其角度左侧为135°,右侧为225°。

(5) 颅底野。①前界:为上颌窦后壁;②上、下界:为颅底线上下各 2.5cm;③后界:沿斜坡后 0.5cm,包括鼻咽顶壁。注意:一般照射面积约 6cm×5cm,适用于肿瘤侵犯颅底、球后、后组筛窦、前组颅神经受侵和海绵窦受侵的患者,可作为颅底缩野补量的照射方式,通常采用双侧对穿野照射。

(6) 额部野。①下界:为眶上缘;②上界:下界上 4cm;③内界:对侧内眦处垂直线;④外界:内界向外 4~5cm。注意:适用于球后受侵、前组颅神经受损、蝶鞍和蝶窦骨质破坏、海绵窦受侵患者。

(7) 颈部切线野(图 8-5)。①上界:为下颌骨下缘上 1cm,与乳突尖连线;②下界:沿锁骨上或下缘及胸骨切迹下 2~3cm;③外界:在锁骨外端,肱骨头内缘;④中间:用 3cm 宽的铅挡块遮挡喉、气管和脊髓。

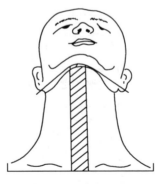

图 8-5 颈部切线野

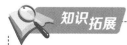

颈部切线野

可以采用仰卧位前切线照射或俯卧位后切线照射,因后切线野易与耳前野重叠,故临床一般采用前切线野。全颈切线野照射的优点是保护脊髓、喉不受照射;缺点是切线野上部与耳前野后下部有重叠区,同时颈后部分的剂量较低。在上颈部无淋巴结转移时,仅照射上颈部,下界在环甲膜水平。当上颈部有淋巴结转移时,下界在锁骨下或更低,此时要注意双侧肺尖的保护。颈后切线野仅适用于颈部转移淋巴结偏后的患者,但后切线野照射时摆位比较困难。

（三）近距离治疗技术

1. 适应证　①早期浅表病变(厚度小于5mm);②常规照射后,鼻咽部仍有病变残留者;③放射治疗后鼻咽腔内复发者。

2. 禁忌证　恶病质或局部已属晚期者;伴有鼻咽邻近结构放射性损伤者;对局部麻醉药物过敏者。

3. 操作方法及程序

（1）确定鼻咽肿瘤的部位、大小,并选择适当的施源器。

（2）治疗过程:①检查鼻咽肿块的位置及大小,先用麻黄碱收缩鼻甲,然后给予口腔及鼻腔丁卡因麻醉;②从鼻腔插入导尿管,从口腔导入鼻咽后装模型,给予固定后插入模拟放射源;③在模拟定位机下校正位置及摄片,然后用 TPS 计算剂量以及剂量分布情况;④决定照射剂量及照射时间,开始治疗;⑤照射剂量一般每次给 8~10Gy,每周治疗一次,剂量计算的参考位置为鼻咽顶部黏膜下 0.3cm 或肿瘤基底下。

（3）治疗后处理:①检查鼻咽及鼻腔有无出血;②可适当用抗生素及止血药;③嘱患者定期来院随访。

（四）三维放射治疗技术

随着计算机技术、影像学技术和加速器的不断发展和进步,三维适形放射治疗(3DCRT)技术和三维调强放射治疗(IMRT)技术,以其放射剂量在三维方向与靶区形状一致同时靶区内各点剂量强度也可进行调节为特点,使靶区可以得到更为确定的给定剂量,同时周围正常组织的受量减少。这对于鼻咽癌这种局部控制率与剂量成正相关、周围正常组织的剂量限制成为提高肿瘤剂量的关键因素的肿瘤来讲,此技术无疑为临床治疗带来了突破性进展。对于鼻咽癌来讲,IMRT 的优势较 3DCRT 更为明显。下面主要介绍鼻咽癌的 IMRT:

1. 医生的准备　IMRT 是一种精确治疗手段,要求医生精确的确定和勾画靶区范围,这对放射治疗医生来讲是一个空前的挑战,因为靶区勾画太小则可能靶区遗漏,如果靶区过大,则会造成周围正常组织的照射体积和剂量增加。如何能使鼻咽癌患者从 IMRT 中获得最大收益,关键在于靶区的确定和勾画。要求医生熟练掌握临床肿瘤学知识、放射肿瘤学知识、解剖学知识、影像学知识、放射生物学知识、放射物理学知识。应尽量避免由于自身影像学知识的欠缺使靶区勾画出现偏差,必要时可与影像学医生共同勾画靶区。扫描前医生应全面了解病灶、靶区和关键危及器官的解剖位置,扫描范围应包括周围重要正常器官,且距肿瘤上下界的距离足够大,以满足照射野的设置以及正常组织体积剂量的计算。

2. 患者的准备　需要强调的是,任何一种治疗技术都不是完美的和能解决一切问题的。因此在选择治疗手段之前,应让患者客观的了解 IMRT 的优势(如与常规照射技术相比可减少正常组织受照射的剂量,改善生存质量,在一定程度上可提高肿瘤剂量,从而有望提高肿瘤控制率)和不足(费用高、整个治疗过程复杂、技术要求高、治疗时间长)等,以取得患者配合和理解。

3. 体位固定技术及定位　与常规放射治疗相比,采用了精确的体位固定和定位技术。其包括高分子低温水解塑料热压成型技术,真空袋成型技术,液体混合发泡成型技术及其他头体部固定装置等。其原则是舒适、易重复。

通常采用 CT 模拟定位,有条件者可应用图像融合技术,以充分利用 MRI/PET 等影像和生物影像学信息,在各环节摆位时均需用激光定位灯或其他可用于保证体位一致的辅助设施进行验证。定位时一般取仰卧位,根据需要选择合适的专用头枕,置于头颈肩板底座上,使患者的两外耳孔和床的距离基本上一致,听眦线(外耳孔中点与眼外眦连线)垂直于床面,双肩放松自然下垂,两手置于体侧。将头颈肩面网浸入75℃左右水中,待透明软化2~3min后取出,毛巾沾掉水分,迅速罩住患者,双手不断按摩使之紧贴皮肤,在额头、眉弓、眼眶、鼻翼、下巴等处精确塑形,做出轮廓,颈部双肩及腋窝等处重复上述步骤,做出体表轮廓,待模体彻底冷却后画上等中心激光点。

4. CT扫描　在CT模拟定位机上确定扫描中心,并在三维激光灯下,将等中心在皮肤上投影(一前,两侧),用金属点标记,以便在CT扫描的图像上识别。直接增强连续扫描,层厚3mm,扫描范围从头顶至锁骨下3cm范围,并将获得的影像信息通过网络系统传输到计划系统工作站,进行患者信息登记,在工作站进行数据/图像重建并确认。按照治疗计划的要求,对相应部位进行CT扫描,最好采用增强扫描。

扫描中应注意以下几点:扫描的范围要大于常规CT扫描的范围,一般需连续扫描50层以上,扫描层要尽可能薄。为了获得较大的扫描范围又不至于使扫描层次太多,故宜采用混合扫描技术,即病灶区层厚2~5mm,病灶以外区域的层厚逐步过渡为5~10mm。增强扫描可以提高正常组织结构与病变组织结构的对比度。如肿瘤组织密度与周围正常组织密度相似,增强扫描时可使肿瘤组织密度增高;位于血管周围的病灶,为了更加清楚地显示肿瘤的轮廓范围,如肝癌增强扫描时,绝大多数都有强化表现。因头颈部肿瘤动度几乎不受呼吸运动影响,故扫描时患者平静呼吸即可。

5. 勾画靶区及危及器官　勾画靶区最好有MRI影像资料,以最大限度减少靶区勾画中的位置误差。靶区勾画:

(1) GTV:鼻咽癌的GTV包括鼻咽原发肿瘤、咽后淋巴结和所有的颈部转移淋巴结。目前GTV的勾画多基于CT影像的基础上,由于受CT影像技术本身的软组织密度分辨率、扫描时相、窗宽、窗位对比剂的使用等情况的不同,常常会影响到靶区的确定和勾画的准确性,因此在勾画颅底病变时,应在骨窗下进行,以便能更好地显示病变。另外,对于拟作IMRT的病例,最好能有MRI图像,以作为勾画靶区时的信息补充。

(2) CTV:其确定是一个临床解剖学概念,是根据GTV的大小和范围以及肿瘤的生物学行为来决定的。CTV包括两部分:一部分是原发肿瘤及有可能受侵的邻近区域和有可能转移的区域;另一部分是根据肿瘤的生物学行为推断的可能出现转移的淋巴结区域。

(3) PTV:其确定要考虑到器官的运动、靶区的形状或位置变化以及摆位误差和系统误差等因素。通常 PTV=GTV/CTV+5mm。

6. 照射野设计、计算和优化　满足处方的要求并尽量减少野数,缩短照射时间。

7. 治疗计划验证　未经验证的计划部的执行。

8. 治疗计划确认　要求两位物理人员签字和主管医生的签字认可。

(五)临床治疗处方剂量

1. 原发病灶照射　常规照射,5d/周,每日1次,1.8~2.0Gy/次,剂量为66~76Gy/(6.5~7.5周),必要时采用局部小野补量,根治性放射治疗总剂量为70~80Gy/(7~8周)。

2. 颈部淋巴结照射　常规照射,5d/周,每日1次,1.8~2.0Gy/次,预防剂量为50~56Gy/(5~5.5周);转移病灶照射剂量为60~70Gy/(6~7周)。

3. 外照射与近距离治疗时的剂量分配　①早期鼻咽癌外照射达60Gy以后,再加内照射10~25Gy;②常规外照射66~70Gy后,仍有病灶残留者,可加内照射10~15Gy;③局部复发者,再程外照射40~45Gy后,可加内照射25~30Gy。

(六)注意事项

1. 设计照射野时,务必使照射野能够达到"小而不漏",即最大限度地包括肿瘤组织而使其周围正常组织的损伤最小。

2. 在照射野不得不包括到脑干、脊髓、眼球等重要器官时,应注意及时缩野,以控制这些器官接受的剂量在容许耐受的范围之内。

3. 设计照射野时注意尽量不要在肿块处分野,即一个肿块应完整地被包括在同一个照射野内。

两相邻照射野之间不宜存在剂量的热点或冷点,以免在照射野衔接处出现剂量的重叠或遗漏。

4. 充分利用模拟定位机、采用可塑面罩固定等中心设野,确保两侧对穿野的重合性。必须根据临床及 CT/MRI 影像资料显示的肿瘤范围,按照个体化原则设计照射野。

二、口腔癌

口腔癌占头颈部恶性肿瘤的 4.7% ~ 20.3%,居头颈部恶性肿瘤的第二位,其中约 90% 为鳞状细胞癌。口腔癌的治疗目前仍以手术、放射治疗为主。口腔癌的放射治疗包括单纯放射治疗以及联合手术的综合治疗。其中,单纯放射治疗又分为根治性放射治疗与姑息性放射治疗;与手术联合的综合治疗又分为术前放射治疗和术后放射治疗。有条件可运用立体适形放射治疗、调强放射治疗等新的放射技术,注意放射治疗前、中、后的口腔护理,减轻放射治疗并发症。

(一)摆位与定位技术

患者仰卧位,选用合适的头枕,用头部固定器(面膜)固定,张口含瓶压舌或直接咬一与机头相连的固定器,既可张口压舌又可固定体位,于模拟定位机下定位(图 8-6)。

(二)常规照射技术

1. 两侧野对穿照射技术 以舌活动部癌、口底癌为例说明其界限。前界:肿瘤靠前者,包下唇;肿瘤靠后者,包下颌颏弓不包下唇。后界:包颈后三角后缘,一般置于椎体后缘。上界:舌上缘上 2cm。下界:颌下三角及舌骨,一般置于舌骨下缘水平(图 8-7)。

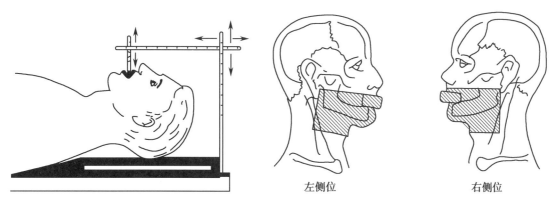

左侧位　　　　　　右侧位

图 8-6　咬合架固定装置　　　　　图 8-7　口腔癌照射野示意图

2. 颈部野 包括中下颈和锁骨上区,一般采用颈部前切线野照射(根据淋巴结的大小和部位决定完全挡脊髓或部分挡脊髓)。颈部野可根据颈部病变大小,与原发灶野在舌骨下缘、喉切迹或环甲膜处分野,下界至锁骨下缘,中间挡脊髓 2~2.5cm 宽。36~40Gy 后,将原发灶野的后界前移以避开脊髓,颈部野全挡脊髓后继续推量。

(三)近距离放射治疗技术

此项技术主要作为颊黏膜、舌、口底肿瘤的一种局部加量手段使用。放射源常采用^{192}Ir。^{192}Ir 点源组织间插植可在局麻或全麻下,采用模板技术,按巴黎系统的要求进行。

(四)临床治疗处方剂量

1. 与手术的综合治疗

(1)术前放射治疗:常规分割,总剂量 50Gy/5 周。术前放射治疗可以消灭原发肿瘤周围的亚临床灶,减少术后局部复发,降低局部淋巴结转移率;并且缩小肿瘤体积,利于手术切除。缺点是放射治疗后行手术时难以确定肿瘤的确切范围,且拖延手术时机,术后并发症也相对增多。

(2)术后放射治疗:多在术后 3~4 周进行,常规分割,总剂量 50~60Gy/(5~6 周)。术后放射治疗的优势在于对已知的残留病变及有病理浸润的部位给予放射治疗,照射靶区明确。

2. 单纯放射治疗

(1)根治性单纯放射治疗:常规分割,总剂量达 40~50Gy/(4~5 周)后,采用后装插植放射治疗技术局部加量 20~30Gy。

（2）姑息放射治疗:常规分割,总剂量50~70Gy/(5~7周)。

（五）注意事项

详见本节鼻咽癌放射治疗注意事项的要求。

三、喉癌

喉癌是头颈部常见的恶性肿瘤之一,占全身恶性肿瘤的2%,占头颈部恶性肿瘤的8%。喉癌发病与吸烟关系密切,患者中约95%有长期吸烟史。目前喉癌的治疗手段以手术和放射治疗为主。

（一）摆位与定位技术

取仰卧位,如果不能仰卧位,也可以采用侧卧位,头垫合适角度的头枕,采用热塑面罩固定技术。采用体表定位法、普通模拟定位法和CT模拟定位法。

（二）常规照射技术

1. 照射范围　包括原发病灶、转移淋巴结及亚临床病灶。不同部位的照射范围:

（1）声门癌:T_1、T_2期无颈部淋巴结转移者,仅照射其局部;中、晚期声门癌治疗范围要相应扩大。

（2）声门上癌:无淋巴结肿大者,照射范围为原发病灶及中上颈部淋巴结。

（3）声门下癌:除上述照射范围外,需照射全颈部淋巴结。

2. 设野技术　采用双侧平行对穿加楔形板照射技术。

（1）早期声门癌照射野(图8-8)。①上界:舌骨下缘;②下界:环状软骨下缘;③前界:颈前缘前1cm左右;④后界:根据肿瘤的后界确定,喉咽后壁的前缘或颈椎椎体的前缘,或者颈椎椎体的前、中1/3交界处等。

照射野一般为4cm×4cm到5cm×5cm,最大为6cm×6cm。

（2）中晚期声门癌照射野。①上界:乳突水平与下颌骨水平1/2的下缘上1cm连线;②下界:环状软骨水平;③前界:开放;④后界:垂直于棘突。

（3）声门上癌照射野(图8-9)。照射野范围要包括淋巴结引流区,即两侧水平野+下颈、锁骨上野。

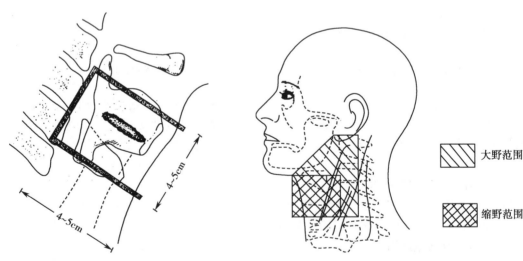

图8-8　早期声门癌照射野　　　　　图8-9　声门上癌照射野

　　1）两侧水平野。①上界:下颌骨下缘上1cm至耳垂根部连线;②下界:环状软骨下水平;③前界:在喉结前方超出皮肤1~2cm;④后界:颈椎棘突后缘;照射40Gy后,后界再向前缩以避开脊髓。

　　2）下颈、锁骨上野。①上界:与双侧水平野的下界共线,但在共线与体中线相交处应挡铅2cm×2cm或3cm×3cm,以避免颈髓处两野剂量重叠而造成过量;②下界:沿锁骨下缘走行;③外界:位于肩关节内侧缘。

（4）各期声门下癌设野,多采用单前大野的布野方法。①上界:舌骨水平;②下界:接近隆突水平;③两侧界:锁骨中、外1/3处。

（三）三维放射治疗技术

对早期声门癌而言,因病变较小,喉活动范围较大,而且常规小野放射治疗即可获得满意的疗效,也没有明显的并发症,所以一般不考虑适形放射治疗;但对于晚期病变、声门上、声门下区癌,因照射野较大,剂量较高,常规放射治疗对正常组织损伤较为明显,因此有条件的单位应考虑适形放射治疗技术。

（四）临床治疗处方剂量

1. 根治性放射治疗　常规照射,大野照射 36~40Gy/（3~4 周）,缩野后再照射原发病灶至总量达 60~70Gy/（6~7 周）。

2. 术前放射治疗　常规照射,剂量为 45~50Gy,休息 2~4 周后手术。

3. 术后放射治疗　常规照射,预防剂量为 50Gy/5 周;有病灶残留者剂量为 60~70Gy。

4. 颈部淋巴结放射治疗　常规照射,大野照射 36~40Gy 后,颈后区改用 6~12MeV 电子线照射,预防剂量为 50Gy/5 周;根治剂量为 50~60Gy/（5~6 周）。

（五）注意事项

1. 放射治疗可导致吞咽困难、咽喉疼痛等症状,必要时可对症处理和治疗。

2. 由于放射线可导致淋巴管阻塞或软骨周围炎以及软组织水肿等,故少数患者在放射治疗过程中或放射治疗后可出现喉水肿,严重者可发生呼吸困难或窒息,必要时可行气管切开;也可在治疗前加用激素和抗生素治疗,但对有糖尿病者应慎用,必要时可配合应用降糖药物。

3. 喉软骨受侵犯的患者放射治疗后发生喉软骨坏死的机会较多。

4. 放射性脊髓炎可参阅放射治疗反应和放射性损伤及治疗等有关章节的具体内容。

四、鼻腔-鼻窦癌

鼻腔-鼻窦癌多发生在鼻腔筛窦和上颌窦,占头颈部肿瘤的 9.7%~11.9%。综合治疗是其主要的治疗模式,其中放射治疗可包括术前放射治疗、术后放射治疗及单纯放射治疗,医生需根据患者具体情况确定或调整治疗方案。

（一）摆位与定位技术

患者采用仰卧位,张口含瓶,将舌压在瓶子的下面,目的是使舌在放射治疗中少受照射。根据患者的具体情况选用合适的头枕,将患者头颈部摆正后,进行热塑面罩固定。然后在模拟定位机拍摄定位片,或者在 CT 模拟定位机连续扫描获得定位图像。并将定位中心及相邻野共用界线标记在面罩上。

（二）常规照射技术

1. 照射范围

（1）单一侧鼻腔或筛窦肿瘤,可用鼻前矩形野照射全鼻腔和全筛窦。肿瘤侵犯同侧上颌窦时,患侧扩展照射全上颌窦,即 L 形照射野。

（2）上颌窦癌侵犯同侧鼻腔时,除设置 L 形照射野外,还需要设置患侧的侧野,侧野需包括颅底、筛板和全上颌窦。当病灶靠后,侵及眶后及上颌窦后壁时,前野和侧野均需要加楔形板,使整个照射靶区剂量分布均匀。

（3）鼻腔癌侵犯双侧上颌窦时,可用鼻前品字形野照射全鼻腔、筛窦和双侧上颌窦。双眼用铅遮挡。

（4）对晚期鼻腔、筛窦或上颌窦患者,肿瘤同时侵犯了鼻腔、筛窦、眼眶或球后,可用面前方形野,同时加颞侧野。前野和侧野均需要加楔形板,使整个照射靶区剂量分布均匀。在设置面前方形野照射时,患侧眼睛不予遮挡,但要设法保护健侧眼睛。

2. 射野技术

（1）鼻前矩形野（图 8-10）。①上界:平眶上缘（筛窦侵犯时平眉弓）;②下界:鼻唇沟中点;③内界:过中线 1~2cm;④外界:角膜与巩膜交界处。

（2）L 形照射野（亦称半品字形,图 8-11）。①上界:同鼻前矩形野;②下界:平口角;③内界:过中线 1~2cm;④外界:上半部分为角膜巩膜交界处,下半部分为患侧外眦垂线。

（3）品字形野（遮挡双侧眼睛）（图 8-12）。①上界:同鼻前矩形野;②下界:平口角;③内界:双侧内眦;④外界:双侧外眦。

（4）面前方形野（患侧眼睛无须遮挡,图 8-13）。①上界:同鼻前矩形野;②下界:平口角;③内界:为健侧内眦垂线;④外界:为患侧外眦垂线。

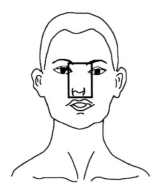

图 8-10　鼻前矩形野示意图

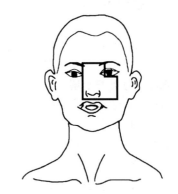

图 8-11　L 形照射野(半品字野)示意图

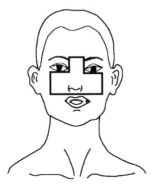

图 8-12　品字野示意图

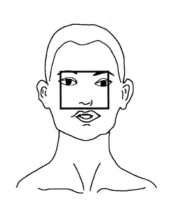

图 8-13　面前方形野示意图

（三）三维放射治疗技术

调强适形放射治疗靶区须根据近期的影像学检查,CT 定位图像和临床检查等来确定,分别勾画出 GTV 和瘤床(GTVtb)、CTV、颈部转移淋巴结(GTVnd)、PTV 和重要器官,确定不同靶区的靶体积要求达到的处方剂量和重要器官的剂量限制要求,然后在治疗计划系统进行治疗计划设计。

（四）临床治疗处方剂量

1. 单纯根治性放射治疗　根据不同的病理类型给予不同的根治剂量。

（1）恶性淋巴瘤和未分化癌:常规分割,总剂量 50~60Gy/(5~6 周)。

（2）鳞癌和嗅神经母细胞瘤:常规分割,总剂量 66~70Gy/(6.5~7 周)。

（3）各种腺癌及腺样囊性癌:常规分割,总剂量 70~80Gy/(7~8 周)。

（4）恶性黑色素瘤:宜采用大分割照射技术,3~5Gy/次,2~3 次/周,总量 65~75Gy/(7~8 周)。

2. 术前放射治疗　常规分割,总剂量 50~60Gy/(5~6 周),休息 2 周后手术。

3. 术后放射治疗

（1）对术前已照射过 40Gy/4 周的患者,给予 30~40Gy/(3~4 周)。

（2）对术前未做过照射的患者,先给予大野照射 40Gy/4 周,然后根据肿瘤残留或复发部位缩小照射野给予 30~40Gy/(3~4 周)。

（五）注意事项

1. 常规外照射的患者,避免头过仰,尽可能使其面部与床面平行,以利于 X 射线与电子线放射野的设计、衔接和治疗的实施。

2. 调强适形放射治疗的患者,在 CT 模拟定位机定位时,应将头颈部尽可能摆正,并行增强扫描。碘过敏患者禁忌使用碘造影剂。

3. 注意对照射野区域内皮肤和黏膜的保护,及时治疗头颈部的感染病灶。

4. 放射治疗前尽量除去口腔龋齿、残根或义齿。

5. 应用抗生素类制品滴鼻及眼,或者用眼膏涂抹眼球结膜处,防止结膜炎或角膜溃疡。

6. 注意预防放射治疗后并发症。常见放射治疗的并发症有黏膜炎,中耳炎,张口困难,唾液腺损伤,视力减退或失明,骨坏死,脑、脊髓病等。

（黄伟　陈毅如）

第二节　胸部肿瘤的模拟定位与放射治疗技术

一、食管癌

食管癌早期应以手术为主,颈段及上胸段食管癌以及中晚期食管癌可行根治性同步放化疗或放射治疗、化疗综合治疗。

（一）摆位与定位技术

通常患者采取仰卧或俯卧位,头部摆正,双外耳道连线平行于治疗床面、双肩同高贴于床面,于模拟定位机下定位。

（二）常规照射技术

1. 照射范围　包括病灶上下各3~4cm的正常食管组织,临床估计可能有外侵的部分组织以及可能有转移的淋巴结引流区;颈段和胸上段食管则应包括双侧锁骨上淋巴引流区;胸下段食管癌则应包括胃左和腹主动脉旁淋巴结。应尽量使脊髓的照射剂量在45Gy以下。

2. 设野技术

（1）颈段食管癌设野技术:通常采用两前斜野加楔形板和两侧野照射技术,详见第四章第一节。

1）两前斜野加楔形板野(图8-14):通常用30°或45°楔形板,取机架角40°或60°两个前野照射,照射野宽度为5~6cm。

2）两侧照射野:病灶位于颈上段、长度<3cm者,可设两侧野水平照射,野宽5~6cm,其等剂量曲线分布较合理,脊髓受量亦可下降约50%。

（2）胸上段食管癌设野技术:采用胸前两斜野加楔形板照射或三野交叉等中心照射(包括大野套小野照射)技术,详见第四章第一节。

1）胸前两斜野加楔形板照射野(图8-15):双斜野各60°,为使剂量分布均匀,需各加30°或45°楔形板。

2）胸上段三野交叉等中心照射野(图8-16)。

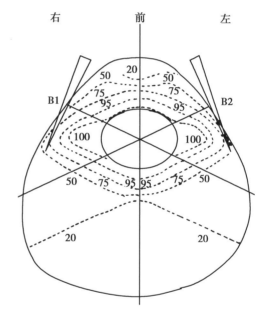

图中 B1、B2 分别代表不同射野。

图 8-14　两前斜野加楔形板野

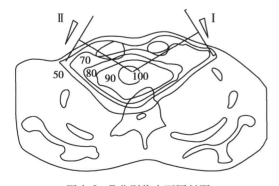

图中Ⅰ、Ⅱ分别代表不同射野。

图 8-15　胸前两斜野加楔形板照射野

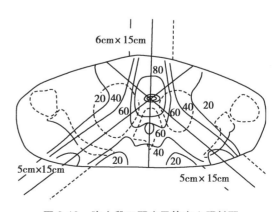

图 8-16　胸上段三野交叉等中心照射野

3)"大野套小野":胸前设一个T形野(范围包括双锁骨上和胸上段食管病灶)垂直照射,两后斜野只包括胸上段食管病灶上下缘各3~4cm等中心照射,T形野与两后斜野的剂量为3∶1∶1时,其等剂量曲线分布较合理。

（3）胸中段食管癌设野技术:采用三野交叉等中心照射和前后两野垂直+两后斜野照射技术,详见第四章第一节。

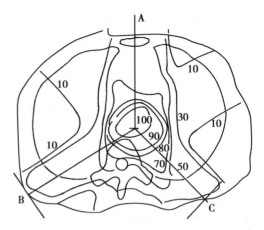

图中A、B、C分别代表不同射野。

图8-17 胸中段三野交叉等中心野

1)胸中段三野交叉等中心野(图8-17):即胸前垂直野+背部两斜野的三野交叉法等中心照射。前一野垂直照射,野宽6cm;后左、右两斜野照射,野宽5cm;三个野剂量为2∶1∶1。后斜野机架角为±130°,一般均可避开脊髓。

2)前后两野垂直+后两斜野:前后两野垂直对穿照射剂量为40Gy/4周后,后改为背部两斜野等中心照射。

（4）胸下段食管癌设野技术:采用前后两野垂直对穿+背部两斜野等中心照射。照射宽度:前野为6~8cm,后野为6~7cm,膈肌以下的照射野通常为8~10cm。先前后两野对穿照射,剂量达40Gy/4周后改为方形野、从背部两野等中心照射。

（5）术后预防性照射设野技术:采用胸背两野垂直对穿照射,照射野应小,包括术中所留置银夹周围的范围。

（6）术前照射设野技术:采用胸背两野垂直对穿照射。照射野上下界超出肿瘤上下缘各3~5cm范围即可,其宽度可根据肿瘤的大小而定,一般为6~7cm。

3. 实施照射

（1）按要求调节好灯光野的面积大小。

（2）如为非等中心斜野照射,可先按医嘱要求给好机架角度,再对源皮距。如为等中心照射,应先升床对准治疗距离再给机架角度。

（3）按要求调好机头方位角,使灯光野的大小、方位与体表野完全吻合。因为人体表面是一曲面,再加上机架旋转一定角度,所以定位时标记在体表上的照射野不是规则的正方形或长方形。治疗摆位时灯光野应与体表野重合,如果不重合,则可能是机架角或照射面积不符。

（4）如患者取仰卧位照射背部两野时,应将治疗床挡板去掉,便于校对治疗距离和体表野,并减少床板对照射剂量的吸收,同时注意使床架避开照射野。

（5）转大角照射时,应注意适当移动床面,以免机架与床面碰撞。

（6）胸前斜野加楔形板照射摆位时,方法按仰卧位要求,头稍后仰。按要求对准机架角及源皮距数据,将灯光野对好体表野,按医嘱要求选用并安放楔形板,应注意楔形板尖角向下。

（三）近距离治疗技术

1. 放射治疗适应证 ①足量体外照射结束时局部仍有病变残存者;②体外照射后局部复发者;③术后吻合口复发或有癌组织残存者;④颈段食管癌难以避开脊髓者。腔内照射不能代替外照射作为食管癌的标准常规治疗,只能是外照射的辅助和补充。

2. 放射治疗禁忌证 ①恶病质者;②颈段食管癌及食管严重狭窄施源器无法通过者;③影像学上伴有明显的深在溃疡或食管穿孔征象者;④严重的胸背部及下咽疼痛者;⑤食管气管瘘者;⑥伴有严重的其他脏器,尤其是心血管系统的并发症者。

3. 操作步骤

（1）治疗前准备:向患者介绍腔内治疗的过程及注意事项,让患者配合治疗。患者当日禁饮食,治疗前半小时肌内注射苯巴比妥钠0.1g、阿托品0.5mg,治疗前5min含服2%利多卡因5ml。

（2）治疗过程:①治疗的前一日在模拟定位机或X射线机下行食管钡剂造影透视确定病变位置,并在患者体表用铅丝标记;②治疗前从鼻腔或口腔将施源器插至病变处,并在模拟定位机或X射线机下校正,位置准确后固定施源器;③插入定位尺拍摄正侧位片,确定照射范围,将资料输入治疗计划系统,设计治疗计划;④执行治疗计划,进行腔内照射。

（3）照射结束后,拔除施源器,清洗后浸泡于消毒液中。

（四）三维放射治疗技术

近年来,随着三维适形放射治疗、调强放射治疗和一些新技术的开展,使食管癌放射治疗的准确性提高,并且使受照射的靶体积达到所给的处方剂量、准确计算正常组织和危及器官受照射的剂量与体积要求。但是,目前对照射靶区的范围和最佳照射剂量与食管癌的局部控制率、并发症间的关系正在研究中。

图片:食管癌影像引导体位验证

（五）临床治疗处方剂量

1. 常规分割照射　①根治性放射治疗,原发病灶剂量为 60~66Gy/(6~6.6 周);②姑息性放射治疗,剂量≤50Gy/5 周;③淋巴引流区预防照射剂量为 50.4Gy,颈部剂量参考深度应选在皮下 3cm 处,照射 30Gy 后改用 12MeV 电子线进行补量照射。

2. 非常规分割照射　①全程加速超分割照射(continuous hyperfractionated accelerated radiation therapy,CHART),1.5Gy/次,3 次/d,7d/周,连续照射,两次照射间隔 6h 以上,治疗总剂量为 54Gy。②后程加速超分割照射(late-course accelerated hyperfractionated radiotherapy,LCAHF),前 4 周常规照射,2Gy/次,5 次/周,剂量达 40Gy 后,采用加速分割照射,1.5Gy/次,2 次/d,两次照射间隔 6h 以上,治疗总剂量为 65Gy。③分段加速超分割照(split-course accelerated hyperfractionated radiotherapy,SCAHF):1.5Gy/次,2 次/d,5d/周,两次照射间隔 6h 以上,照射 20 次休息两周后再连续加速超分割照射,总剂量为 65~70Gy/6 周。

3. 术前照射　常规分割照射 40~46Gy/(4~4.6 周),3~4 周后手术。

4. 术后照射　常规分割照射,预防剂量为 45~50Gy/(5~6 周);有病灶残存时,总剂量为 50~60Gy/(5~6 周),一般在手术后第 3~4 周内开始。

5. 腔内照射　剂量参考点一般设在距源中心 10mm 处,5Gy/次,1 次/周,共计 2~3 次,总剂量为 10~15Gy,通常在外照射结束后 1~3 周内进行。

（六）注意事项

1. 放射性食管炎　一般在放射治疗剂量达 20~30Gy,食管黏膜充血水肿,出现吞咽时,食管轻微疼痛;30~40Gy 可出现吞咽疼痛加剧,吞咽困难和胸骨后隐痛不适等。

2. 放射性气管炎　气管受照射剂量达 30Gy 以后,即可出现气管炎性反应,为刺激性咳嗽,多干咳无痰;气管受照射剂量达 70Gy/7 周时,可出现严重并发症,如气管狭窄,多在治疗后 4~6 个月发生。

3. 放射性脊髓炎　多数是照射野设计不合理,脊髓剂量过高,超过了脊髓的耐受剂量。它是食管癌放射治疗的严重并发症,多发生在放射治疗后的第 6 个月至 2 年,但有少数患者放射治疗后不久即出现。一旦出现放射性脊髓炎,目前尚没有很好的治疗手段。因此,除了治疗设计时避免脊髓过量照射外,摆位也是非常重要的。摆位尽量准确。

4. 食管穿孔、食管瘘及大出血　因肿瘤外侵,侵及周围器官或血管,当肿瘤穿出纤维膜,穿入气管或纵隔时,可发生食管气管瘘或纵隔瘘或纵隔炎。放射治疗本身不但不会促进穿孔,而且可以推迟穿孔时间,一旦发生穿孔,应中止放射治疗。

5. 放射性肺炎　随着放射治疗技术的改进,放射性肺炎已明显减少,但近几年由于放化疗同期或序贯的应用,使得放射性肺炎的发生率有所增加。

二、肺癌

肺癌必须采取多种方法的综合治疗才能取得比较好的疗效。但是由于大多数患者在临床确诊时已属中、晚期而无法接受手术,因此,大部分患者需要采用放射治疗或放射治疗、化疗等的综合治疗。

（一）摆位和定位技术

通常患者采取仰卧位或俯卧位,首先摆正头部,两侧耳孔连线与治疗床面平行,颈部处于正位;双肩放松,高度一致,肩部与背部尽量平贴于治疗床,双臂自然放松,贴近于身体两侧放于治疗床上,双腿并拢伸直;全身整体躺正,体中线与治疗床纵轴中线重合,于模拟定位机或 CT 模拟定位机下定位。

（二）常规照射技术

1. 照射范围

（1）原发病灶位于肺上叶或中叶者,其照射范围包括原发病灶、同侧肺门和双侧中上纵隔淋巴引流区(射野下界到隆突下5~6cm)。

（2）原发病灶位于下叶,隆突下淋巴结阳性者,包括原发病灶、同侧肺门和全纵隔;隆突下淋巴结阴性者包括原发病灶、同侧肺门和中上纵隔淋巴引流区。

（3）肺尖癌的照射范围包括原发病灶至少应超过可见肿瘤边界1~1.5cm、同侧锁骨上区及椎间孔;如无肺门淋巴结肿大,则可不必包括肺门及纵隔。

（4）非小细胞肺癌照射范围一般包括原发病灶、受侵邻近组织和器官和转移淋巴结。

（5）原发病灶与肺门或纵隔转移淋巴结距离较远时,应分为两个区域照射;如上纵隔有淋巴结转移时,最好与胸部同设为一个照射野。

2. 设野技术 包括胸部不规则大野,侧野或斜野,锁骨上、下野等照射技术。

（1）胸部不规则大野(图8-18)。①上界:平胸骨切迹,上叶肺癌者,上界应达环甲膜水平;②下界:达隆突下5cm,下叶肺者,下界应达膈肌水平;③两侧界:纵隔健侧边缘外0.5cm,患侧边缘外1~2cm;④肺部照射范围:超出可见肿瘤边界的1~2cm。

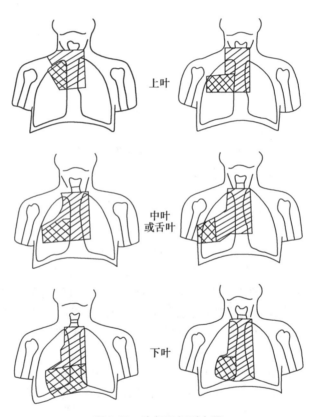

图8-18 胸部不规则大野

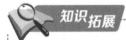

胸部两野对穿照射

采用前后两野对穿照射时,照射40Gy/20次,4周后应及时缩野,避开脊髓改为斜野继续照射或借助放射治疗计划系统设计多野照射。

（2）侧野或斜野(图8-19)。侧野或斜野上、下界同不规则野(纵隔淋巴结有转移时),或者只包括原发灶外1.5cm肺组织及肺门(纵隔淋巴结无转移时)。

（3）术前照射:一般采用前胸和后背两野对穿照射。照射野包括CT或MRI显示的肿瘤及其周

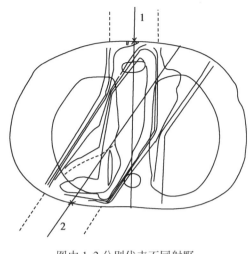

图中1、2分别代表不同射野。

图8-19 肺癌侧野或斜野

围1~2cm的正常肺组织,或者仅照射手术切除有困难的部位。

(4)术后照射:有肿瘤残留及术后病理确诊N₂期者需术后辅助放射治疗。有肿瘤残留同时淋巴结阳性者,则照射野应包括残留部位、同侧肺门以及上纵隔(原发病灶位于两肺上叶)或全纵隔(原发病灶位于两肺下叶)。切缘残留和切缘距离肿瘤边缘不足0.5cm时,应给予足量照射。

3. 实施照射 患者体位固定好后,按照医生标记的照射野校对灯光野。

(1)胸部不规则野照射时,首先对准照射野中心的十字标记,升降床对好源皮距,然后调节准直器对好灯光野。因肺癌照射野多为不规则,灯光野边界是以长边为限,调成长方形野然后用铅块挡成不规则野。

(2)斜野照射时,机架垂直位对好源皮距及灯光野,然后按照医生要求的正角或负角转动机架至相应角度。

(3)侧野和等中心照射时,首先在垂直方向上对好灯光野,然后再升床对准照射距离,转动机头至要求度数,应注意旋转的正负方向,有时医生在近脊髓侧标出边界,旋转至相应角度后,应观察灯光野不宜超出此边界范围。

4. 挡铅处理 铅块需放在铅挡托架(亦称托盘)上。托架分单层和双层两种,单层托架为多。托架安放要牢固、安全可靠,检查是否有变形。按医生要求正确放置铅块,不要平放或倒放。另外,为保持托盘有机玻璃的透明,可在玻璃表面贴一层透明薄膜,或者在铅块底面贴一层绒布。挡铅时应将治疗室灯光调暗,使灯光野清晰,便于挡铅与摆位。

(三)近距离治疗

近距离治疗的程序为:①先行支气管镜检查并将施源器插植到位,然后将施源管用胶布固定在鼻翼处,以防止其脱出或施源器位置变动;②在模拟定位机下或X射线机下校正施源器位置并拍摄X射线片,用TPS计算剂量分布情况和照射时间;③将患者送入治疗室,施源器与后装治疗机的放射源通道连接后,启动驱动马达,按治疗计划进行治疗;④照射结束后,拔出施源器,清洗后浸泡于消毒液中。具体内容详见第四章第二节。

(四)三维放射治疗技术

由于肺癌的根治剂量大大超过了正常肺组织的耐受剂量,因此,三维适形放射治疗适用于大部分非小细胞肺癌。肺癌在三维适形放射治疗中存在的最大难题是照射区的移动,因为肿瘤可以随着呼吸运动在照射野内移动而导致漏照。目前,控制呼吸运动的主要方法有主动呼吸控制法、呼吸门控技术、最大呼气末或最大吸气末屏气技术等。具体内容见第七章第四节。

早期肺癌可以应用SBRT,具体内容请参阅第五章第五节的内容。

(五)临床治疗处方剂量

1. 不同病理类型的照射 非小细胞肺癌60~70Gy/(6~7周),同步放化疗一般给予60Gy;小细胞癌50~60Gy/(5~6周)。

2. 不同病期肺癌的照射 Ⅰ期者常规分割照射,亚临床病灶剂量为40~60Gy,肿瘤总剂量为60~70Gy;超分割照射时,1.2Gy/次,2次/d,5d/周,两次间隔6h以上,总剂量为60~79.2Gy。Ⅱ、Ⅲ期者常规分割照射,亚临床病灶50Gy,肿瘤总剂量为60~70Gy。

3. 术前照射常规分割 剂量为35~45Gy/(3~4周),照射结束后1个月左右手术。

4. 术后照射 ①肿瘤残留者常规分割照射,总剂量54~64Gy;②切缘阳性者常规分割照射,总剂量60Gy左右;③N₁~N₂者常规分割照射,亚临床病灶50~54Gy。

5. 近距离照射 对根治性者可与外照射同时进行,1次/周,以源距轴10mm处作为剂量参考点,

图片:肺癌SBRT

177

7~10Gy/次,共2~3次;对姑息性治疗者可单用近距离治疗,7~10Gy/次,1次/周,共2~4次。

（六）注意事项

主要是注意其放射治疗的反应。

1. **急性放射性食管炎**　一般出现于放射治疗开始后的第2~3周,患者常出现进食疼痛、胸骨后疼痛或烧灼感。

2. **急性放射性气管炎**　是肺癌放射治疗过程中主要的急性放射性反应,系放射线对支气管黏膜上皮组织细胞的作用引起;临床表现为刺激性干咳,或者伴有少量痰,对症治疗多有疗效。

3. **急性放射性肺炎**　是肺癌放射治疗中较常见而严重的并发症,临床症状出现在放射治疗开始后第1~3个月,早期的症状为低热、干咳、胸闷,较严重者有高热、气急、胸痛;部分患者有胸膜摩擦音和/或胸腔积液的临床表现。较严重者可出现急性呼吸窘迫,甚至肺源性心脏病导致死亡。

4. **急性放射性心脏反应**　在放射治疗期间产生的急性放射性心脏反应常常多是亚临床的反应。心功能检测可发现心电图 ST 段改变以及心脏收缩力减弱,某些化疗药物如阿霉素可增加放射线对心脏的毒性反应。

5. **急性放射性脊髓炎**　一过性放性脊髓损伤较常见,这是一种脊髓的亚急性放射性损害,在放射治疗后即出现或数月后出现。临床表现为患者在突然低头时,出现背部自头部向下的触电感,放射至双臂。若脊髓受照剂量在耐受剂量以内,则患者的上述症状可自行消失。

6. 近距离治疗约有30%的患者出现咯血,也可并发气胸和脓胸。

三、胸腺瘤

外科手术是胸腺瘤治疗的首选方法,要尽可能完整切除或尽可能多地切除肿瘤,对浸润型胸腺瘤术后一律应给予根治性放射治疗。Ⅰ期胸腺瘤不需常规术后放射治疗,对晚期胸腺瘤(Ⅲ、Ⅳ期),应积极给予放射治疗和/或化疗,仍有获得长期生存的可能。

（一）摆位与定位技术

同本节肺癌内容。

（二）常规照射技术

1. **照射范围**　瘤床边缘外放 1cm(包括胸腺肿瘤和可能被浸润的组织或器官);对已有明确心包种植或心包积液者,应先给予全纵隔、全心包放射治疗,再局部加量;有胸膜或肺转移结节者,可应用全胸膜照射加用化疗。

2. **设野技术**　多采用两前斜野加楔形板等中心照射,详见第四章第一节(图 8-20),两前斜野加楔形板和背部正中野等中心照射,电子束照射技术等。

（三）三维放射治疗技术

具体技术见本节肺癌三维照射技术。

（四）临床治疗处方剂量

1. **根治性放射治疗**　淋巴细胞为主型者,全纵隔、全心包放射治疗,照射剂量为 30~35Gy/(3~3.5周)后,再缩野照射总量至 50Gy/5 周左右;上皮细胞为主型或混合型者,治疗剂量可达 60~70Gy/(6~7 周)。

2. **术后放射治疗**　手术完整切除者,术后放射治疗剂量为 40~50Gy/(4~5周);切缘镜下阳性者,总剂量可给予 54Gy;对姑息性手术或探查术者,剂量应达到 60Gy 为宜。

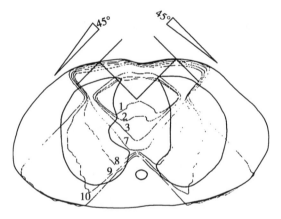

图中1~3,7~10分别代表10条不同的等剂量曲线。

图 8-20　斜野加楔形板等中心照射

3. 对合并有重症肌无力者,照射剂量开始要小,从 1Gy/次起缓慢增至 2Gy/次,总的剂量应控制在 40Gy/(4~5周)。

（五）注意事项

1. 双锁骨上淋巴引流区可不需要做常规预防性照射。

2. 对有重症肌无力者，放射治疗前应先用抗胆碱酯酶药物控制肌无力，放射治疗开始时分割剂量要小，应缓慢增加剂量。放射治疗中和放射治疗后要密切观察其病情的变化。

3. 避免肺受照射体积过大及剂量过高。

4. 脊髓受照射剂量不宜超过其耐受量。

5. 其照射体位与肺癌和食管癌治疗时的体位相同。

四、乳腺癌

外科手术是乳腺癌治疗的首选方法。根治性术后辅助放射治疗，以达到减少局部复发以及区域淋巴结转移的目的。根治术后出现局部复发或转移时，放射治疗是主要治疗方法。

（一）体位和固定

目前一般采用乳腺托架、真空垫或真空垫+楔形板的方法来辅助固定患者的体位，相对乳腺托架的固定较好。

乳腺托架的调节：让患者自然躺在乳腺切线板稍偏患侧的位置上，调节切线板的高度至患者的胸壁与床面平行，调节膝垫避免患者下滑，用激光灯核对一下患者的体中线（以胸骨切迹和剑突连线为基准），以保持头脚方向无扭曲。根据患者手臂功能恢复情况，分别调节患者的双侧手臂上举和外展的角度大于等于90°，目的是充分暴露胸壁避免手臂受到照射；也可让患者的健侧手臂自然放于切线板上或手臂弯曲，拇指置于脐部。如需照射锁骨上野则让患者的头偏向健侧。切线板放在床上也要稍偏患侧，以免外切野的后界落在治疗床或切线板上。

图片：乳腺癌
的体位固定

（二）常规照射技术

1. 照射范围　主要靶区包括整个乳腺、胸壁、腋窝、锁骨上及内乳淋巴结区域。根据分临床期别及治疗方式不同，可照射其中全部或部分区域。

2. 设野技术　采用三野照射技术，四野照射技术，电子线照射技术，等中心1/4野切线照射技术及其他照射技术等。

（1）三野照射技术：包括内外切线野和锁骨上野（图8-21和图8-22），详见第四章第一节内容。

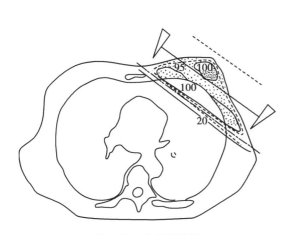

图 8-21　内外切线野

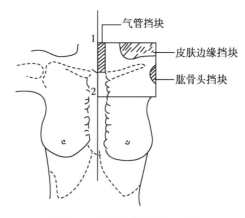

图中1、2分别代表射野上下界。

图 8-22　锁骨上野

1）内外切线野，乳房切线照射分内外两个切线野加楔形板组成。①上界：在第2前肋水平（设锁骨上野时）或平胸骨切迹处（不设锁骨上野时）；②下界：在乳腺皱襞下1.5~2.0cm；③内切界：可设在中线（不包括内乳区时）或过中线向健侧3cm（包括内乳区时）；④外切界：在腋中线或腋后线，切线深度包括乳腺底部胸壁和部分肺组织，切肺深度一般要求在3cm之内。

2）锁骨上野。①上界：平环甲膜；②下界：平第2前肋；③内界：沿胸锁乳突肌内侧缘向下达胸廓后再沿中线向下；④外界：在肱骨头内缘。

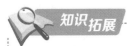

乳腺射野要点

切线野的宽度(高度)根据乳腺病变大小及胸壁的厚薄而定,切线野的高度要超过乳头2cm以上,一般5~10cm,术后放射治疗者一般确定在4cm左右。

锁骨上野摆位时,为了避开脊髓和喉室,照射右侧时机架角度应为5°~10°;照射左侧时机架角应为350°~355°。锁骨上下野的下缘与切线野的上缘相接。

(2)四野照射技术:包括内外切线野、锁骨上野和内乳野。

1)内外切线野,详见第四章第一节切线野照射技术。①内切界:与内乳野患侧缘重合;②外切界、上界、下界同三野照射技术。

2)锁骨上野,同三野照射技术。

3)内乳野。①内界:在胸骨中线;②上界:与锁骨上野下界相连;③下界:达第4肋上缘,野宽5cm。

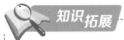

内乳野照射

内乳野与乳腺内切野紧密相邻,设计照射野对应羞虑到两野的邻接问题。缺点是内乳淋巴结所受照射的剂量受其深度变化的影响较大,当治疗深度超过皮下3cm时就不易得到足够剂量的照射,且肺组织受照射的体积也较多。这在常规放射治疗中一直是个难题,目前可以用IMRT技术治疗的,在勾画时把内乳淋巴结和胸壁的皮肤靶区都画出来,放在一起治疗,就不存在接野问题了,就是要注意肺组织和心脏的照射剂量,而且医疗费用也比较贵。

(3)电子线照射技术:包括内乳淋巴结单一野电子束偏角照射和电子束胸壁旋转照射技术。

1)内乳淋巴结电子束偏角照射:内乳野的外缘在患侧距体中线3~4cm处与内切野邻接,内缘在体中线健侧,照射野的宽度为4~5cm。内乳野偏角照肘的优点:内乳淋巴结的剂量受深度变化的影响较小;与内切野邻接处的胸壁或乳腺组织内不产生低剂量区;对纵隔及肺组织照射少;不受乳腺病变部位及胸廓宽窄的影响。缺点:只能用电子束照射,否则肺组织的受量过高,可引起损伤;照射技术比较复杂。

2)电子束胸壁旋转照射:照射野应超过肿瘤边缘2~3cm,一般情况下胸壁的厚度在1.5~2cm,如皮肤剂量需要提高时,则可加用0.5cm厚的等效物填充。照射时患者上肢外展,手放在头上方,使乳房轮廓呈扁平状,然后转动身体,使手术瘢痕与治疗床面平行,电子束与靶区表面保持垂直,然后转动机架进行治疗。此治疗技术主要用于乳腺癌单纯肿块切除术后或根治术后追加照射剂量的患者。

(4)等中心1/4野切线照射技术:详见第四章第一节的切线野照射技术和半束照射技术的相关内容。

(5)锁骨上/腋顶野。①上界:达环甲膜水平;②下界:与切线野上界相连;③外界:在肩关节内侧;④内界:应充分包括位于胸锁乳突肌锁骨头附着处深部的淋巴结,在体中线或体中线健侧1cm。注意:照射时患者头部取正中位或偏向健侧,机架角向健侧偏15°,以保护气管、食管及脊髓。

(6)腋窝后野(图8-23)。①上界:在锁骨下缘;②内界:包括肺组织1~1.5cm;③外界:从锁骨肩峰端向下包括肱骨头的内侧缘;④下界:位于第二肋间水平。

(7)胸壁电子束照射技术:乳腺癌根治术后或改良根治术后需照射胸壁,术后胸壁厚度1.5~2cm,电子线能量以6MeV为宜。电子线的皮肤量较低,可在皮肤上加填充物来提高皮肤量。

(三)近距离治疗技术

1.放射源　可采用均^{192}Ir插植放射治疗,详见第四章第二节。

2.组织间插植　通常在肿瘤广泛切除或再切除或腋淋巴结清扫时放

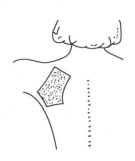

图8-23　腋窝后野

置治疗管,一般放置两个层面(表面和深部),以充分覆盖瘤床。如果全乳切线照射后再进行插植治疗时,应根据术中放置的银夹确定其照射范围。

（四）三维放射治疗技术

乳腺癌放射治疗的靶区包括乳腺、胸壁、腋窝、锁骨上及内乳淋巴结等部位。临床期别及治疗方式不同,放射治疗的靶区野不尽相同,可照射上述全部或其中部分区域。大体可分为:乳腺及胸壁照射、内乳淋巴结照射、锁骨上及腋窝淋巴结照射及锁骨上和腋窝野及乳腺切线野的邻接。对晚期乳腺癌和早期的保乳术后患者,为了提高肿瘤靶区的照射剂量、保护皮肤和周围正常器官组织,可以采用调强治疗,具体详见第五章第二节。

（五）临床治疗处方剂量

1. 剂量计算　锁骨上区照射野剂量计算的参考点为皮下 3cm 深度处;腋窝淋巴结为腋窝前后径的中点。

2. 保乳术后　照射常规分割,1.8~2.0Gy/次,5 次/周,切线野中平面剂量为 45~50Gy/5 周,然后缩野采用电子线对瘤床追加照射剂量 10~15Gy。

3. 胸壁预防性照射　常规分割,预防剂量为 50~55Gy/(5~6 周)。

4. 区域性淋巴结预防性照射　常规分割,锁骨上区预防性照射 48~50Gy/(5~5.5 周);内乳区应用高能 X 射线和电子束两种射线按照 1:1 比例混合照射,总剂量为 50Gy。

5. 单纯腋窝(复发)照射　剂量为 60~70Gy/(6~7 周)。

6. 胸壁复发照射　常规分割,整个胸壁采用电子束照射 40Gy/4 周,或者 ^{60}Co 的 γ 射线切线照射 40~50Gy/(4~5 周)后,再缩野追加照射剂量 15~25Gy。如复发部位曾接受过足量放射治疗时,则宜采用小野照射 30~40Gy/(3~4 周)。

7. 局部淋巴结复发的照射　常规分割,剂量为 50Gy/5 周,对残留病灶再追加 15~20Gy/(1.5~2.5 周)。如该部位曾接受过放射治疗时,应用小野给予 30~40Gy/(3~4 周)。

8. 单发肺转移病灶的照射　常规分割,剂量为 40~60Gy/(4~6 周)。

（六）注意事项

1. 早期乳腺癌保乳术后放射治疗时不需在皮肤上加填充物。

2. 改良根治术后或局部晚期乳腺癌做胸壁或乳腺照射时,需在皮肤上加填充物。

3. 做锁骨上和乳腺或胸壁照射时,应注意采取措施避免两野邻接处的重叠。

4. 放射并发症有反肤损伤和皮下组织纤维化、乳房纤维化、放射性肺炎、肋骨骨折和上臂水肿等。

（黄伟　赵倩）

第三节　腹部肿瘤的模拟定位与放射治疗技术

一、胃癌

目前手术仍是胃癌的首选治疗方法,但多数患者确诊时已为晚期,手术很难彻底切除。采用手术、化疗、放射治疗的综合治疗方式是改善预后的方法之一。放射治疗主要用于可手术胃癌术后辅助治疗,不可手术的局部晚期胃癌的综合治疗,以及晚期胃癌的姑息减症治疗。

（一）摆位与定位技术

患者应该禁食 2~3h,于模拟定位机下或 CT 下定位,CT 应该在仰卧位、双手上举的状态下获得,范围从膈顶(胃癌)或隆突(食管胃结合部肿瘤)到第 4 腰椎,3~5mm 层厚。

（二）常规照射技术

1. 照射范围　包括原发肿瘤及以外 2~5cm 的正常组织,以及腹腔、胃左、肝总、腹主动脉旁淋巴结;术后放射治疗以术中标记为准,可参考手术记录设计照射野,包括残端、瘤床和区域淋巴结;术中放射治疗根据术中所见,照射野包括手术瘤床和周围淋巴引流区。

2. 设野技术　采用手术前照射、术中照射、术后照射和单纯照射技术。

（1）术前照射:多采用前、后两野对穿照射,以上腹部前野为主,必要时加后背野。①上界:平剑

图片:胃癌
的体位固定

突。②内界：幽门区病灶，照射野向右偏，内界过中线 3cm。贲门区病灶，照射野向左偏 3cm。照射野宽度不宜超过 8~10cm。③下界、外界：根据病灶情况，照射野一般为 8cm×8cm，最大不超过 12cm×12cm。

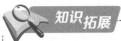

知识拓展

摆 位 技 巧

在模拟定位机下定位，采取仰、俯卧位，定位时的体位要与照射时的体位完全相同。上腹前野采用仰卧位，有胃下垂者，臀部垫高后再定位及照射；如加后背野时则采用俯卧位。

（2）术中照射：手术切除病灶及转移淋巴结，胃肠吻合术之前，把肠和其他重要脏器移出照射野之外，插入经消毒后特制的五边形限光筒，底边在下，机头向头侧倾斜 15°，一般照射野为 8cm×8cm、9cm×9cm 或 10cm×10cm 不等，直接对准病灶区进行一次大剂量照射，或者在手术中将肿瘤尽量切除，对其残留或亚临床残留病灶进行一次性照射，详见第四章第一节的"术中照射"。

（3）术后照射：一般设前后两个相对平行照射野，如病灶局限，可用较小野；如病灶范围较大，可用较大野；也可选用全腹照射加局部瘤灶野追加剂量照射。

（4）单纯照射：一般不采用单纯放射治疗，或者只将其用于姑息性治疗。其照射范围、布野方法均同术前放射治疗。

（三）三维放射治疗技术

三维放射治疗技术主要应用于胃癌术后放射治疗，其主要靶区为淋巴结引流区和有肿瘤残留的区域，根据手术后病理诊断，有淋巴结转移的患者可以接受术后放射治疗，预防一站淋巴结。因为胃癌患者常规放射治疗的治疗反应大，过去很少在临床使用，随着三维治疗技术的成熟，目前临床都用 3DCRT、IMRT、SBRT 及 TOMO 来治疗晚期胃癌，取得一定的疗效，详细治疗步骤见第七章。

（四）临床治疗处方剂量

1. 术前放射治疗　常规分割，2Gy/次，5 次/周；或超分割照射，1.5Gy/次，2 次/d，5d/周；总剂量为 30~40Gy/（3~4 周）。放射治疗结束后第 2~3 周手术。

2. 术中放射治疗　一次性大剂量照射 15~25Gy。

3. 术后放射治疗　常规照射 40~45Gy/（4~5 周）后，缩野照射总量至 50~65Gy/（5~7 周）。

4. 姑息性放射治疗　常规照射，剂量为 45~50Gy/（5~5.5 周）。

（五）注意事项

1. 保护肾脏，至少有一侧肾的剂量应<20Gy；全胃剂量应<45Gy；术中照射时应特别注意保护其周围的正常组织特别是肠道的保护，以避免对它们的严重放射性损伤。胰腺受照射后，可出现胰腺淀粉酶的一过性升高，但无严重变化。

2. 放射性并发症常规分割照射达到 30Gy 后会发生放射性胃炎，但一般休息 2~3 周后可自愈，剂量超过 50Gy 后，其损伤则难以完全恢复，并会造成严重并发症如穿孔、出血等。晚期并发症可有消化不良、胃黏膜下组织纤维化及慢性溃疡，个别患者还会发生放射性小肠粘连、狭窄、坏死或穿孔等。另有患者可出现"皮革样胃"，且多难治愈。

二、肝癌

放射治疗是恶性肿瘤治疗的基本手段之一。20 世纪 90 年代中期之后，三维适形放射治疗和调强适形放射治疗等现代放射治疗技术逐渐成熟，为放射治疗在肝癌治疗中的应用提供了新的机会。由于肝脏受放射耐受的限制，一般认为肝癌的放射治疗是姑息治疗。

（一）摆位与定位技术

同本章第三节的胃癌相应内容。

（二）常规照射技术

1. 照射范围　包括全部肿瘤，不包括肝脏的淋巴引流区。巨块型肝癌，只作局部治疗；巨块型肝癌伴有肝内播散的患者，可先用全肝照射，再作局部肿块照射；对于弥漫型的病灶，一开始就可用全肝照射。

2. 设野技术　包括全肝照射和局部照射技术。

（1）全肝照射野（图8-24）。①上界:高于患者呼气时横膈位置0.5~1.0cm;②下界:低于患者吸气时肝下缘0.5~1.0cm;③右界:取右肋内侧缘;④左界:包括肝左叶。

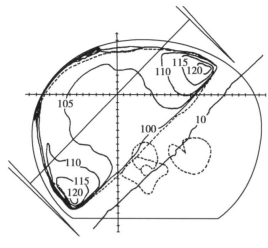

图8-24　全肝照射野

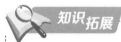

肾脏的保护

若肿瘤范围较广且肝脏肿大明显、需用前后两野对穿照射方法时,会将两肾包括在照射野内,对此可使用左前斜野和右后斜野照射,以避免左肾受到照肝。亦可使用右前野加右侧野成角照射,两野成90°,加用楔形板,以减少右肾的照射剂量。

（2）局部照射野:用前后对穿野或加侧野(用楔形板)。根据肿瘤大小、位置,适当扩大1~2cm的照射范围。如肿块位于左叶,可用斜野避开脊髓,野后界不超过脊柱前1/3。若病灶部位靠前,可使用右前野加右侧野成角照射,两野成90°,加用楔形板,这样也可以减少对右肾的照射剂量。局部肿瘤照射以局部照射或次全肝照射为主,适用于肿瘤局限于一叶肝脏者。

（三）近距离治疗技术

对于肝癌的探查术,临床残留和亚临床残留的病灶可在直视下植管,用组织间插植放射治疗的方法治疗。管间距离应保持在1.0~1.5cm,插成平面形,视肿瘤大小,可插植一个或两个平面,不足之量在关腹后从体外照射弥补,详见第四章第二节。

（四）三维放射治疗技术

三维适形放射治疗技术可提高肝脏原发病灶的局部控制率,减轻放射治疗反应。局部照射时,三维适形放射治疗计划有两种计划:一是CTV外放1~2cm构成PTV;另一种是CTV不扩大,即PTV和CTV相同。后者可提高肿瘤照射剂量,减少正常肝脏受照射体积。

（五）临床治疗处方剂量

1. 全肝照射　1~1.5Gy/次,5次/周,照射剂量达25~30Gy后,再缩野照射总剂量至50~55Gy/（6~7周）。

2. 局部照射　1.5~2.0Gy/次,5次/周,照射剂量达30Gy后缩野,使照射总剂量达50~55Gy/（5~6周）。病灶较小,可采用立体定向放射治疗,5~8Gy/次,总量50~60Gy/（8~10次）。

3. 术后照射　术后第7~10d开始放射治疗,1.5~2.0Gy/次,剂量达24~30Gy/（3~4周）后,休息4周,再照射20Gy左右。

4. 耐受剂量　有肝硬化背景的患者全肝平均剂量≤23Gy,无肝硬化背景的患者全肝平均剂量≤30Gy;胃及十二指肠最大剂量≤54Gy;双侧肾脏平均剂量均≤15Gy,如果一侧肾脏平均剂量超过

19Gy,则另一侧肾脏不在主射野方向上。

（六）注意事项

1. 严重肝硬化,肝功能较差者要慎行。

2. 全肝照射剂量不宜太大。

3. 照射后可能出现放射性肝炎,表现为肝大、腹水,类似于肝静脉阻塞,多在第2~6周后发生,一般经保肝治疗后多能恢复。

4. 由于进行放射治疗时肝脏周围的部分小肠和结肠不可避免地受到照射,会出现放射性肠炎,表现为腹痛、腹泻,多不需用药物控制。

三、胰腺癌

80%以上的胰腺癌为不可手术切除者,因此放射治疗,尤其是同步放化疗是局部晚期胰腺癌的主要治疗手段。放射治疗主要用于不可手术的局部晚期胰腺癌的综合治疗,术后肿瘤残存或复发病例的综合治疗,以及晚期胰腺癌的姑息减症治疗。

（一）摆位与定位技术

患者仰卧位,双手上举,抱肘置于额头,于模拟定位机下或CT下定位。嘱患者在定位前喝一定量的水,以充盈胃部,以后在每次治疗前,均喝同量的水,使胃的充盈度每次相似。

（二）常规照射技术

1. 照射范围 包括胰、十二指肠淋巴结、肝门部淋巴结、腹腔周围淋巴结、胰上淋巴结。胰体尾部癌时应包括胰上淋巴结、胰下淋巴结、腹主动脉旁淋巴结和和脾门淋巴结,即照射范围超出肿瘤边缘外2~3cm。其中,转移最多的为脾门淋巴结、腹主动脉旁淋巴结和胰下淋巴结,一般仅限制在100cm^{2}以内。

2. 设野技术 常采用腹前和两个腹侧野加楔形板的三野照射技术,以及前后野加两个腹侧野和四野照射技术。

（1）体外照射（图8-25）。①上界:第11胸椎体中部或上缘水平;②下界:第3腰椎体下缘,左右界应充分包括病变或瘤床周围2~5cm的胰腺组织;③侧野后界:在椎体前缘后方,以充分保护肾脏。

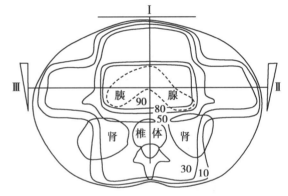

图中Ⅰ、Ⅱ、Ⅲ分别代表不同射野。

图8-25 胰腺癌体外照射野

（2）术中照射:在剖腹情况下,利用手术室安装的放射治疗设备,在直视下对肿瘤进行放射治疗。根据病变的厚薄选用适当能量的电子线,限光筒直径为5~7cm。照射范围包括肿瘤外1cm正常组织及容易转移的淋巴引流区,不包括胃肠道在内。为避免放射性损伤,照射野不宜超过10cm×10cm,如有根治可能时照射野可稍大些,详见第四章第二节。

（3）术后照射:术后对肿瘤的残留区域应用银夹标记,以便放射线能准确地照射到肿瘤的残留灶。

（三）近距离治疗技术

对于胰腺癌的探查术,临床残留和亚临床残留的病灶可在直视下植管,用组织间插植放射治疗的方法治疗。管间距离应保持在1.0~1.5cm,插成平面形,视肿瘤大小,可插植一个或两个平面,不足之量在关腹后从体外照射弥补,详见第四章第二节。

（四）三维放射治疗技术

IMRT比3DCRT的适形度更好,对正常组织和器官保护的更好。根据CT图像或根据术中置放的金属标志勾画GTV（包括原发肿瘤和转移的淋巴结）,CTV为GTV外放的区域以及淋巴引流范围,PTV为CTV外放5~10mm。要勾画的危及器官包括肝脏、双侧肾脏、胃和小肠、扫描范围内的脊髓。危及器官的限量为:脊髓≤40Gy,肝脏体积接受的平均照射剂量≤30Gy,30%双侧肾脏的体积接受的照射剂量≤18Gy。一般可用共面或非共面技术进行二维或三维的照射野设计,或者用 IMRT 技术设计照射计划。近些年来特殊类型的调强技术如 VMAT,TOMO,以及 SBRT 如射波刀、体部伽马刀等设备正越来越多地用于胰腺癌的放射治疗。

（五）临床治疗处方剂量

1. 单纯放射治疗　常规照射,1.8Gy/次/d,5 次/周,照射 40Gy/4 周后,可再缩野补量照射 60~70Gy/6~7 周;亚临床病灶照射 55~60Gy/(5~6 周)。

2. 术前放射治疗　常规照射,1.8Gy/次/d,5 次/周,总剂量为 40~50Gy/(4~6 周),间隔 2~3 周后手术。

3. 术后放射治疗　常规照射,1.8Gy/次/d,5 次/周,总剂量为 45~60Gy/(5~7 周)。

4. 术中放射治疗　一次性照射 20~35Gy;术后常规照射,1.8~2Gy/次,可追加照射剂量至 40~50Gy。

5. 组织间照射　剂量参考点设在病灶边缘外 1.0~1.5cm 处,4~8Gy/次,2~3 次/周,总剂量为 30Gy。

（六）注意事项

放射治疗后会有手术伤口愈合不全、消化道出血、十二指肠溃疡、结肠穿孔、末梢神经麻痹等并发症;注意保护肾脏;因术中照射是一次性大剂量照射,故要特别注意保护其周围的正常组织,故其照射范围不宜太大;治疗时餐后时间尽量与定位 CT 一致,避免过饱、过饥导致胃肠的变化。

（黄伟　韩丹）

第四节　盆腔肿瘤的模拟定位与放射治疗技术

一、直肠癌

直肠癌临床治疗一般为多学科综合治疗,放射治疗可以提高肿瘤的局部控制率。放射治疗主要用于可手术直肠癌术前术后辅助治疗,不可手术的局部晚期直肠癌的综合治疗,以及晚期直肠癌的姑息减症治疗。

（一）摆位与定位技术

一般采用俯卧位真空垫固定,嘱患者治疗和定位时膀胱充盈程度相同,充盈膀胱可以减少部分小肠的照射,可采用模拟定位机定位,或者口服造影剂加盆腔增强 CT 定位。

0807
图片:直肠癌的体位固定

（二）常规照射技术

1. 照射范围　包括原发病灶或瘤床外 3.5cm 及盆腔淋巴引流区。

2. 设野技术　采用术前放射治疗、术后放射治疗和单纯放射治疗等技术。

（1）术前放射治疗:采用盆腔前后两野垂直对穿照射。①上界:一般在腰骶关节(L_5~S_1) 水平,如果有盆腔中部淋巴结转移或高度怀疑淋巴结受侵时,肿瘤体积较大或组织学分类为未分化癌、黏液腺癌时,照射野的上界应上移至 $L_{4~5}$ 水平。②下界:在闭孔下缘,距肿瘤下缘至少 2cm,如病变为低位直肠癌,则下界应在肛门水平。③侧界:在真骨盆缘外 1~2cm 处。

（2）术后放射治疗:采用三野或四野照射技术,即后野加两侧野或前后野加两侧野照射(图 8-26)。①上界:在第 5 腰椎椎体下缘水平。②下界:依据肿瘤的下界而定。如为保肛手术,则下界在闭孔下缘;如为 Miles 手术后,则下界应在原肛门口水平。③两侧界:两边到小骨盆壁外侧 1~2cm。④侧野前界:在股骨头 1/2 处。⑤侧野后界:在骶骨 1/2 处或骶骨后缘与骶骨的走向平行,一般侧野前后界在 8~10cm 宽。

（3）斜野照射:可取仰卧位或俯卧位,设野时应包括直肠原发病灶及盆腔引流淋巴结,两斜野之间的夹角不小于 90°,采用 45° 楔形板。

（4）缩野照射:对残存原发病灶或淋巴结进行缩野照射,采用一个后盆腔野和两个侧野,两斜野的中心轴成 120° 夹角,两野相交于靶区中心,主要适用于肿瘤位于直肠后壁或肿瘤向后侵犯至骶前间隙者。

（5）单纯放射治疗:采用在常规盆腔野内加一肿瘤局部小野的照射方法,主要用于根治术后局部复发的患者。

笔记

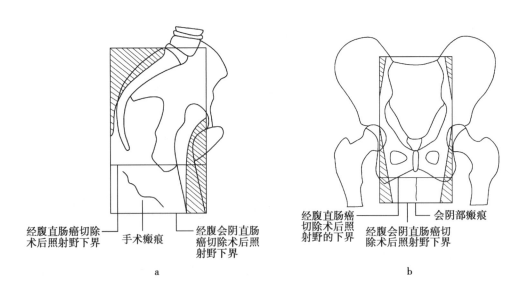

图 8-26 直肠癌术后放射治疗照射范围
a. 侧界;b. 前后野。

图片:直肠癌的IGRT

（三）三维放射治疗治疗技术

行 CT 定位后,在治疗计划系统上勾画 GTV 及 CTV,CTV 一般包括直肠系膜区、骶前区、髂内血管区;肿瘤侵及膀胱、前列腺、妇科器官时需照射髂外淋巴结;侵及肛管或下 1/3 阴道时需要照射髂外及腹股沟淋巴结;当肿瘤距离肛门较近时,必须包括坐骨直肠窝、肛门括约肌区,一般 PTV 左右方向放 5mm,其他方向放 10mm 左右。如有术后残存肿瘤或者不能手术的患者,局部可行 IMRT 或者 IGRT 加量。剂量限定:股骨头颈 $V_{20} \leq 50\%$,$V_{50} \leq 5\%$;膀胱 $V_{50} \leq 50\%$;小肠最大受量 $\leq 45Gy$。

（四）近距离治疗技术

1. 放射源 可选用 ^{192}Ir 组织间插植治疗。

2. 适应证 直肠癌根治术后吻合口复发,肿瘤不能切除、患者不宜手术等情况,需进行单纯放射治疗时,可选用外照射加腔内治疗。

3. 腔内治疗过程 首先安放施源器,根据患者病变侵犯肠管周径的大小,管腔狭窄的程度,选择合适直径的施源器,并安放至直肠内病变处。然后在 X 射线机下射片,用 TPS 制订治疗计划、剂量分布、照射剂量和时间。最后执行治疗计划,根据医生制订的放射治疗计划和治疗剂量进行治疗,照射结束后,取出施源器并进行清洗和消毒。

（五）临床治疗处方剂量

1. 术前放射治疗 常规照射,剂量为 45~50Gy/(4~5 周);也可采用其他分割方式,如 25Gy/5 次,放射治疗后休息 6~8 周进行手术。

2. 术后放射治疗 常规照射,全盆腔预防性照射 45~50Gy/(4.5~5 周);有肿瘤组织残留者,可缩野照射使治疗总剂量达 60Gy。

3. 单纯放射治疗 常规照射,全盆腔照射 45~50Gy/5 周,缩野后继续照射达根治剂量 60~65Gy/(6~7 周)。

4. 组织间插植 体外照射 45~50Gy/(4~5 周)后,局部仍有肿瘤组织残存者,可加腔内放射治疗,5~7Gy/次,1 次/周,共 3~4 次,治疗总剂量达 20~25Gy。

（六）注意事项

1. 为减少放射线对膀胱及小肠的损伤,嘱患者定位和放射治疗时尽量保持膀胱充盈。经济条件许可的患者可行 TOMO。

2. 根治术后或局部晚期直肠癌应考虑化疗和放射治疗同时应用,放射治疗应尽早进行。

3. 观察放射治疗中胃肠道和膀胱的急性不良反应、血液系统毒性,并对症处理。

4. 经腹会阴联合切除术后,会阴手术切口未愈合时,术后放射治疗可能导致手术刀口延迟愈合,故治疗中应保持切口处清洁卫生。

5. 年轻女性盆腔放射治疗可造成绝经。

6. 放射治疗期间可行易消化低纤维饮食。

二、睾丸恶性肿瘤

睾丸恶性肿瘤分为精原细胞瘤和非精原细胞瘤,最常见的为精原细胞瘤,睾丸精原细胞瘤的发生和隐睾有一定关系,对放射治疗和化疗均高度敏感。患者应先行病变侧睾丸高位切除,早期患者行术后放射治疗,ⅡC期及以上患者行化疗后肿瘤残存区行放射治疗。

(一)摆位与定位技术

一般采用仰卧位真空垫固定,采用模拟定位机或CT定位。

(二)常规照射技术

1. 照射范围 包括腹主动脉旁及同侧髂血管淋巴引流区。

2. 设野技术 采用常规治疗野和腹主动脉旁野照射技术。

(1)常规治疗野(俗名"狗腿野")(图8-27)。①上界:第10胸椎下缘;②侧界:各距中线4~5cm,患侧由上向下延伸到第4腰椎水平,健侧为第5腰椎下缘水平,内侧是患侧闭孔内侧缘垂线耻骨联合上2cm交点的连线,外侧为髋臼外缘连线,然后两侧均垂直向下;③下界:为闭孔下缘。它适用于Ⅰ期Ⅱ期A、B的患者。

(2)纵隔野及锁骨上野。①纵隔野上界:双锁骨头水平即胸骨切迹水平;②下界:第10胸椎水平;③侧界:包括纵隔转移病灶外缘外放1~2cm;④锁骨上野根据转移病灶的大小设计;⑤纵隔与腹部照射应间隔2~3周。

(3)腹部大野或全腹照射:适用于Ⅱ期C患者,可根据淋巴结大小而设计。

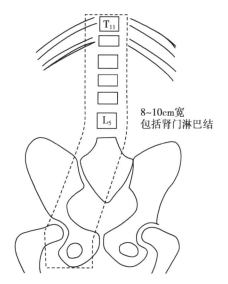

图 8-27 常规治疗野

(三)三维放射治疗治疗技术

精原细胞瘤照射范围较大,照射剂量较低,一般行普通放射治疗或三维调强适形放射治疗。

(四)临床治疗处方剂量

1. Ⅰ期精原细胞瘤 常规分割,1.5~1.8Gy/次,预防性照射剂量为20~26Gy。

2. Ⅱ期精原细胞瘤 常规分割,剂量达30~35Gy/(4~5周)后缩野照射总量至40Gy。

3. ⅡC期精原细胞瘤 常规分割照射20Gy后,缩野照射总量至35~40Gy/(4~5周)。

4. 纵隔淋巴结转移 常规分割照射,剂量为35~40Gy/(4~5周)。

5. 锁骨上淋巴结转移 常规分割照射,剂量为40Gy/4周。

(五)注意事项

1. 治疗前做精子检查,50%的睾丸精原细胞瘤患者在发病时,就有一定程度的精子生成障碍,仍有生育愿望的患者可在治疗前冷冻保存精子。

2. 放射治疗中注意保护对侧睾丸,尽量减少对侧睾丸的受照射剂量。

3. 腹主动脉旁和髂总、髂内外淋巴结照射时,应采用一个照射野,尽量少分野。

4. Ⅰ~Ⅱ期患者术后一般不做纵隔及锁骨上淋巴结引流区预防性照射。

5. 阴囊复发罕见,通常不做阴囊照射。

6. 治疗并发症包括中度或重度消化不良、白细胞下降等,重度并发症极少见。

三、前列腺癌

前列腺位于男性耻骨后方,膀胱与尿生殖膈之间。前列腺癌治疗前根据血清PSA浓度、肿瘤Gleason分级和临床分期进行危险度分析,判断肿瘤的预后,以确定临床治疗方案,临床治疗方案主要有手术、放射治疗和内分泌治疗,放射治疗是前列腺癌的局限期和局限晚期根治性治疗手段。

（一）摆位与定位技术

体位固定可以采用仰卧或者专用俯卧位体位。膀胱处于充盈状态可减少部分小肠的照射剂量。常规定位体表标记以前列腺为中心点，此点通常位于耻骨联合上缘下 1cm，可在膀胱和直肠内插入导管并注入造影剂，应用 Foley 管插入膀胱，注入 90% 泛影葡胺 5ml 使球囊膨胀，轻轻牵拉球囊使其依附于膀胱三角区固定，然后从导管内注入 30% 泛影葡胺 30ml 入膀胱。第二个 Foley 管插入直肠，球囊内注入空气，依附于直肠内括约肌并显示肛门位置，导管内注入 30% 泛影葡胺显示直肠。前列腺定位也可根据其解剖部位来定，其顶为膀胱底部，其两侧、下缘及后缘均可经直肠指诊确定。直肠内用钡剂棉球或铅珠棉球可以确定其后缘并尽量避开直肠。三维放射治疗一般用盆腔增强 CT 薄层扫描。

（二）常规照射技术

1. 照射范围　包括前列腺和盆腔淋巴结。

2. 设野技术　采用四野"盒式"照射、前列腺野和盆腔野等照射技术。

（1）四野"盒式"照射（图 8-28）：即前后野和两侧野四野照射法，是目前前列腺癌外照射经常使用的方法。①上界：S_1 上缘；腹主动脉旁淋巴结有转移或可疑转移时，照射野应包括上腹部；②下界：至坐骨结节下缘；③外侧界：位于真骨盆缘外 1.5~2.0cm，但照射野的上下方角可挡铅以尽量保护部分骨髓；④侧野前界：位于耻骨联合后缘；⑤侧野后界：上方在 $S_{2~3}$ 之间，下方则在直肠中部。

（2）前列腺野。①上界：位于 Foley 球囊上 2cm，包括约 30% 的膀胱；②下界：位于肛门括约肌上缘，即坐骨结节下缘；③侧野前界：位于耻骨骨皮质后缘；④侧野后界：包括直肠前壁后 0.6~1.0cm，但需避开直肠后壁；⑤前后野两侧界常为照射野中心各旁开 3.5~4.0cm。

（3）盆腔野：采用前后野和两侧野四野照射法。

（三）三维放射治疗治疗技术

前列腺癌多为多灶性，CTV 勾画一般包括整个前列腺

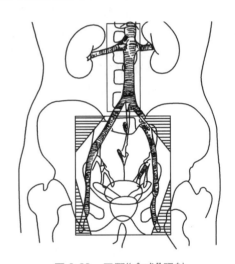

图 8-28　四野"盒式"照射

和精囊，高危患者尚需包括局部淋巴引流区。PTV 一般在 CTV 基础上外放 5~10mm。前列腺癌放射治疗剂量较高，采用 IMRT 或者 IGRT 的治疗效果更优。危及器官限量：股骨头 $V_{50}≤5\%$，最大耐受剂量 ≤52Gy；膀胱 $V_{50}≤30\%$，$V_{60}≤20\%$，$V_{70}≤10\%$；直肠 $V_{50}≤40\%$，$V_{60}≤30\%$，$V_{70}≤10\%$。

（四）近距离治疗技术

前列腺近距离放射治疗多采用 ^{125}I 粒子植入治疗，在 CT 引导下实施。高危患者需配合外照射放射治疗和内分泌治疗。

（五）临床治疗处方剂量

1. 全盆照射　常规分割，1.8~2.0Gy/次，5 次/周，治疗剂量达 45~50Gy/5 周后，缩野至前列腺局部补量照射 20Gy。若肿瘤向两侧侵犯，可用两侧 120° 弧形野照射。应用 IMRT 时，前列腺可以照射至 70~78Gy；IGRT 时，局部可放射治疗至 80Gy 以上剂量。前列腺大分割放射治疗剂量推荐单次 2.4~4Gy，每次照射剂量 1.8~2.0Gy，共治疗 4~6 周。

2. 上腹部淋巴引流区照射　常规分割，剂量为 40~55Gy。有淋巴结转移时，改成侧野照射至足量。

3. 盆腔淋巴结照射　范围包括髂总、髂内、髂外、骶前及闭孔淋巴结引流区。常规分割，淋巴结阳性时，照射剂量为 50~55Gy；淋巴结阴性时，照射剂量为 40Gy；以后缩野继续照射，使治疗总剂量达 65~70Gy/（7~8 周）。调强适形放射治疗时，局部照射剂量为 70Gy 左右。

（六）注意事项

1. 密切观察放射治疗中胃肠道和膀胱的急性不良反应，并对症处理。

2. 长期不良反应包括性功能障碍，直肠和膀胱长期毒性等。

3. 粒子植入有一定的不良反应，可产生尿道狭窄、直肠出血、性功能障碍等。

4. 配合激素治疗,前列腺肿瘤巨大时,也可在放射治疗前使用激素治疗 2 个月,使肿瘤缩小后再行放射治疗,以减少其照射体积,降低不良反应。

5. 调强适形放射治疗或粒子植入时,应验证治疗剂量和治疗计划,确保治疗的准确性。

四、宫颈癌

子宫颈癌是指发生于子宫颈阴道部及子宫颈管上皮的恶性肿瘤。放射治疗适用于各期子宫颈癌,但主要应用于ⅡB 期以上中晚期患者及早期但不能耐受手术治疗者。放射治疗包括体外照射和腔内治疗,两者联合应用。宫颈癌常用放射治疗方式有术后放射治疗和根治性放射治疗。

（一）摆位与定位技术

定位和治疗时膀胱处于半充盈或充盈状态,排空直肠。多采用仰卧位真空垫固定,优点是重复性好,患者体位更自然更舒服,也可采用专用俯卧位体架固定,其对应下腹部位有开好的孔洞,一部分下腹在患者趴下后会凸入其中,优点是可以减少膀胱和小肠的照射剂量。照射多采用等中心照射技术,常规定位使用模拟定位机,三维治疗一般使用 CT 增强定位,3mm 或者 5mm 扫描层厚。

（二）常规照射技术

1. 照射范围 肿瘤原发区域及盆腔转移区域,包括宫旁三角区、宫旁组织(子宫旁、宫颈旁及阴道旁组织)、盆壁组织及盆腔淋巴区域。

2. 设野技术 采用盆腔大野、盆腔四野、盆腔旋转照射野和盆腔延伸野等照射技术。

（1）盆腔大野(图 8-29):一般包括下腹及盆腔,前后各一野对穿垂直照射。①上界:髂嵴(L_4/L_5)水平,②下界:闭孔下缘,③两侧界:髂前上棘(股骨头内 1/3)附近。包括髂总 1/2、髂外、髂内、闭孔、骶前等淋巴引流区,照射野大小在 20cm×15cm 左右。照射野四个角可以适当用铅块遮挡,根治放射治疗的患者后期中间部位需要挡铅。

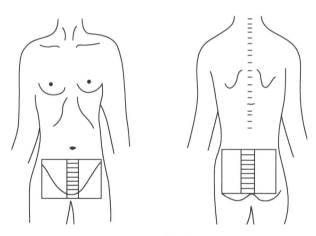

图 8-29 盆腔大野

（2）盆腔四野:在盆腔大野的基础上,加左右两个侧野照射,可以保护一部分膀胱和直肠。

（3）旋转照射野:照射野为 8cm×15cm 左右。旋转照射分两个方式进行,一种是以宫颈为中心作300°旋转避开直肠部分 60°,5 次/周,3Gy/次,宫颈剂量为 70~80Gy。另一种方式是以两侧"B"点为各自旋转的中心,各旋转 160°,5 次/周,每次两侧各 2Gy,宫颈区域总剂量为 59~67Gy。两种照射方式的"B"点剂量均在 60Gy 以上,疗程为 7 周左右。

（4）盆腔延伸野(图 8-30):腹主动脉旁淋巴结转移时,可从上述两种设野上缘延伸至所需照射的部位。一般上界至第 10 胸椎下缘,野宽 8~10cm,与盆腔野形成凸形野。

（三）三维放射治疗治疗技术

定位后放射治疗医生可以方便地在 CT 图像上更精确的勾画出照射靶区和膀胱直肠等敏感器官,行三维适形或者调强放射治疗计划制订,计划输出至治疗系统,体位和模具同放射治疗定位,对齐身上的激光标记点即可实施放射治疗。根据妇科检查以及影像学情况确定 GTV,以宫颈癌直接扩散和淋巴结转移途径确定 CTV,一般包括子宫(未行手术者)、宫颈、上 1/2 阴道(阴道浸润达下 1/3、进行全阴道照射)、宫旁、闭孔、髂内、髂外、髂总淋巴结。以 CTV 外放一定距离(0.5~1.0cm)形成 PTV。评估危及器官,如直肠、乙状结肠、膀胱、小肠、髂骨、骶尾骨、耻骨、股骨头及股骨颈等。

（四）近距离治疗技术

将密封的放射源直接放入人体的天然管腔内(如子宫腔、阴道等)为腔内照射。放射源直接放入肿瘤组织间进行照射为组织间照射,两者统称为近距离照射。子宫颈癌的腔内放射治疗有其自然的有利条件,宫颈、宫体及阴道对放射线耐量高、放射源距肿瘤最近、以较小的照射体积可取得较大的放射治疗效果。

1. 放射源　腔内治疗所用放射源为中、高剂量率的放射性核素,如 ^{137}Cs, ^{192}Ir 等。

2. 照射范围　原发肿瘤区域及宫旁组织,包括宫颈、阴道、宫体及宫旁三角区(图 8-31)。

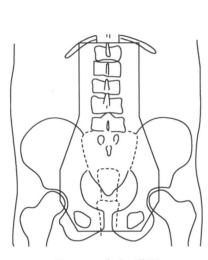

图 8-30　盆腔延伸野

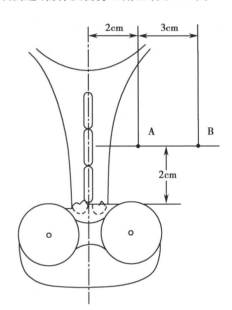

图 8-31　内照射范围

3. 参照点　后装腔内放射治疗剂量是以 A 点和 B 点为参考点计算的。由于每次治疗时放射源的位置不可能完全相同,肿瘤体积亦经常在变化。理论上的 A 点剂量与实际剂量相差甚远,肿瘤是立体的。只用一点的剂量来表示也同样不能反映出肿瘤的真正受量,三维后装腔内治疗机的计划系统可以设计出较理想的、立体的放射治疗剂量曲线,这比 A 点参考剂量更有意义。A 点指阴道穹窿垂直向上 2cm、中轴旁开 2cm 处。B 点位于 A 点水平外侧 3cm,代表盆腔淋巴结接受的照射剂量。若有条件时可设置直肠膀胱等部位的剂量参考点,尽量减少危及器官的受量,如图 8-31。

4. 方法　一般腔内治疗在全盆照射两周后或接近治疗结束时开始。对于局部肿瘤巨大、活跃出血的患者,可以先给予阴道容器照射达到止血目的。多采用后装治疗机将放射源引导至预定部位,根据放射源的活度或治疗计划放置一定时间后取出。有条件的单位可以采用后装三维治疗系统,治疗可以做到更精确。

（五）临床治疗处方剂量

1. 术后放射治疗　常规剂量为 2Gy/次,每周 5 次,总量 40~50Gy。

2. 根治性放射治疗　后装腔内治疗的方法很多,一般情况下每周 1~2 次,每周 A 点(图 8-31)剂量在 5~10Gy,A 点总剂量在 35~45Gy,整个疗程体外加腔内放射治疗剂量因临床分期、肿瘤大小的不同而异,一般总剂量在 75~90Gy。一般为常规盆腔放射治疗 25~30Gy 后,盆腔中央挡铅,开始后装放射治疗,每周 2 次,每次 A 点剂量 2.5~3Gy,总量 30Gy 左右,外照射总量 45Gy 左右,如果盆腔有肿大淋巴结,可以加量 5~10Gy。

（六）注意事项

1. 除极少数早期子宫颈癌只行腔内照射外,均需腔内及体外联合照射,在子宫颈癌的靶区内组成剂量分布较均匀的有效治疗。

2. 避免对照射野内皮肤的刺激,保持干燥,在放射治疗中及治疗结束后的一段时间内仍应阴道冲洗治疗时候尽量保持和定位时膀胱的充盈程度相同并发症的处理以对症治疗为主。早期并发症包括治疗中及治疗后不久发生的并发症,如感染、阴道炎、外阴炎、皮肤干湿性反应、骨髓抑制、胃肠反应、直肠反应、膀胱反应和机械损伤等。常见的晚期并发症包括放射性直肠炎、膀胱炎及盆腔纤维化,个别患者可出现直肠阴道瘘、直肠膀胱瘘、输尿管狭窄和肾盂积水等。

（黄伟　韩丹）

第五节　神经系统肿瘤的模拟定位与放射治疗技术

一、脑胶质瘤

神经胶质瘤是最常见、手术难以切除、容易复发的肿瘤。星形细胞瘤是颅内胶质瘤中发病率最高的肿瘤,其治疗原则是手术加术后放射治疗。若不能手术,可行单纯放射治疗。放射治疗也作为术后的复发挽救治疗措施。

（一）摆位和定位技术

患者取仰卧或俯卧位并使其体位固定;根据手术记录、术中放置的银夹标记及 CT、MRI 图像所见,参照脑重要结构在头皮上的投影或在模拟定位机下标出有意义的参照点采用普通模拟定位或 CT 模拟定位。

（二）常规照射技术

1. 照射范围　应根据术前增强 MRI 确定靶区范围。低度恶性星形细胞瘤[相当于世界卫生组织（WHO）Ⅰ、Ⅱ级],照射范围一般在瘤体边缘外放 1~2cm;中度恶性星形细胞瘤（相当于 WHO Ⅱ、Ⅲ级）,靶区一般在瘤体边缘外放 2~3cm;高度恶性星形细胞瘤（相当于 WHO Ⅳ级,即胶质母细胞瘤）,照射范围一般在瘤体边缘外放 3~4cm。

2. 设野技术　采用左右两野对穿照射、一侧野+前野或后野楔形板照射、多野等中心照射、全脑照射等技术。

（1）左右对穿野:患者取仰卧位,以模拟定位机架水平状态透视下左右耳孔相互重叠为准,面罩固定。根据肿瘤在 CT 或 MRI 片上的具体位置预定照射范围,并根据其与头颅骨性标志的坐标关系,在透视下找出射野的坐标位置,再按照预定的照射野范围射野,左右对穿野适用于病变广泛、累及两侧大脑的患者。

（2）一侧野+前野（图 8-32）:患者取仰卧位,垫倾斜头枕,倾角以眉弓与外耳孔连线垂直于治疗床面为准,然后根据影像检查所示肿瘤与头颅骨性标记关系定位。

（3）一侧野+后野:患者取俯卧位,下颌内收,使眉弓与外耳孔连线垂直于治疗床面为准,设野同一侧野+前野。

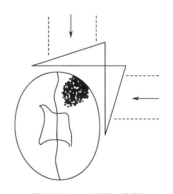

图 8-32　一侧野+前野

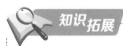

知识拓展

颞叶肿瘤的定位颞叶肿瘤定位时,不要把鞍背影误认为中颅窝底,也就是说,不能以眉弓与外耳孔连线为准,应以眶下缘与外耳孔的连线为准,同时注意楔形板的放置位置。

（4）多野等中心照射技术（图 8-33）:定位时根据 CT 或 MRI 显示的肿瘤边界与银夹的各轴向距离,确定各轴向射野的大小尺寸,再把肿瘤中心或银夹标记对准等中心位置,即可行左、右、前、后等方向射野,并可行"准适形"多野等中心照射。此法多用于颅脑中线部位的肿瘤。

（5）全脑照射野:采用两侧平行相对野水平照射,射野包含整个头颅。上界颅顶,下界第 4 颈椎下缘。

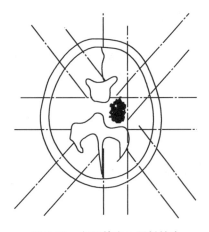

图 8-33　多野等中心照射技术

（三）三维放射治疗技术

1. 三维适形放射治疗和调强放射治疗　与常规放射治疗相比，可使 30%～50% 的正常脑组织避免受到照射，从而提高治疗增益比。因此，临床首选三维适形放射治疗和调强放射治疗。GTV：能证明的大肿瘤；CTV：GTV +（2.5～3cm）；PTV：CTV+（0.3～0.5cm）。

2. 立体定向放射外科　X 刀或 γ 刀是治疗手术不能切除、术后放射治疗后病变残存和复发胶质瘤的一种有效手段，长期生存优于单纯常规放射治疗。

（四）临床治疗处方剂量

1. Ⅰ～Ⅱ级星形细胞瘤　术后有病灶残留者，可局部常规分割照射，剂量为 50～56Gy/（5～6 周）。

2. Ⅲ～Ⅳ级星形细胞瘤　全脑常规分割照射，剂量为 36～40Gy/（4～5 周），缩野后将剂量总剂量追加至 60～70Gy/（6～7 周）。

3. 高度恶性颅脑肿瘤　局部常规分割照射 50Gy 后，缩野后将治疗总剂量追加至 56～60Gy。也可采用立体定向分次放射治疗的技术追加剂量。

4. 多发病灶　全脑常规分割照射 40～45Gy 后缩野，肿瘤区域照射至 60～64Gy。

5. 三维适形和调强放射治疗　95% 的等剂量线涵盖 PTV；$PTV_1 D_T$ 60Gy，1.8～2Gy/1 次，一周 5 次；$PTV_2 D_T$ 10Gy，1.8～2Gy/1 次，一周 5 次；总剂量 60Gy，6 周完成；若肿瘤邻近脑干、垂体、视交叉等重要结构，依据重要器官耐受量确定靶区；重要器官受量，即脑干（若超量体积小于 1ml）、视交叉限量低于 54Gy（常规分割），垂体限量低于 50Gy。

6. 局部病灶　用 SRT 技术治疗或加量，以 80% 的等剂量曲线包绕靶区边缘，总剂量达 55～70Gy 为宜。

（五）注意事项

1. 预防并及时治疗早期急性和早期迟发性颅脑放射性反应，尽量减少放射性脑损伤。

2. 注意监测包细胞与血小板的变化，如有下降趋势应及时采取治疗措施。

3. 因脑水肿导致明显颅内压增高时，须用糖皮质激素类药物和脱水利尿剂。

4. 一旦出现颅内出血及脑疝时，应立即停止放射治疗并采取对症治疗措施。

5. 后期有可能出现脑组织不同程度的放射性损伤及神经和精神症状出现。

二、垂体瘤

垂体瘤主要为术后放射治疗，几乎所有的垂体瘤都需术后放射治疗，通过术后放射治疗可将垂体瘤单纯手术的局部复发率明显降低。

（一）摆位和定位技术

患者取仰卧或俯卧位，面罩固定头部。注意下颏尽量内收，仰卧位定位头颅矢状面应与床面垂直，侧卧位或俯卧位定位头颅矢状面应与床面平行，额前野定位时应特别注意保护眼球（图 8-34）。通常采用 CT 模拟定位定位或普通模拟定位；也可按照解剖标志定位。

（二）常规照射技术

1. 照射范围　常规外照射的靶区应在 CT 和 MRI 影像所显示的肿瘤边缘适当外扩。

2. 设野技术　小肿瘤采用前野加两侧野的三野照射技术；大肿瘤采用两侧野对穿照射技术。体表标记定位：以外眦或眉弓下缘与外耳孔连线中后 1/3 交点垂直向上 2cm 为设野中心。

（1）前野加两侧野的三野等中心照射野（图 8-35）：患者仰卧于治疗床上，枕一个专用垫枕，把灯光野中心放在体中线与眉弓水平线偏上一些的交叉点上，对好源皮距，一般照射野为（4cm×4cm）～（5cm×5cm）。通过透视调整中心位置，使照射野避开眼眶，把大机架转到+90°或−90°；适当升床，通过透视把照射野的中心放在垂体窝上，适当转动小机头和纵向移床使射野满意，记录小机头角度和肿瘤深度（100cm−源皮距），再转动大机架 180° 到对侧，定位方法同对侧。转动大机架及小机头回到 0° 位，

笔记

通过透视再看照射野是否避开眼眶,如果设计满意,可在患者皮肤上标出照射野的中心,看源皮距计算出升床高度(升床高度＝100cm−现源皮距)。

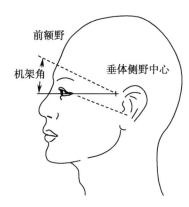

图 8-34　垂体定位标记

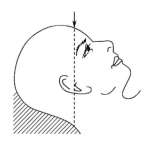

图 8-35　三野等中心照射野

（2）两颞侧对穿照射野:取俯卧头侧位或侧卧位,保持头颅矢状面与治疗床面平行,透视下见两侧下颌骨升支后缘、两侧岩骨嵴或两侧前床突都互相重合。以蝶鞍垂体窝为中心,标出 4cm×4cm 或 6cm×6cm 的照射范围,少数较大的肿瘤则需较大的照射野,即在 X 射线透视下确定蝶鞍中心在体表的投影位置。

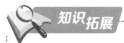
知识拓展

颞叶的防护

两颞侧照射时应注意颞部的剂量,特别是使用^{60}Coγ 射线或6MV X 射线治疗时,应尽量避免使用两野对穿照射。大脑颞叶的放射性损伤会导致患者记忆和情感方面发生异常。

（三）三维放射治疗技术

1. 三维适形或调强照射技术　对于较大的肿瘤,可采用多个固定野,每野使用整体适形挡块的技术照射,有条件者还可采用调强照射技术。

2. 立体定向放射技术　X 刀技术多采取无创面膜固定,MRI 定位,应用非共面多弧旋转分次照射技术;γ 刀技术采取微创头环固定,MRI 定位,头盔准直器单次照射技术。

（四）临床治疗处方剂量

1. 常规放射治疗　1.8~2.0Gy/次,1 次/d,5d/周,总剂量 45~55Gy/(5~6 周)。

2. 三维适形或调强照射技术　95%剂量线定为参考线,1.8Gy/次,总剂量 45~50.4Gy/5 周。

3. 立体定向放射技术　X 刀治疗以 80%~90%的剂量线作为参考线,4~8Gy/次,2~3 次/周,总剂量 45~50Gy;γ 刀治疗以 80%~90%的剂量线作为参考线,单次照射时肿瘤边缘剂量为 16~25Gy。

（五）注意事项

1. 放射治疗后可能出现垂体功能不足。

2. 定位的关键是患者头颅位置必须准确,应用面罩固定头部。仰卧位定位时,头颅矢状面应与治疗床面垂直;侧卧位定位时,头颅矢状面应与治疗床面平行。额前野定位时应特别注意保护眼球。

3. 为确保视觉器官不受放射性损伤,故应将其与靶区的距离保持在>5mm 以上,且单次照射的剂量不得超过 8~10Gy,分次照射时可减少视神经的损伤程度。

4. 预防并及时治疗早期急性和早期迟发性颅脑放射性反应,尽量减少放射性脑损伤。

5. 其余同本节脑胶质细胞瘤的注意事项。

三、脑转移瘤

脑转移灶的治疗以放射治疗为主,无论是单发病灶还是多发病灶,均应行放射治疗。总的来说是姑息性治疗,其目的是减轻肿瘤所致的症状,提高生存质量和延长生存期。

（一）摆位和定位技术

通常取仰卧位,平架,头垫合适角度的头枕,面罩固定,采用模拟定位或 CT 模拟定位。

（二）常规照射技术

1. 照射范围　射野包含整个颅脑。

2. 设野技术　采用等中心两侧野对穿全脑照射技术(图 8-36)。①上界:头顶。②下界:第 4 颈椎下缘;摄定位片,在定位片上将面颅部分勾画出照射野,制作挡铅。勾画标记:沿眉弓上缘下拐至外眦水平,由外眦水平至外耳孔水平连线。然后直角转弯,沿椎体前缘向下,直达第 4 颈椎下缘。③前后界:露空。

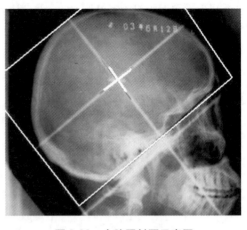

图 8-36　全脑照射野示意图

（三）立体定向放射外科治疗

1. 对于单发或较大的肿瘤(3~4cm)或对外放射治疗不敏感的肿瘤,可先采用分次立体定向外科治疗。

2. 转移瘤小于2cm,数目不超过 4 个的,无颅内压增高或轻度增高症状者,60 岁以上,或者伴有糖尿病,高血压,脑栓塞,脑血管硬化而做全脑放射治疗将进一步损伤脑血管的患者,可采用 X 刀治疗。

（四）全脑放射治疗与放射外科综合治疗

1. 先全脑放射治疗,后放射外科　这种方法常规用,适用于多个病灶,病变进展快,对放射治疗敏感或单个较大病灶。先全脑放射治疗控制病灶进展,抑制新灶出现,缩小已有病灶后再采用放射外科推量治疗,更安全有效。

2. 先放射外科,后全脑放射治疗　用于孤立或直径小于 2~2.5cm 的病灶,或者病灶数小于 3 个,无颅内压增高症状,MRI 或 CT 上无明显水肿者。

（五）临床治疗处方剂量

1. 全脑放射治疗　采用总剂量30Gy,执行 2 周 10 次或总剂量 40Gy,执行 4 周 20 次或总剂量40Gy,执行 3 周 15 次的分割方式。对于局灶性病变,全脑照射后可考虑局部缩野继续加量放射治疗至 D_T 55~60Gy 也可考虑用 X 刀进行局部加量;对于多发转移瘤,而且因转移数多不宜用 X 刀或 γ 刀进行补量照射者,可适当增加到50Gy/25 次以内。

2. 分次立体定向外科治疗　根据不同部位可选择不同方案:D_T 3~4Gy/次,15~10 次,每周一至周五治疗;D_T 6Gy/次,共 6~8 次,每周一、三、五治疗;D_T 8Gy/次,共 5~6 次,每周一、三、五治疗。对于恶性黑色素瘤脑转移,如部位安全,病灶直径小于3cm,分割剂量 8~10Gy,总剂量 45~50Gy,可隔日一次或每周两次,共 4~5 次。

3. 立体定向外科治疗　X 刀治疗剂量单次20Gy 或12Gy/1 次,隔日 1 次,共 3 次;或15Gy/1 次,间隔 1~2 次,治疗 2 次;多病灶可选择每次治疗 2 个为宜,轮流治疗不同病灶。

（六）注意事项

1. 全脑放射治疗后,可能出现脱发,治疗早期有短期的头痛、恶心等神经系统症状加重。

2. 在生存 1 年以上的患者可能出现 10% 左右晚期并发症,特别在分割剂量大于 3Gy 者。

3. 其余注意事项同本节脑胶质瘤。

四、全脑、全脊髓照射技术

全脑、全脊髓照射一般仅适用于髓母细胞瘤,松果体区的生殖细胞瘤和分化差的室管膜瘤以及肿瘤细胞易沿蛛网膜下腔间隙的脑脊液循环扩散和种植者。

（一）摆位和定位技术

患者俯卧在特制的床垫上,额头和下颌尖枕于头架上,调节头架的角度使颈髓呈水平位置,面罩固定。双肩自然下垂,两臂放于体侧,于模拟定位机下定位(图 8-37)。

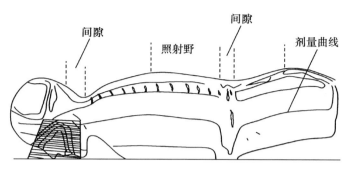

图 8-37　全脑全脊髓照射时体位

（二）常规照射技术

1. 照射范围　术后行 MRI 或 CT 扫描,明确肿瘤残存部位及大小,以备确定靶区。未做手术者,要依放射治疗前近期脑 CT 或 MRI 所显示的肿瘤范围确定靶区。局部照射时,肿瘤边缘外扩 1.5~2cm。松果体生殖细胞瘤及证实有椎管和脑室内播散者,需行全中枢神经系统照射。

2. 设野技术　全脑全脊髓照射（图 8-38）。

（1）全脑照射野:前、上、后界均以头皮为界;下界为颅底,应包括筛板的下缘,从眶上缘向后,在外眦后 1cm 处向下沿外眦与外耳孔连线到枕骨大孔的下缘,再垂直到第 4~6 颈椎下缘。

（2）全脊髓照射:上界与全脑照射野相接,一般在第 5~6 颈椎水平;下界在第 3 骶椎下缘;两侧在椎弓根的外缘 1cm。在第 3 腰椎水平由于脊髓分为马尾,故从第 3 腰椎水平以下宽度大约需要 8cm。

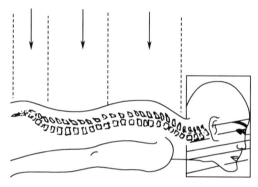

图 8-38　全脑、全脊髓照射

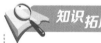知识拓展

设　野　要　点

全脑及上颈段脊髓两侧野水平对穿照射,其余脊髓采用垂直照射或交角照射,其长度可根据患者脊髓实际长度而定,分为 2~3 个照射野。脊髓野下界达骶尾处,女性患者要注意保护卵巢。接野处,每周需要移动一次,每次 1cm。避免有剂量的热点和冷点产生。

（三）三维放射治疗技术

三维适形放射治疗的靶区:

GTV:肿瘤瘤床和残存病灶。

CTV:GTV 外放 2cm。

PTV:根据不同单位所使用的机器和摆位误差确定,通常 5~7mm。

（四）临床治疗处方剂量

1. 照射头部野时,照射至 D_T 25Gy/（4~5 周）时,缩野照射原发灶,使总剂量达 50~55Gy/（6~8 周）。

2. 脊髓野全程给予 25~30Gy/（4~5 周）。

（五）注意事项

1. 相邻两野之间需留有适当空隙,间隙的位置应定期作上下移动,以避免照射剂量在此处的重叠或降低。

2. 全脑照射野需分别测量脑部和颈部两侧宽度,避免上段颈髓剂量过高。

3. 治疗初期剂量不宜过高,以免引起急性放射性脑脊髓病。

4. 密切观察全身反应,尤其注意血象及胃肠反应。

(黄伟 赵倩)

第六节 其他恶性肿瘤的模拟定位与放射治疗技术

一、恶性淋巴瘤

恶性淋巴瘤是来源于淋巴结内和/或结外淋巴组织的恶性肿瘤,在临床上分为霍奇金淋巴瘤(Hodgkin's lymphoma,HD)和非霍奇金淋巴瘤(non-Hodgkin's lymphoma,NHL)。恶性淋巴瘤是我国常见的恶性肿瘤之一,发病率仅次于白血病,居我国恶性肿瘤的第10位左右。HD与NHL在生物行为及临床表现有显著区别,但在分期标准和放射治疗方法上区别不大,故两者不再分别讲述。

恶性淋巴瘤是一个全身性疾病,治疗以放化疗为主,生物治疗和造血干细胞移植治疗也是重要的治疗手段。因照射的靶区涉及全身淋巴系统,根据设野范围大小分为全淋巴结野、次全淋巴结野和受累野照射。全淋巴结野和次全淋巴结野又称扩大野。

霍奇金淋巴瘤一般采用全淋巴结野、次全淋巴结野;非霍奇金淋巴瘤一般采用次全淋巴结野和受累野照射。

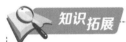

淋巴结区的分布

全身淋巴系统可分为13个淋巴结区,分别为位于人体中线或单侧性的口咽环区、纵隔区、腹主动脉旁区、脾区,双侧性的全颈区、锁骨下区、腋下胸壁区、肺门区、滑车上区、肠系膜区、髂窝区、腹股沟股管区、腘窝区。

全淋巴结野(total node irradiation,TNI)顾名思义要照射全身13个淋巴结区,实际上不包括滑车上区和腘窝区,有时也不照咽淋巴环野。因照射范围太大,为设野方便,拆分成1个小野(咽淋巴环野)和3个相连的大野[斗篷野、锄形野、U形野(盆腔野)]。各野之间要设计好精确的接野方式,防止剂量重叠或漏照(图8-39)。

次全淋巴结野(sub-total node irradiation,STNI)是将全淋巴结野依横膈为界分为斗篷野、倒Y形野两部分,根据病情需要只照射其中一半,倒Y形野是由锄形野、U形野相连而成。

受累野又称累及野,指照射野仅包括临床上有肿瘤存在的淋巴区或解剖部位,有时还包括一个相邻淋巴结区。纵隔受侵时,照射野包括纵隔和肺门淋巴结区;一侧颈部和锁骨上淋巴结考虑为一个淋巴结区即全颈区;腹股沟和股三角考虑为一个淋巴结区即腹股沟股管区。

(一)摆位与定位技术

斗篷野、倒Y形野定位时用扩大源皮距的方法,来获得大于常规尺寸的照射野,因而患者要用仰卧位和俯卧位分别定位前后野。用真空成型垫分别固定仰卧位和俯卧位,于模拟定位机上拍摄前后野定位片2张,交给放射治疗医生在定位片上勾画照射野。但咽淋巴环野要两侧水平野照射,故须再拍摄2张侧野定位片。设野完成后复位,将设野边界和主要标志线画在患者身上。摆位时用源皮距摆位技术,但此时源皮距大于标称源皮距,与平时所用的源皮距数值不同。

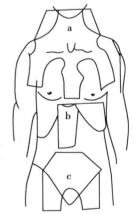

a:斗篷野;b:锄形野;

c:盆腔野。

图8-39 全淋巴结照射

受累野定位时,根据肿瘤部位不同,原发于头面部者用热塑性头罩固定,原发于颈腋部者用热塑性颈肩罩固定,原发于胸腹部者用热塑性体罩或真空成型垫固定。因设野不大,用等中心法定位。同样于模拟定位机上拍摄定位片,交给放射治疗医生在定位片上勾画照射野。摆位时用等中心技术摆位。

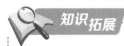

特殊的儿童患者考虑到放射线对儿童生长发育的影响,为了避免不对称性生长,儿童单侧颈部淋巴结受侵时,应同时照射其颈部双侧区域。

因各照射野范围大小不一,设野位置分布于全身,其摆位及定位要求各不相同,故于下文按各野分别介绍。

(二)常规照射技术

1. 斗篷野 设野范围包括纵隔区及双侧全颈区、锁骨下区、腋下胸肌区、肺门区,用前后野对穿照射。实际设野时,用分体式挡铅的办法来形成照射野,所以只需制作相应的分体式铅块(图8-40)。整个照射野包括2个肺挡块,2个肱骨头挡块,1个喉挡块(前野)或脊髓挡块(后野)(图8-41)。

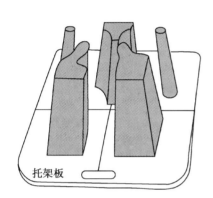

图8-40 斗篷野后野分体式铅块

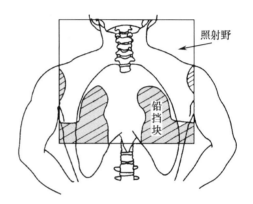

图8-41 斗篷野前野示意图

上界:1/2下颌骨体与耳垂或乳突尖连线。

下界:第10胸椎椎体下缘水平。

外界:乳突尖与肩关节的连线,避开双侧肱骨头,沿肱骨内缘向下到肱骨上中1/3交界处与肋膈角连线。

内界:从肋膈角沿内侧胸壁肋骨往上至第四后肋弧形向内至纵隔旁,由此向下包括两侧肺门,然后再沿椎体外2cm下行至第10胸椎下缘。

2. 锄形野 设野范围包括脾及脾门区和腹主动脉旁淋巴结区,前后野对穿照射,用浇铸整体铅块的方法来形成照射野。

(1)脾及脾门照射野

上界:左侧横膈水平。

下界:在第12肋下缘,未扪及脾者以肋弓为界,肋下可扪及者在其下缘下放1cm,定位时用铅条做标记。

内界:与腹主动脉旁照射野相连。

外侧:胸腹壁外侧缘。

(2)腹主动脉旁照射野

上界:第10胸椎椎体下缘。

下界:第4腰椎椎体下缘。

两侧界:椎体两侧各旁开2cm,一般为9~10cm宽。

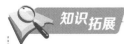

脾切除后的照射野脾切除时,术中应置银夹于脾蒂,照射野包括脾蒂即可。未做脾切除时,照射野应包括整个脾脏。

（3）盆腔野：设野范围包括髂窝区、腹股沟股管区淋巴结，前后野对穿照射，同样用浇注整体铅块的方法来形成照射野。

上界：位于第4腰椎椎体下缘（耻骨联合上缘）。

下界：在股骨大粗隆（股骨颈）下10cm处。

内界：从闭孔内缘上行至骶髂关节下缘下2cm处，水平转折与对侧相连。

外界：第四腰椎下缘，左右各旁开4~5cm，与髋臼上外端点连线（闭孔内缘），然后垂直向下。

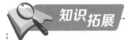

知识拓展

生殖器官的保护

年轻女性必须照射盆腔时，最好先手术把卵巢移到中线子宫后低位处，并标以银夹，照射时中间用较宽的双倍厚铅遮挡。男性患者应用双倍厚铅挡块或铅帽保护睾丸及外生殖器。

（4）倒Y野：即锄形野加盆腔野（设野同前），即图8-39中b野加c野。

（5）咽淋巴环野：用于全淋巴结照射时，与斗篷野、倒Y野同照，很少单独使用。仅照射口咽环区淋巴结，用双侧水平野对穿照射（图8-42）。

上界：颅底。

下界：下颌骨下缘上1cm与斗篷野上缘相连接。

后界：外耳道口前缘。

前界：通过下颌骨水平支中点，与后界平行。

以下为受累野的常规照射技术。

（6）面颈联合野：设野范围包括头面部病灶和口咽环淋巴结、上颈部淋巴结，也是双侧水平野对穿照射。

上界：眉弓结节与外耳孔上缘的连线（鼻咽受侵者），眼外眦与外耳孔中点的连线（鼻咽部未受侵者）。

下界：一般在舌骨水平，原则上不在肿瘤病灶部位上分野，一般多在其肿块下缘下1cm处分野。

前界：眼外眦后2cm处垂直向下，在下颌骨下缘上2cm绕向前直至开放。

后界：距离颈后缘1~1.5cm，包括颈椎棘突，使枕后淋巴结包括在照射野内。

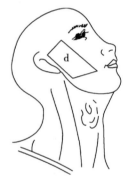

图中 d 所示咽淋巴环野。

图 8-42　咽淋巴环野

（7）下颈前后切线野：照射中下颈部淋巴结，常与面颈联和野合用，完成全颈部淋巴结的照射，主要治疗韦氏淋巴瘤。一般用前后野对穿照射，有时也用单前野照射（图8-43）。

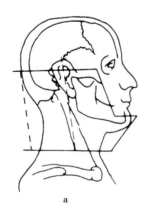
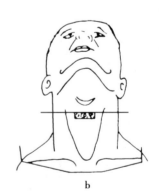

图 8-43　面颈联合野和下颈切线野
a. 面颈联合野；b. 下颈切线野。

上界：与面颈联合野下界相连。

下界：胸骨切迹下2cm，沿锁骨下1cm向两侧展开。

两侧界:肩锁关节。

（8）鼻前野:照射鼻腔、筛窦区病灶,根据肿瘤侵犯范围,可有矩形野、L 形野、凸字野 3 种变化（同鼻腔肿瘤照射野）。单前野照射,也可与耳前野合用,以获得更好的剂量分布。

上界:眶上缘水平。

下界:上唇红线。

两侧界:距前正中线健侧为 2cm,相当于健侧眼内眦处垂直向下,患侧约为 3cm,相当于患侧眼内眦外 1cm 角膜内缘处向下,在患侧眶下缘处水平转折至外眦处再垂直向下与下界相交。

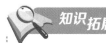**知识拓展**

患 侧 眼 球

　　如肿瘤已侵犯眼眶,在取得患者及家属同意后,可不必再保护患侧眼球。

（9）双耳前野:设野范围包括颅底、鼻腔、鼻咽和咽旁淋巴结（口咽环区淋巴结的一部分）,但不包括筛窦。双侧水平野对穿照射,常与鼻前野合用,使剂量分布均匀,也可单独使用。

上界:眉弓结节与外耳孔上缘的连线,于眼外眦后 2cm 处,垂直向下至双眶下缘处折向前正中线至鼻尖。

前界:于鼻背处开放。

下界:于上唇红线。

后界:耳屏缘。

（10）全颈切线野:照射全颈淋巴结,适用于原发于颈部淋巴结者。可前后野同照,或者单前野照射（图 8-44）。

上界:下颌骨下缘上 1cm 于乳突连线。

下界:胸骨切迹下 2cm,沿锁骨下 1cm 向两侧展开。

两侧界:肩锁关节。

（11）全颈野加腋窝野:适用于原发于锁骨上下或腋窝淋巴结者,前后野对穿照射（图 8-45）。

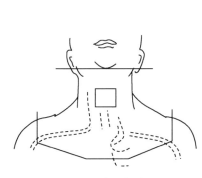

图 8-44　全颈切线野

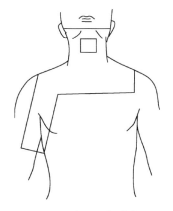

图 8-45　全颈野加腋窝野

上界:下颌骨下缘上 1cm 处。

下界:第 8 胸椎下缘水平。

内界:胸壁内缘 0.5~1.0cm（透视下）。

外界:肱骨干内缘。

注意:设备条件许可时用单一不规则大野照射,如无条件时可拆分成全颈野加腋下野,两野之间要设计好接野技术。

（12）全纵隔野:适用于原发于纵隔淋巴结者,前后两野对穿照射。

上界:胸 1 椎体上缘,相当于双锁骨小头上缘。

下界:第10胸椎下缘。

侧界:为肿块侧缘外放1.0~1.5cm,宽度至少为8~10cm。肺门区域需向两侧扩放,以充分将肺门包括在内。

(13)全腹腔野:适用于原发腹腔(胃、肠、腹膜后淋巴结、肠系膜淋巴结、脾侵犯)的NHL,采用三段照射法(图8-46)。

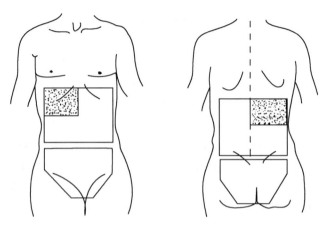

图8-46 全腹腔野

第一段:全腹照射,剂量为15Gy。①上界:第10胸椎下缘,左侧上界达膈顶水平,右侧上界沿肋弓下缘上2cm,包括肝门区淋巴结。②下界:闭孔下缘水平连线与腹股沟韧带内侧端交界。③侧界:腹壁内缘向下到腹股沟韧带外侧端。也可以腰4下缘为界,拆分成上腹野和盆腔野分别照射。如肝没有受侵,应用铅挡肝。

第二段:上腹部用侧野水平照射,下腹部及盆腔用前后对穿野照射,上下野分界在腰4下缘,剂量为15Gy。上腹部野:①上界同前。②下界在腰4椎体下缘。③侧野后界在椎体前缘,要充分保护两侧肾脏。④侧野前界包括前腹壁。

第三段:全腹改为倒Y野照射,剂量为10~15Gy。

（三）三维放射治疗技术

在原发于头面部、颈胸部NHL的受累野照射,或者身体其他部位恶性淋巴瘤的局部姑息性照射中,因照射范围小,CT影像上可见明确肿块,且受累淋巴结区域的勾画已有明确、统一共识的情况下,可采用三维放射治疗技术来定位、治疗。

应用三维放射治疗技术时,必须要使用尽可能精确的体位固定技术,如热塑性面罩、体罩,而真空成型垫对体位固定的精确性较差,不推荐使用。

体位固定好以后,行CT模拟定位,由主治医生在TPS工作站上制订放射治疗计划。在CT影像上勾画肿瘤靶区、累及淋巴结区域和需要保护的危及器官,必要时或条件许可时,参考MRI、PET/CT能大大提高靶区勾画的准确性。然后开出处方剂量和危及器官的限定剂量,由物理师设计出符合要求的照射方案,交给医生确认。

随着化疗水平的提高,恶性淋巴瘤逐渐倾向于以化疗为主,放射治疗为辅的综合治疗,因而放射治疗方案也转变为小范围、受累野照射为主。这样,三维放射治疗技术在恶性淋巴瘤治疗的应用也将有进一步提高。

（四）临床治疗处方剂量

1. 斗篷野照射 常规分割,1.5~1.8Gy/次,前后野剂量之比为3:2或1:1,中线剂量达30~35Gy以后,从后野遮挡脊髓和心脏。照射野下界可上缩至隆突下5cm,以保护更多的心脏。斗篷野总剂量应限制在30~36Gy,对于淋巴结受侵部位,可局部加量至40Gy。

2. 倒Y野照射 常规分割,1.5~1.8Gy/次,锄形野前后剂量比为1:1,盆腔野可为3:2,根治剂量为35~40Gy/(4~5周)。

3. 受累野照射 化疗达完全缓解(CR)者,其照射剂量为25~35Gy,部分缓解(PR)为30~40Gy。

4. 预防照射　一般剂量为 30~35Gy/(3~4 周)。化疗后患者其预防性照射剂量应减少至 25~30Gy。用阿霉素化疗时,其受照射剂量不宜起过 25Gy;青春前期患者,其预防性照射剂量应减少至 15~25Gy。全心脏照射剂量不宜超过 30Gy。全肺照射剂量应限制在 15~18Gy。

（五）注意事项

1. 单纯放射治疗者,其分期检查应尽可能详尽正确,并仔细评估患者的预后因素。

2. 综合治疗者,放射治疗前复查相关部位 CT,评价化疗疗效,以利照射野和剂量设计。

3. 斗篷野照射可引起白细胞、血小板轻度下降,全淋巴结照射时更有明显下降,故应注意血象变化。若病情许可,斗篷野照射后应休息 2~3 周,然后再照射膈下部分。

4. 放射治疗计划设计时,应充分考虑单纯放射治疗及综合治疗患者的远期并发症和生活质量。

5. 放射治疗并发症　①放射性肺炎;②心脏损害:包括心律不齐、心肌梗死、心肌炎、冠心病和心包炎等;③第二原发恶性肿瘤;④性功能及生育功能障碍。

二、造血干细胞移植的预处理

造血干细胞移植(hematopoietic stem cell transplantation,HSCT)是通过大剂量放化疗预处理,清除受者体内的肿瘤或异常细胞,再将自体或异体造血干细胞移植给受者,使受者重建正常造血及免疫系统。目前广泛应用于恶性血液病、非恶性难治性血液病、遗传性疾病和某些实体瘤治疗,并获得了较好的疗效。在造血干细胞移植前,患者须接受一个疗程的大剂量化疗和/或联合全身放射治疗(TBI),这种治疗称为预处理,这是造血干细胞移植的中心环节之一。预处理的主要目的为:①为造血干细胞的植入腾出必要的空间;②抑制或摧毁体内免疫系统,以免移植物被排斥;③尽可能清除基础疾病,减少复发。

（一）照射方法

造血干细胞移植(HSCT)前预处理的放射治疗方法为 X(γ)射线半身与全身放射治疗(TBI)。其临床治疗的模式可分为单次性全身照射(STBI)和分次性全身照射(FTBI)两种。STBI 照射时,其放射治疗剂量为 8~10Gy。FTBI 为每日 2~3 次照射,连续照射 2~3d;也有每日照射 1 次,连续照射 6~7d,治疗总剂量为 7~16Gy 不等。半身照射上半身时,其剂量为 6Gy,半身照射下半身时,其剂量为 8Gy。

在 TBI 的时间安排方面,传统的方法是先化疗,但也有学者主张先放射治疗后化疗。

（二）定位技术及摆位要求

1. 照射距离与照射面积　目前在常规标准源皮距治疗条件下,放射治疗机所能提供的最大照射野仍不能包含患者的全身,故必须扩大照射野。过去曾经采用过诸如旋转或扫描式的照射方法,而现在的做法是延长治疗距离 3~5m,治疗机架旋转 90°,准直器旋转 45°,使照射野的对角线平行于患者身体的长轴方向,行水平野照射。患者采用屈腿仰卧位和屈腿侧卧位,均可满足放射治疗的基本要求。

2. 照射体位的要求　一般依据设备条件和治疗室的几何条件而定,另外要考虑长时间照射时,患者体位能否舒适,以避免其体位移动。如果其最大照射野的对角线仅为 100~150cm 时,一般多采用双侧屈膝位进行全身性照射。如果照射野的对角线可以达到 150cm 以上时,患者可采用仰卧位和侧卧位,并根据照射野的大小可适当将其腿部弯曲。一般患者仰卧在一特制的有机玻璃箱内,以便固定其体位。

有机玻璃箱的高度要使患者仰卧时,其冠状面的体中线要与照射野的对角线一致,此箱的三面固定,前面可以拆装。将箱置于装有活动滚轮的床上,以便于更换照射野。一般用 4 个照射野,患者仰卧位时放射线从左右方向入射;侧卧位时双臂抱胸或抱头,放射线从前后方向照射,将侧卧位分为左侧卧位和右侧卧位(图 8-47)。

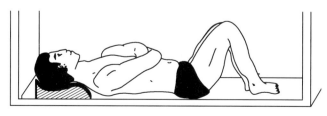

图 8-47　采用曲腿仰卧位

3. 半身照射一般分为上半身、下半身照射。上下半身分界线一般在腰 4 椎体下缘。做上半身照射时,应做肺铅挡块,使肺中线剂量小于 7Gy,以减少放射性肺炎的发生。照射体位可以参照全身照射技术所用体位。

（三）放射源的选择及剂量的监测

1. 射线能量的选择　一般选择 ^{60}Co 的 γ 射线或 4~6MV 的高能 X 射线,但侧卧位照射时至少要用 6MV 以上能量的 X 射线。当使用 6MV X 射线和 18MV X 射线照射时,可将一个 2cm 厚的有机玻璃屏放在患者前面 10cm 处,由屏蔽屏所产生的散射电子线可使其皮肤的受照射剂量接近最大。

2. 照射野的均匀性　由予延长了源皮距,照射野则相应地扩大了好几倍,故全身照射时,照射野的边缘剂量会较少而平缓的下降,在 160cm 的对角线上,双侧各有 10cm 左右的 10~50% 的低剂量区域。对此可以附加照射野的均整滤过板,以改变照射野内放射线分布的均匀性,也可以将身体较薄的部位放置在照射野的边缘,如头部和小腿部位,借以获得较为均匀的剂量分布。

3. 入射剂量和出射剂量　全身照射一般都采用较高能量的 X 射线,另外照射距离的延长会使建成区域加深,因此要提高表浅部位的照射剂量就必须增加散射屏,这样就可以利用屏的散射和能量的衰减来提高表浅部位的治疗剂量。但应注意身体与散射屏之间的距离,由于距离不等,体表的剂量也不一样,具体剂量分布均需实际测量。另外在患者治疗时要加盖一些毯子和相当厚的被单之物,以代替组织等效厚度,提高入射剂量。

出射剂量是确定身体中线剂量的关键,一般全身照射时,患者常位于治疗室靠墙壁的一侧,这样墙壁对患者体后的出射线会产生反向散射,对出射剂量的测定产生影响,因此需要在身体和墙壁之间加一层吸收屏,以减少反向散射的影响。

4. 照射剂量的均匀性　由于全身照射所采取的体位不同,照射方式不同,患者本身的人体曲面、组织薄厚、密度不同,造成全身体中线剂量的不均匀,故应利用组织补偿技术给予校正,校正后的均匀性应在 5% 以内。肺部剂量过高时会引起放射性肺炎,放射性肺炎的发生阈值约为 8.0Gy,这与照射总剂量、剂量率、单次和/或分次照射及患者的个体差异有关。故其治疗剂量率必须在治疗平面进行实测,一般采用<5cGy/min 照射,此剂量率可降低间质性肺炎的发生率。

5. 治疗中剂量的检测　全身照射时,必须要有对治疗剂量的监测和控制,因照射时间较长,故还要考虑机器本身输出剂量的稳定性,并监测患者各部位剂量的准确性和均匀性。

（四）注意事项

1. 基本要求　在全身放射治疗前 1d,做好治疗室及应用辅助设备的消毒工作。

（1）首先用清水将治疗机头、机架、治疗机、脚凳等物品擦拭干净,并将治疗床后面的墙壁上的污渍清洗掉。

（2）再用 1:2 000 的氯己定对上述部位擦拭 1~2 遍。

（3）用吸尘器将治疗室、操作室地面、边角各处的灰尘清洗干净。

（4）用 1:2 000 的氯己定溶液将治疗室及操作室地面湿擦两遍。

（5）最后用 2~4 个紫外线灯照射治疗房间,重点放在治疗床及其周围。

（6）操作间的桌子、椅子用 1:2 000 的氯己定液湿擦。

（7）在患者需无菌条件下进行治疗时,工作人员,尤其是进入治疗室的人员一定要穿无菌隔离衣、戴隔离帽、口罩、手套。

（8）治疗室内的监测剂量设备,如半导体剂量电离室、热释光剂量仪等都应按要求包好无菌套再与患者接触。

2. 对重要器官的防护同其他放射治疗技术一样,应对要害器官加以防护,其中用铅眼罩保护眼晶体和未受侵的眼帘,用铅铂防护阴囊、趾甲、指甲等,此都是必不可少的步骤。

3. 全身及半身照射时,易出现致命的间质性肺病,产生性功能障碍、肾功能不全、甲状腺功能低下等并发症,应向患者及其家属讲明。

三、皮肤 T 细胞淋巴瘤

皮肤 T 细胞淋巴瘤（cutaneous T-cell lymphoma,CTCL）属于结外非霍奇金淋巴瘤中的一种,占所有原发性皮肤淋巴瘤的75%~80%。它是一种由中/小 T 淋巴细胞恶性增殖为主,胞核呈典型脑回状的皮肤原发性恶性淋巴瘤,由一组临床表现、组织学特征及病程预后各不相同的疾病组成。自然病程缓慢,与其他部位的淋巴瘤相比,皮肤淋巴瘤的皮损易于早发现并能及时进行活检,治疗效果较好。

TSEI 是治疗皮肤 T 细胞淋巴瘤十分行之有效的治疗方法。由于该病变在早、中期仅仅侵犯皮肤及皮下组织,体内各脏器尚未受侵犯,采用电子线照射,利用电子线表面剂量高、深部剂量为零的特点,可以保护深部重要脏器免受损伤。

（一）照射方法

根据 CTCL 的临床分期及皮肤侵犯范围,可采用局部照射、半身照射、全身照射。一般采用分次治疗,总量 30Gy。

（二）定位技术及摆位要求

电子线全身皮肤照射的技术较为成熟,其基本上可以分为以下两种情况:

1. 双机架角多野照射技术

（1）如图 8-48 所示,治疗距离为 3~4m,机架角沿水平方向上下转动±20°左右,以获得在沿患者身体纵轴方向上有足够大的均匀性照射野。

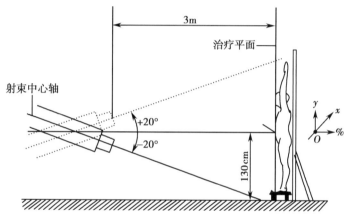

图 8-48　双机架角多野照射技术

（2）患者采用站立位,每一机架角度分别接受 2 个前后野及 4 个斜野的照射,每野间隔 60°,全身共 12 个照射野。每四日为一个治疗周期,上下野分开照,每日照射 3 个野(图 8-49)。

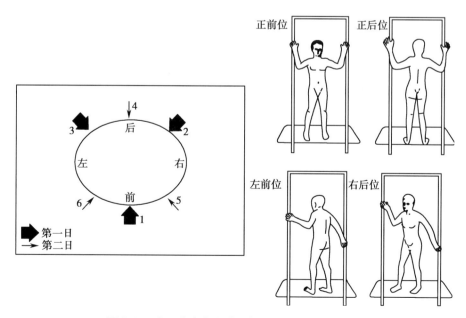

图 8-49　电子线全身皮肤照射患者体位及照射模式

（3）剂量学的特点为在患者体表处电子线的平均能量为 2.3MeV，合成照射野的几何尺寸为 60cm×200cm，其均匀性为 ±5%，X 射线污染小于 1%，患者全身各个部位实际接受治疗剂量的差别小于 ±11%。

以上述方法为基础，在实施照射的过程中，有人将每一机架角分为 4 个或 8 个照射野，照射野间隔为 90° 或 45°，目的是提高其照射剂量的均匀性。或者在每一机架角照射时，患者站立在一特制的旋转盘上，并使其呈均匀慢速旋转状态，照射时与患者同步旋转，此可获得更为均匀的治疗剂量的分布。

2. 双对称旋转照射技术　如图 8-50 所示，采用这一照射方式的基本考虑，是部分受治患者的身体较弱，不能较长时间站立，故改站立为平躺，以机架旋转实施照射。

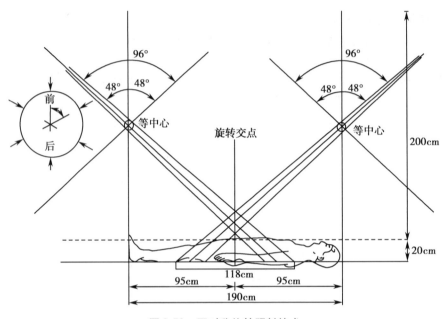

图 8-50　双对称旋转照射技术

（1）电子线能量为 6MeV，源皮距为 200cm，照射野面积为 9.5cm×40cm（等中心位置）。患者采用水平卧位，头、脚两端分别为两个弧形野的旋转中心，旋转角度为 ±48°。两弧形野的交点在患者身体中心点的上方，照射野重合后的最大范围为 118cm。

（2）每一弧形野分成 6 个照射野，即前后 2 个垂直野和 4 个斜野，每野间隔 60°，一个治疗周期仍为 4d。

3. 另一种改进的形式是机架垂直照射，患者平卧于一特制的马达驱动平台上，开始照射时，患者在照射野以外，然后以马达驱动平台，患者一侧平稳进入照射野，按其所需治疗的剂量匀速、缓慢、平稳地向前移动，形成扫描式照射。

（三）放射源的选择及照射剂量

1. 射线能量的选择　电子线全身皮肤照射主要用于治疗表浅肿瘤，治疗深度一般为皮下 1~2cm，电子束能量应为 3~7MeV。由于延长源皮距以后，电子束能量在空气中衰减，故适合做电子线全身皮肤照射的标称电子线能量应为 4~9MeV。

2. 有机玻璃屏风　用 5mm 厚的有机玻璃屏风做散射屏，借以提高皮肤的照射剂量（从 75% 提高到 90%），并改善其照射野内治疗剂量的均匀度。它又可以作为剂量衰减屏，把初始能量为 6MeV 的电子线衰减到 4MeV，其控制深度大约在 1.2cm 处。

3. 射野的均匀度　在标准 SSD 治疗条件下，对于 20cm×20cm 的照射野，在 80% 的照射野面积上，其治疗剂量的涨落应不大于 ±50%，实测值应优于 ±30%。在治疗距离最大时，由于空气散射和照射野内各点源皮距的差异，导致其均匀性明显变劣。在没有散射屏的条件下，在 60cm×180cm 的照射野内，其均匀度为 95%~115%，剂量归一在水平野的中心轴处，经过处理后最好能够达到 ±5%。

（四）注意事项

同 X（γ）射线全身放射治疗。

本章小结

　　放射治疗技术是在肿瘤临床放射治疗过程中,针对不同的疾病,为解决不同的问题,达到不同的目的,而发展出来的互有区别的各种技术。在整个放射治疗过程中,往往需要几种放射治疗技术的穿插或结合的应用,才能取得理想的放射治疗效果。因此,一种肿瘤的治疗往往需要几种放射治疗技术的应用,而一种放射治疗的技术也可以应用于几种肿瘤的治疗。所以,如何合理地使用现有的放射治疗技术和方法,取得最佳的疗效,同时避免放射治疗导致的副作用,是我们每一个放射治疗技术人员值得思考的问题。

(黄伟　陈毅如)

扫一扫,测一测

思考题

1. 请简述各种头颈部肿瘤放射治疗中,头部的摆位有何不同。
2. 请简述鼻咽癌放射治疗计划设计的基本方案。
3. 请简述食管癌放射治疗中,常规模拟定位与 CT 模拟定位的方法。
4. 请简述宫颈癌与直肠癌放射治疗中,盆腔野的范围有何区别。

笔记

中英文名词对照索引

参 考 文 献

［1］姚原.放射治疗技术［M］.3 版.北京:人民卫生出版社,2014.
［2］韩俊庆.放射治疗技术［M］.2 版.北京:人民卫生出版社,2009.
［3］王瑞芝.放射治疗技术［M］.北京:人民卫生出版社,2002.
［4］郝希山.肿瘤学［M］.北京:人民卫生出版社,2011.
［5］李晔雄.肿瘤放射治疗学［M］.北京:中国协和医科大学出版社,2018.
［6］涂彧.放射治疗物理学［M］.北京:原子能出版社,2010.
［7］马林,王连元,周桂霞.TomoTherapy—肿瘤断层放射治疗［M］.成都:四川科学技术出版社,2010.
［8］朱广迎.放射肿瘤学［M］.北京:科学技术文献出版社,2012.
［9］林承光,翟福山.放射治疗技术学［M］.北京:人民卫生出版社,2016.
［10］殷蔚伯.肿瘤放射治疗学［M］.北京:中国协和医科大学出版社,2008.